Sozialethische Gesichtspunkte der Ökonomisierung des Krankenhauswesens in Deutschland

Moderne Kulturen Relationen

Herausgegeben von
Gerhard Droesser
und Michael Hartlieb

Band 12

PETER LANG
Frankfurt am Main · Berlin · Bern · Bruxelles · New York · Oxford · Wien

Joachim Riedmayer

Sozialethische Gesichtspunkte der Ökonomisierung des Krankenhauswesens in Deutschland

PETER LANG
Internationaler Verlag der Wissenschaften

Bibliografische Information der Deutschen Nationalbibliothek
Die Deutsche Nationalbibliothek verzeichnet diese Publikation in der Deutschen Nationalbibliografie; detaillierte bibliografische Daten sind im Internet über http://dnb.d-nb.de abrufbar.

Zugl.: Würzburg, Univ., Diss., 2011

D 20
ISSN 1619-358X
ISBN 978-3-631-62031-1

www.peterlang.de

Diese Arbeit widme ich in Dankbarkeit
meiner verstorbenen lieben Frau Margarethe
und meinen beiden Söhnen
Christian und Bernhard

Vorwort

Die vorliegende Arbeit wurde von der Katholisch-Theologischen Fakultät der Julius-Maximilians-Universität Würzburg am 16. Mai 2011 als Dissertation angenommen. Sie greift das Thema eines dauerhaft aktuellen Spannungsverhältnisses zwischen Krankenhaus und Ökonomie auf, das immer wieder in den Fokus der Ethik, speziell der Sozialethik, gerät. Offensichtlich lässt es sich aber nicht vermeiden, dass in den diesbezüglichen Alltagsdiskussionen aus verbands- oder trägerpolitischen Gründen immer auch plakativ, und daher einseitig, argumentiert wird.

Die Arbeit versucht Transparenz in die Argumentationslinien zu bringen und zu den Ursachen der neueren Entwicklung im Krankenhauswesen in Deutschland vorzudringen, die schließlich zu diesem Spannungsverhältnis geführt haben. Dabei greift sie unter anderem auf das Modell eines sozialethischen Gleichgewichts zurück, das gerade in seiner instabilen, evolutorischen Form Möglichkeiten und Motivation bietet, um die Krankenhausakteure mit ihren unterschiedlichen medizinischen, ökonomischen und sozialethischen Perspektiven zu einem anthropologisch fundierten Konsens zu bringen. Der sozialethischen Bewertung dienen dabei einige paradigmatische Grundpositionen der praktischen abendländischen Philosophie ebenso wie neuere Strömungen der Diskursethik und der Theorie der Gerechtigkeit, ohne dass damit bereits eine ethische „guideline“ für das ärztliche oder betriebswirtschaftliche Alltagsverhalten der Akteure im Krankenhaus präsentiert werden kann.

Ich möchte an dieser Stelle meinen Dank an den Betreuer dieser Arbeit, Herrn Prof. Dr. Dr. Gerhard Droesser, zum Ausdruck bringen, der mich durch seine hohe wissenschaftliche Kompetenz, durch viele aufmunternde Worte und durch seine offenkundige Wertschätzung häufig genug über resignative Phasen hinweggeholfen hat. Von ihm habe ich auch eine neue Art des Herangehens an wissenschaftliche Probleme mit moralphilosophischem und soziologischem Gehalt gelernt. Danken möchte ich auch Herrn Prof. Dr. Stephan Ernst, dem Zweitgutachter meiner Dissertation, der mir in Vorlesungen und Seminaren überzeugend die Bedeutung der autonomen praktischen Vernunft für die Begründung ethischer Normen deutlich gemacht hat.

Als akademische Lehrer waren für mich vor allem die Herren Prof. Dr. Franz Dünzl und Prof. Dr. Bernhard Heininger von großem Gewinn. Beide haben mich zu einem vertieften Verständnis ihrer Disziplinen, der Kirchengeschichte des Altertums und der neutestamentlichen Exegese, geführt. Auch ihnen schulde ich großen Dank.

Als persönliche Bereicherung und als äußerst angenehme Überraschung darf ich es schließlich bezeichnen, dass ich nach einem langen Berufsleben als doch etwas älterer Jahrgang von den sehr viel jüngeren Kommilitoninnen und Kommilitonen in so selbstverständlichen Art und Weise angenommen und anerkannt worden bin.

Dr. Joachim Riedmayer

Inhaltsübersicht

Inhaltsverzeichnis

Teil A: Einführung

1. Hermeneutische Annäherung

1.1 Überforderte Rahmenbedingungen

Die Rahmenbedingungen des deutschen Gesundheitswesens haben immer noch einen weltweit anerkannt hohen Standard. Dennoch sind sie seit Beginn der 90er Jahre des vorigen Jhs. zunehmend überfordert, den steigenden Kosten Einhalt zu gebieten. So steht auch das Krankenhauswesen in Deutschland heute vor großen Herausforderungen. Der zunehmende Anteil der Altersgruppe über 60 Jahre an der Zahl der Bevölkerung, der medizinische Fortschritt, das Solidarsystem der Finanzierung, der damit verbundene „moral hazard"[1], das hohe Anspruchsniveau der deutschen Gesellschaft, und nicht zuletzt die Einschätzung der Gesundheit als „summum bonum"[2] durch einen großen Teil der Öffentlichkeit treiben die Kosten des Gesundheitswesen in die Höhe. Die Vertreter[3] der Handlungsfelder Medizin[4], Ökonomie und Ethik[5] geraten dabei immer mehr unter Rechtferti-

1 „Moral hazard" ist ein versicherungsökonomischer Begriff und meint hier das individuelle Verhalten von Versicherten nach dem Wegfall eines Risikos. In der Regel entsteht durch eine Solidarfinanzierung ein Widerspruch zwischen der Individualrationalität und der Kollektivrationalität. Es scheint für den Einzelnen durchaus rational gerechtfertigt, den Schutz der gesetzlichen Krankenversicherung auch in nicht unbedingt erforderlichem Umfang in Anspruch zu nehmen, während dies für die Gesellschaft auf Dauer finanziell a-rational und problematisch sein kann.

2 Gesundheit ist zwar kein höchstes, wohl aber ein fundamentales Gut. Vgl. Bohrmann, Thomas: Gesundheitssicherung und Solidarität. In: Heimbach-Steins, Marianne (Hg.): Christliche Sozialethik. Band 2. Konkretionen. Regensburg 2005, S. 229.

3 Ausschließlich der besseren Lesbarkeit wegen wird in dieser Arbeit stets nur die maskuline Form verwendet.

4 In dieser Arbeit ist in den Begriff „Medizin" auch die Krankenpflege im Krankenhaus einbezogen, soweit nichts anderes vermerkt ist.

5 Der Begriff „Ethik" wird in dieser Arbeit synonym mit dem Begriff „Moral" verwendet, wenn ausdrücklich kein Unterschied genannt wird. Abweichend davon wird gewöhnlich unter Moral die Gesamtheit der Überzeugungen und Grundhaltungen verstanden, die für das menschliche Handeln als gültig angesehen werden. Ethik kann im Rahmen einer Arbeitsdefinition als das systematische und methodisch-kritische Nachdenken über Moral verstanden werden. Dagegen

gungsdruck: Die Medizin, weil sie die absolute Priorität von Qualität und Erfolg medizinischer und pflegerischer Behandlung beansprucht; die Ökonomie, weil sie für eine über die medizinischen Bedürfnisse hinausgehende Allokation knapper Güter eintritt und deshalb keinen unbegrenzten Einsatz von Ressourcen für medizinische Zwecke favorisieren kann und schließlich die Ethik, weil sie sich in ihrer individual- und sozialbezüglichen, aus religiöser Sicht auch gottesbezüglichen Orientierung, noch anderen, nicht-medizinischen Zwecken verpflichtet weiß.[6]

Vor dem Hintergrund dieses Problems wird von einer „Kulturwende der Medizin" gesprochen, wodurch ein „enormer sozio-ökonomischer Veränderungsdruck"[7] auf den Krankenhäusern laste. Es wird gar die Frage gestellt, ob und inwieweit dieser Druck die „christliche Identität eines Krankenhauses"[8] gefährde, wenn dieses in kirchlicher Trägerschaft stehe. Der Vorsitzende der Deutschen Bischofskonferenz fordert, ein kirchliches Krankenhaus dürfe „nicht nur nach Kostenschlüsseln berechnet und kalkuliert werden, sondern es müsse eine besondere Atmosphäre spürbar sein", was immer damit gemeint sein soll.[9] In ähnlicher Weise äußert sich der Vorsitzende des Rates der Evangelischen Kirche in Deutschland, der die Verantwortlichen in den Kliniken[10] ermahnt, „Menschen nie nur als Fälle"[11] zu betrachten.

Und die Bundesärztekammer glaubt daran erinnern zu müssen, dass „Krankenhäuser […] keine Fabriken und Patienten keine Werkstücke" sind. Es mache keinen Sinn, Patienten „in den Schraubstock betriebswirtschaftlicher Rationalität

---

meint Ethos den Brauch, die Sitte, die Konvention, die in einer Gruppe oder in einer Gesellschaft üblich sind.

6 Brunner, Helmut: Ethik in Ökonomie und Medizin. Teil 1 Einführung. In: Lauterbach, Karl W.; Stock, Stephanie; Brunner Helmut (Hg.): Gesundheitsökonomie. 1. Aufl., Bern 2006, Tab. 1–1, S. 13.

7 Deppe, Hans-Ulrich: Kulturwende in der Medizin. In: Ulshöfer, Gorlind; Bartmann, Peter; Segbers, Franz; Schmidt, Kurt W. (Hg.): Ökonomisierung der Diakonie. Arnoldhainer Texte. Band 123. Frankfurt am Main 2004, S. 9 ff.

8 Hengsbach, Friedhelm; Jakobi, Tobias: Die christliche Identität eines Krankenhauses. In: Ulshöfer, Gorlind; Bartmann, Peter; Segbers, Franz; Schmidt, Kurt W. (Hg.): Ökonomisierung der Diakonie. Arnoldhainer Texte. Band 123. Frankfurt am Main 2004, S. 99 und 102.

9 Zitiert nach Strack, Christoph: Kirchliche Krankenhäuser weisen keinen ab. In: Würzburger katholisches Sonntagsblatt vom 06. April 2008, S. 7.

10 Der Begriff „Klinik" wird in dieser Arbeit synonym mit dem Begriff „Krankenhaus" verwendet.

11 Zitiert nach Strack, Christoph: Kirchliche Krankenhäuser … A.a.O., S. 7.

zu zwingen".[12] Sie warnt auf ihrem 105. Ärztetag zudem vor der Zerschlagung des ärztlichen Berufsstandes durch „pure Ökonomisierung".[13]

Auf der anderen Seite entsteht der Eindruck, als werde die Ökonomie als eine Art „deus ex machina"[14] angesehen, der mit den herkömmlichen Methoden der Betriebswirtschaftslehre und des Wettbewerbs doch in der Lage sein müsse, den Problemen des Krankenhauswesens, insbesondere der so genannten Kostenexplosion, Herr zu werden. Ganz in diesem Sinne wird denn auch pauschal „mehr Wettbewerb" gefordert, denn „das deutsche Pflegesystem ist nicht marktwirtschaftlich organisiert und daher ineffizient."[15] Ein derart ungefiltertes Vertrauen in die Wunderwaffen der Ökonomie, in den „deus ex oikonomia" also, wurde vor allem vom deutschen Gesetzgeber verursacht. Er hat durch eine Vielzahl von Finanzierungs-, Struktur-, Neuordnungs- und Kostendämpfungsgesetzen zu erhebliche Widersprüchlichkeiten und Verunsicherungen im deutschen Krankenhauswesen unbeirrt bis heute beigetragen.

Es überrascht deshalb auch nicht, wenn der Vorsitzende des Aufsichtsrats eines der sechs bedeutendsten privaten Klinikketten in Deutschland am Ende seines Vortrags „Medizinische Ethik und Ökonomie – Widerspruch oder Bedingung" ein eher sibyllinisch anmutendes Fazit zieht: „Medizinische Ethik ohne ökonomisch gleichzielige (sic!) Verfahrensweisen ist keine Ethik, sondern allenfalls Gruppenegoismus."[16] Ob eine solche zumindest mehrdeutige, in jedem Fall aber höchst unklare Aussage einen Durchblick durch das Geflecht gegensätzlicher Vorstellungen über die „Gesundung" des Krankenhauswesens und damit auch Klarheit über die ethische Relevanz einer Ökonomisierung schaffen kann, ist mehr als zweifelhaft. Vielmehr wird ein Spannungsfeld deutlich, das nicht nur eine intransparente Situation signalisiert, sondern auch auf einen hohen Diskussions- und Handlungsbedarf zur Befriedung und Normalisierung des Verhältnisses von Medizin, Ökonomie und Ethik im Krankenhauswesen hinweist.

12 Zitiert nach Kromer, Jana: „Kliniken sind keine Fabriken". In: Saarländisches Ärzteblatt 9/2007, S. 5–7.

13 Pressemitteilung der Bundesärztekammer vom 28.Mai 2002: Menschlichkeit statt Ökonomisierung.

14 „Deus ex machina" steht für eine Form der Lösung eines (dramatischen) Problems, die künstlich durch ein unerwartetes, manchmal unmotiviertes Eingreifen, meist einer Gottheit, erfolgt.

15 Hölzer, Axel: Wir brauchen mehr Wettbewerb. In: Sonderveröffentlichung Merkur Plus. Nr. 21/2006, S. 34.

16 Münch, Eugen: Medizinische Ethik und Ökonomie – Widerspruch oder Bedingung? Vortrag gehalten am 08.Dezember 2005 auf dem Symposium „Das Gute – Das Mögliche – Das Machbare" am Klinikum der Universität Regensburg.

1.2 Das Krankenhaus: Ein Spannungsfeld

Seit den sozialpolitischen Richtungsentscheidungen der Jahre 1883, 1884 und 1889[17] bis in die Mitte der 70-er Jahre des vorigen Jhs. herrschte in Deutschland – nur unterbrochen durch die Jahre des Naziterrors – eine erstaunlich hohe strukturelle Kontinuität im Gesundheitswesen.[18] Erst als im Zuge der eingangs geschilderten Ursachenkonstellation allmählich die finanziellen Grenzen des Bismarckschen Systems offenkundig wurden, zeigte es sich, dass Symptomkorrekturen nicht mehr ausreichten, sondern eine Neuordnung des Gesundheits- und damit auch des Krankenhauswesens in Verbindung mit Maßnahmen der Kostendämpfung notwendig wurden.

Bis zu diesem Zeitpunkt war die gegenseitige Zuordnung der krankenhausinternen Handlungsfelder Medizin, Ökonomie und Ethik ausgewogen und stabil. Entscheidungsträger war in aller Regel der ärztliche Leiter der Klinik. Die Ökonomie wurde als Haushaltswirtschaft, bei öffentlichen und freigemeinnützigen Krankenhäusern in kameraler Form[19], durch nachgeordnete Angestellte mit kaufmännischer oder Verwaltungsausbildung betrieben. Die Ethik bestand aus einer medizinischen Standesethik, die sich formal auf einen Eid aus dem 5. Jh. v. Chr. berief. Dieser „Eid des Hippokrates", wie er volkstümlich genannt wird, enthält allerdings nur wenige Elemente, die den Anforderungen einer modernen Medizinethik oder gar einer medizinischen Sozialethik standhalten[20]. Dies gilt auch, nachdem der Eid im Jahr 1948 und in den Folgejahren in leicht modernisierter Form von der Generalversammlung der World Medical Association angenommen und von der Bundesärztekammer als Gelöbnis der (Muster-)Berufsordnung für die deutschen Ärztinnen und Ärzte vorangestellt wurde[21]. Dazu kam,

---

17 1883: Obligatorische Krankenversicherung (Arbeiter und Unternehmen teilen sich die Beiträge). 1884: Unfallversicherung, 1889: Alters- und Invalidenversicherung. Unter Otto von Bismarck wurde Deutschland zum sozialpolitischen Pionierland – wenn auch aus hintergründigen innenpolitischen und parteitaktischen Motiven (Bindung der Arbeiterklasse an den Staat, Loslösung der Arbeiter von der Sozialdemokratie).

18 Schweickardt, Christoph: Zur Geschichte des Gesundheitswesens im 19. Und 20. Jahrhundert. In: Schulz, Stefan; Steigleder, Klaus; Fangerau, Heiner; Paul, Norbert W. (Hg.): Geschichte, Theorie und Ethik der Medizin. Frankfurt am Main 2006, S. 163.

19 Eine im öffentlich-rechtlichen Bereich noch weitgehend übliche Einnahmen-Ausgaben-Rechnung im Gegensatz zur so genannten Doppelten Buchführung (Doppik). Vgl. Abschnitt 3.1.

20 Rolf Winau stellt mit Recht die Frage, ob dieser Eid die für alle Zeiten gültige Magna Charta der ärztlichen Ethik sein kann. Winau, Rolf: Der hippokratische Eid und die Probleme der Ethik in der modernen Medizin. In: Frewer, Andreas; Winau, Rolf (Hg.): Geschichte und Theorie der Ethik in der Medizin. Erlangen, Jena 1997, S. 18.

21 Wiesing, Urban: Die Berufsordnung. Einführung. In: Ders. (Hg.): Ethik in der Medizin. 2. Aufl., Stuttgart, 2004, S. 71 ff.

dass in Kliniken, die in kirchlicher Trägerschaft standen, vom ärztlichen und pflegerischen Personal eine so genannte christliche Grundeinstellung gefordert wurde. Das war im Wesentlichen die Situation in (west-)deutschen Krankenhäusern bis in die Mitte der 70-er Jahre des vorigen Jahrhunderts. Sie war ausgewogen, stabil und allgemein anerkannt, weil sie eine der Grundlagen für ein vorbildliches Krankenhauswesen bildete. Es bestand kein Anlass, an dieser Situation etwas zu ändern.

Spannungen entstanden erst, als die Einsicht wuchs, dass ökonomische Methoden einen größeren Einfluss auf die Führung der Klinik gewinnen mussten, um der Kosten Herr zu werden. Verschärft wurden diese Spannungen, nachdem die medizinische und biologische Forschung diagnostische und therapeutische Verfahren entwickelt hatte, die zum Teil sehr kostenintensiv waren und deren moralische Bewertung überdies die herkömmliche ärztliche Standesethik, aber auch die neuscholastische Tugendethik überforderte.[22]

Der Begriff „Spannung“ entstammt der naturwissenschaftlich-technischen Terminologie. Jedenfalls ist er kein typisch soziologischer Begriff. Er beschreibt aber zutreffend, wenn auch metaphorisch, ein Faktum, das sich in den vergangenen Jahrzehnten im deutschen Krankenhauswesen zunehmend bemerkbar machte. Die Antipoden dieser Spannung sind Medizin einerseits und ökonomische Einflüsse und Handlungsweisen andererseits. Zwischen diesen beiden Polen hat sich ein Spannungs- und Ereignisfeld aufgebaut, das von erheblicher ethischer Relevanz ist.

Spannung bedeutet potenzielle Energie. Sie kann zerstörerische Kraft entfalten, wenn das Potenzial aktualisiert wird und außer Kontrolle gerät. Sie kann aber auch großen Nutzen bringen, wenn man mit ihr umzugehen weiß. Dies ist dann der Fall, wenn die Zuordnung von Medizin und Ökonomie im Rahmen eines Sinnzusammenhangs gelingt.

Ich verstehe das Konzept des Sinnzusammenhangs im Sinne Max Webers als ein für das Verstehen spezifisch wichtiges Handeln, das auf das Verhalten Anderer bezogen ist und durch diese Bezogenheit in seinem Verlauf mitbestimmt und aus diesem subjektiv gemeinten Sinn intersubjektiv verständlich und kommunikabel wird.[23] Der Sinnzusammenhang kann durch die Verstehenskomponente sowohl komplexitätsreduzierend als auch komplexitätssteigernd, in jedem Fall aber systemerhaltend wirken.[24] Keinesfalls jedoch ist aus dem hier gemeinten

22 Gemeint sind, was die Kostenintensität betrifft, beispielsweise die Geräte der High-Tech-Medizin und, was die moralische Bewertung betrifft, vor allem die biomedizinische Forschung und die Fortschritte in der Intensivmedizin.

23 Weber, Max: Gesammelte Aufsätze zur Wissenschaftslehre. 7. Aufl., Tübingen 1988, S. 542.

24 Siehe auch Greisch, Jean: Sinn. Philosophisch. In Lexikon für Theologie und Kirche (LThK). (Hg.: Kasper, Walter u.a.). 9. Band. 3. Aufl., Freiburg i.Br. 2006, Sp. 619–621.

Sinnzusammenhang eine Verkoppelung mit der Gottesfrage zu schließen. Dies würde zum einen eine unzulässige Vermischung mit eschatologischen Begriffen wie „Heil“ oder „Erlösung“ bedeuten, zum anderen bestünde durch eine solche Verkoppelung die Gefahr eines „apologetischen Missbrauchs“.[25]

Durch die Verstehenskomponente hat der Sinnzusammenhang aber auch einen essentiellen hermeneutischen Inhalt. Je mehr sich die Vertreter der Medizin und der Ökonomie bemühen, die Sprache des jeweils Anderen zu verstehen, je mehr sie sich als gleichwertige Partner anerkennen und je weniger sie auf ihren jeweils anderen Standpunkt kategorisch beharren, desto leichter gelingt es, die Sinnfrage gemeinsam und evident zu lösen. Ein sinnhaftes Verstehen ist dann möglich, wenn es sich um kommunikable Vorgänge handelt. Das heißt, der Ökonom kann den Arzt, dieser den Ökonomen und Beide den Ethiker grundsätzlich und bei einigem Bemühen verstehen. Denn „man braucht kein Caesar zu sein, um Caesar zu verstehen“[26].

Die Aufgabe der Ethik ist in diesem Spannungsfeld, den Sinnzusammenhang von Medizin und Ökonomie anzumahnen, zu erhalten und zu fördern. Dies kann durch Zuhören, Fragen und gegebenenfalls durch Moderieren eher gelingen als durch Moralisieren oder Dogmatisieren. Vorgegebenen Tugendkatalogen oder Folien moralischer Lehrsätze sind jedenfalls kaum Erfolge beschieden.

Vielmehr besteht dann die Gefahr, dass die Spannung zerstörerisch wirkt. Das ist der Fall, wenn die Ethik zur Kasuistik denaturiert, wenn der Wunsch nach Gesundheit von einer Heilungserwartung zu einer Heilserwartung führt oder wenn die Ökonomie zum ausschließlichen Instrument des Macht- und Gelderwerbs verkümmert. Im schlimmsten Fall werden die Vertreter von Medizin, Ethik und Ökonomie einander verbal bekämpfen. Die Moralisten werden die Ärzte in medizinischen Grenzfällen oder welche sie für solche halten, mit moralischen Appellen langweilen. Die Ärzte werden die Moralisten als überflüssig, weil inkompetent bezeichnen und die Ökonomen werden das Erreichen ihrer eingeschränkten Ziele als vorrangig vor medizinischen und moralischen Erwägungen einfordern.

Dabei sind Medizin, Ökonomie und Ethik keine Antagonisten. Im Gegenteil, sie bedingen sich geradezu gegenseitig. Sie sind einander zuordenbare konstitutive Elemente der gleichen Veranstaltung, nämlich des Krankenhauses. Sie sind Wissenschaften für das praktische Alltagsleben. Ihre Kompetenzen werden um des Handelns (πρᾶξις) willen erworben. Die Medizin widmet sich der Erhaltung und Wiedergewinnung eines gesunden Lebens. Die Ökonomie erforscht die

25 Greisch, Jean: Sinn. Philosophisch … A.a.O., Sp. 620.

26 Weber, Max: Gesammelte Aufsätze … A.a.O., S. 543.

Voraussetzungen für ein materiell gesichertes Leben. Die Ethik beschreibt die Bedingungen für ein in seiner Gesamtheit gelingendes Leben[27].

Die potenzielle Ausgewogenheit der drei Bereiche, oder das sozialethische Gleichgewicht[28], ist immer wieder auch gefährdet. Die Ausgewogenheit muss deshalb wegen ihrer Bedeutung für das Wohl des Menschen in allen seinen Seinsschichten, immer wieder gesucht und gefunden werden Dies gilt in besonderer Weise für den „Topos“ Krankenhaus, der ein Ort der Heilung, aber auch ein Ort des „Haushaltens“ im Sinne der aristotelischen Oikonomia, wie auch ein Ort des moralischen Handelns ist. Aristoteles hat der Ökonomie nicht nur ihren Namen gegeben, er hat sie auch als moralische Wissenschaft verstanden und sie in das politische Denken eingebettet, ohne auf einseitige und daher falsche Begriffe wie den des „homo oeconomicus“ reflektieren zu müssen.[29]

Die eher plakativen Fragen, „wie moralfähig ist die Ökonomie“? oder „wie ökonomiefähig ist die Moral?“[30] oder „wie moral- und ökonomiefähig ist die Medizin?“ erübrigen sich dann, wenn das allen drei Bereichen gleiche Ziel ins Auge gefasst wird, nämlich dem kranken Menschen zu dienen und nicht der Medizin um der Medizin, der Ökonomie um der Ökonomie und der Moral um der Moral willen.

So ist die innere Verwandtschaft von Moral und Ökonomie zumindest naheliegend. Dies umso mehr, als die Ökonomie ursprünglich eine moralische Wissenschaft und der Begründer der modernen ökonomischen Wissenschaft, Adam Smith, seiner Profession nach Moralphilosoph war. Im Krankenhaus kann sich diese Verbindung zu einem fruchtbaren Potenzial verdichten, in dem moralische Werte umso wichtiger werden, je technischer und digitalisierter die Applikationen der Medizin sind.

Die zum Nutzen des Krankenhauses auf die Ausgewogenheit von Medizin, Ethik und Ökonomie fokussierte Spannung wird durch eine zunächst einleuchtende, aber auch kategorische Feststellung, dass „das Humane einen absoluten

---

27 Zumindest im Sinne des Aristoteles, der die ἐυδαιμονία zum Kriterium für ein gelingendes Leben und zu seinem letzten Ziel sowie die Gesundheit als eines von vielen Zwischenzielen auf dem Weg zum τέλος τελειότατον erklärt. Aristoteles: Nikomachische Ethik. Übersetzt und herausgegeben von Wolf, Ursula. Reinbek 2006, S. 43 ff. NE I 1 1094 2b 5–10 sowie I 2 1095 1a 15.

28 Der Begriff „sozialethisches Gleichgewicht“ wird in Abschnitt 5.4 näher erläutert.

29 Dass aus heutiger Sicht die politische Theorie des Aristoteles elitär und undemokratisch war, weil er Kinder, Frauen und Sklaven als Unfreie akzeptierte, tut seiner, im Übrigen moralisch motivierten, politischen Ökonomie keinen Abbruch.

30 Körtner, Ulrich Heinz Jürgen: Ethik im Krankenhaus. Vortrag vor Krankenhausseelsorgerinnen und -seelsorgern der Evangelischen Kirchenkreise Gladbach-Bottrop-Dorsten und Recklinghausen am 16.03.2007 in Recklinghausen, S. 5.

Vorrang vor dem Ökonomischen"[31] habe, scheinbar außer Kraft gesetzt. Aber eben nur scheinbar. Denn erstens ist nicht von vorne herein klar, was die Leerformel „das Humane" im Einzelfall bedeuten soll und zweitens ist auch der Begriff des „Ökonomischen" nicht geklärt. Würde also ein Krankenhaus diese Feststellung unreflektiert in sein Leitbild aufnehmen, könnte es sich zwar des Beifalls Vieler sicher sein. Es bestünde aber dann die Gefahr, dass das „Ökonomische" im Zweifelsfall zu einer „quantité négligeable", bestenfalls zu einem technischen Instrumentarium des, wie auch immer gearteten, „Humanen" degenerieren würde. Die moralische Substanz wirtschaftlichen Handelns, und damit auch die moralischen Folgen seiner Vernachlässigung, würden vor dem Hintergrund eines absoluten Vorrangs des „Humanen", was ja vice versa einen absoluten Nachrang des „Ökonomischen" impliziert, weder gesehen noch beachtet werden. Das Spannungsfeld geriete dadurch erneut in eine Schieflage.

2. Ziel, Aufbau und Methode der Untersuchung

Genau diese Schieflage ist es, die zu untersuchen und sozialethisch zu bewerten das Ziel dieser Arbeit ist. Die vorangehenden Ausführungen lassen schon erkennen, das es nicht beabsichtigt ist, der Ökonomie eine völlig untergeordnete oder gar schädliche Rolle in der „sozialen Einrichtung" Krankenhaus zuzuweisen. Das Erkenntnisobjekt dieser Arbeit ist auch nicht das Krankenhaus per se, auch nicht der Krankenhaussektor[32]. Mit dem Krankenhaus können sich unterschiedliche Disziplinen mit unterschiedlichen Forschungszielen befassen. Die hier in Rede stehende Disziplin ist die Sozialethik. Diese untersucht im vorliegenden Fall das im Krankenhaussektor, und damit das im einzelnen Krankenhaus, auftretende Phänomen der Ökonomisierung nach Merkmalen der Vereinbarkeit mit sozialethischen Prinzipien[33].

Das Erkenntnisobjekt dieser Arbeit ist somit das durch die Ökonomisierung hervorgerufene (mögliche) sozialethische Konfliktpotential in einem Krankenhaus und seinem systemischen Umfeld. Es ist deshalb die Aufgabe dieser Arbeit, das Problem der Ökonomisierung, seine Erscheinungsformen, seine Konkretio-

31 Gronemeyer, Matthias. Profitstreben als Tugend? Zur Politischen Ökonomie des Aristoteles. Marburg 2007, S. 10.

32 Der Begriff „Sektor" entstammt der ökonomischen Terminologie und meint einen Ausschnitt aus dem Bereich der Gesamtwirtschaft eines Landes. Insofern werden die Begriffe „Krankenhaussektor" und „Krankenhauswesen" synonym verwendet, wenn nichts anderes angegeben ist.

33 Zur Komplementarität von Individual- und Sozialethik vgl. Abschnitt 5.1.

nen und seine treibenden und gestaltenden Kräfte im Krankenhauswesen in Deutschland zu beschreiben und schließlich Anhaltspunkte zu suchen, die es erlauben, die Ökonomisierung ethisch zu bewerten.

Dazu wird das Krankenhaus in seiner Eigenschaft als komplexes Subsystem größerer, gleichfalls komplexer Subsysteme dargestellt sowie seine Verfasstheit als wirtschaftender Betrieb untersucht. Im Rahmen ethischer und anthropologischer Implikationen erfolgt die Suche nach den Bedingungen der Möglichkeit der Universalisierung einer ethischen Norm, die der Bewertung der Ökonomisierung zugrunde gelegt werden könnte. Heteronome Normen werden dabei ausgeschlossen. An deren Stelle tritt die Vernunft als ein unverzichtbarer Bezugspunkt der Ethik. Die Leistung der praktischen Vernunft und ihr pragmatischer und moralischer Gebrauch stehen dabei im Mittelpunkt der diesbezüglichen Analyse. Desweiteren wird untersucht, inwieweit, neben der Zunahme der Kosten, die Vernachlässigung der medizinischen Anthropologie und der Trend zur High-Tech-Medizin den Ökonomisierungsprozess beschleunigt haben.

Schließlich wird der Weg nachverfolgt, den das Krankenhaus in seiner historischen Entwicklung bisher zurückgelegt hat, um vor diesem Hintergrund die sozialethische Relevanz der ökonomischen Instrumente und Institutionen[34] zu analysieren, die im Krankenhaus nachhaltig Eingang gefunden haben. Dazu ist eine Betrachtungsweise erforderlich, die vor allem die Eckpunkte eines Prioritätenwechsels bis zur aktuellen Situation der Neuordnung des Krankenhauswesens und der entsprechenden gesundheitspolitischen Rahmenbedingungen ins Blickfeld rücken. Der Prioritätenwechsel ist dabei ein Spiegelbild des Wechsels in der Führungsorganisation des Krankenhauses vom ärztlichen Expertenbetrieb zum professionellen Management[35].

Noch bis in die neunziger Jahre des vorigen Jhs. konnte von einer unangefochtenen Spitzenstellung des leitenden Krankenhausarztes in der Führung, Organisation, Administration und Finanzverantwortung in Verbindung mit einer eher untergeordneten Befugnispalette des Verwaltungsleiters gesprochen wer-

34 Institution wird hier als relativ dauerhafte Struktur verstanden, die aus sozialen Verhaltensmustern, Rollen und Beziehungen besteht, und mit der ein bestimmtes Ziel gleichfalls dauerhaft erreicht werden soll. Vgl.: Fichter, Joseph, H.: Grundbegriffe der Soziologie. 3. Aufl., Wien, New York 1970, S. 151. Eine solche Institution wäre aus ökonomischer Sicht beispielsweise das Steuerungssystem „Controlling“ oder das in verschiedenen Ausprägungen angewandte „Umfassende Qualitätsmanagement (UQM)“. Vgl. dazu Abschnitt 3.2

35 Zum Begriff des Expertenbetriebs in Abgrenzung zum professionellen Management vgl. u.a. den Beitrag von Grossmann, Ralph: Leitungsfunktion und Organisationsentwicklung im Krankenhaus. In: Badura, Bernhard; Feuerstein, Günter; Schott, Thomas (Hg.): System Krankenhaus. Weinheim, München 1993, S. 301–321. Dazu auch Abschnitt 3.3.

den.[36] Heute ist weitgehend eine nicht-ärztliche Geschäftsführung üblich, die die Unternehmenspolitik des Krankenhauses bestimmt. Der leitende Krankenhausarzt hat in dieser Organisation, außer seiner ärztlichen Zuständigkeit, nur taktische und operative Verantwortlichkeiten, die den strategischen, häufig erwerbswirtschaftlichen Zielen des Krankenhauses unterworfen sind.[37] In vielen Fällen ist er in eine kollegiale Führungsorganisation eingebunden, die aber meist nicht von ihm beherrscht wird.[38] Priorität hat somit vor oder doch zumindest neben dem eigentlichen Ziel des Krankenhauses, den kranken Menschen gesund zu machen oder seine Leiden zu lindern, die Existenzsicherung eben dieses Krankenhauses, die durch den Kostendruck gefährdet zu sein scheint.

Schlüsselbegriff ist dabei die Pleonexie[39] in der Medizin sowohl auf Seiten der Anbieter medizinischer Leistungen als auch auf Seiten der nachfragenden potenziellen und tatsächlichen Patienten sowie in der Gesetzgebung. Medizin und Gesetzgebung müssen als Mitverursacher der strukturellen Veränderungen im Krankenhaussektor gelten und haben einen hohen Anteil am Perspektivenwechsel des ärztlichen Personals. Außerdem wird der Blick auf eine Reihe kosteninduzierender medizinischer Maßnahmen geworfen, die eine unmittelbare Folge des Perspektivenwechsels auf der Mikroebene, also auf der Ebene des Krankenhauses, sind.

Hinter der Kostenentwicklung verbirgt sich zudem eine vor hundert Jahren noch nicht für möglich gehaltene Leistungssteigerung mit fundamentalen Umwälzungen von den Antibiotika über die Telemedizin bis hin zu Großgeräten und Operationsrobotern, die Patienten mit früher für unheilbar gehaltenen Krankheiten neue Lebenschancen und Lebensqualitäten eröffneten. Diese Entwicklung kann nicht zurückgedreht werden, wenn offensichtlich moderne Medizin auch ihre Kehrseite hat, sie kann auch krank machen[40].

---

36 Vgl. dazu Abschnitt 1.2.

37 Strategische, taktische und operative Verantwortlichkeiten entstammen der militärischen Terminologie, die von der Organisations- und Führungslehre in die Betriebswirtschaftslehre übernommen wurde. Strategische Festlegungen befassen sich mit der Unternehmenspolitik und langfristigen Zielkonfigurationen. Taktische Maßnahmen sind mittelfristiger Natur und konzentrieren sich auf die Umsetzung der Unternehmenspolitik in funktionale Teilziele. Operatives Management ist kurzfristig ausgerichtet und hat die Aufgabe, die durch die Teilziele vorgegebenen Pläne durch unmittelbare Einflussnahme auf die „Verrichtungsträger“ (Mitarbeiter) zu realisieren. Vgl. Koreimann, Dieter, S.: Management. 2. Aufl., München, Wien 1986, S. 12 und S. 119 ff.

38 Das ist in Universitätskliniken durch die beherrschende Stellung der medizinischen Ordinarien allerdings noch anders.

39 πλεονεξία von πλεόν = mehr (adv.) und ἔχῶ = haben. Vgl. dazu die Abschnitte 8.2 und 8.3.

40 Imhof, Michael: Operation Gesundheit. Über Risiken und Nebenwirkungen der modernen Medizin. München 2009, S. 76.

Abb. 1: Mögliche Kausalkette von Handlungsfolgen der Kostenentwicklung

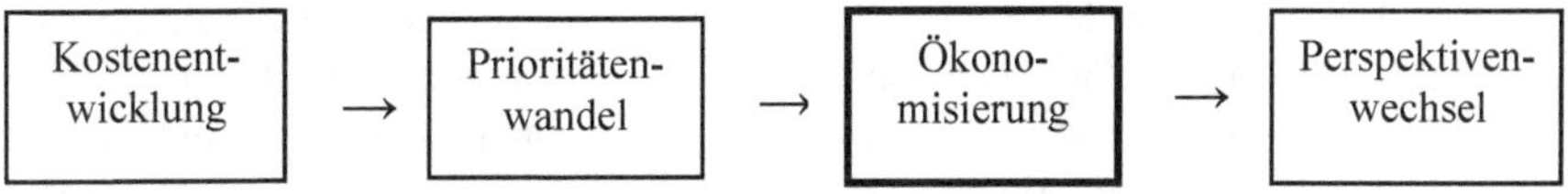

Es zeigt sich dabei auch, wie sehr sozial- und strukturrelevante Änderungen auf der Makro- und Mesoebene individuelle Verhaltensmuster auf der Mikroebene langsam aber stetig zu verändern vermögen.[41] Damit ist ein Perspektivenwechsel verbunden, der den Blick des Arztes zumindest nicht mehr ausschließlich auf das Wohl des Patienten, sondern auch auf das Wohl des Krankenhauses im Sinne einer Gewinnmaximierungs- oder doch zumindest Kostendeckungs-Strategie des Trägers oder Eigentümers zu lenken vermag[42]. Diese Entwicklung führt die Medizin in eine Krise mit erheblichem Entscheidungsbedarf in Bezug auf ihre Methoden und mit ebenso erheblichem Deutungsbedarf in Bezug auf den Sinn ihrer Tätigkeit.

Schließlich stellt sich die Frage nach dem Vorhandensein, der Bedeutung und der Wirksamkeit sozialethischer Leitideen, die eine Mutation ärztlichen Handelns in ethisch nicht mehr akzeptable Verhaltensweisen verhindern und die eine Zuordnung von Medizin, Ökonomie und Ethik dergestalt bewirken könnten, dass in deren Zusammenwirken ein Optimum an Wirksamkeit für die leibseelische Gesundung des kranken Menschen entfaltet werden kann.

Methodisch geht diese Arbeit im Wesentlichen phänomenologisch vor. Das bedeutet, dass das Bemühen vorherrscht, den Gegenstand der Untersuchung unter Abstraktion alles Subjektiven zu „betrachten“. Die hier angewandte Vorgehensweise orientiert sich „an dem Urteil auf Grund äußerer Wahrnehmung, der Körperwahrnehmung“.[43] Dabei bleibt es aber nicht, denn Letztere setzt schon ein „betrachtendes Interesse an den vorgegebenen affizierenden“[44] Gegenständen voraus. Erst die äußere Wahrnehmung und das betrachtend wahrnehmende Interesse erfassen die Dinge so, dass darauf ein Urteil aufgebaut werden kann. Die phänomenologische Methode in dieser Arbeit gehört zum „Gemeingut abendlän-

41 Auf der Makroebene befindet sich das Gesundheitssystem mit den Teilbereichen der stationären, teilstationären, ambulanten, präventiven oder epidemiologischen Behandlung. Als Mesoebene bezeichne ich die Ebene des Krankenhaussektors. Die Mikroebene meint die Ebene des einzelnen Krankenhauses. Vgl. dazu auch: Marckmann, Georg: Mittelverteilung im Gesundheitswesen. Einführung. In: Wiesing, Urban (Hg.): Ethik in der Medizin. Ein Reader. Stuttgart 2000, S. 245.

42 Vgl. Abb. 1.

43 Husserl, Edmund: Erfahrung und Urteil. Untersuchungen zur Genealogie der Logik. Hamburg 1946, S. 66.

44 Husserl, Edmund: Erfahrung und Urteil … A.a.O., S. 67.

discher Forschung“[45] und meint im Sinne Max Webers die verstehende Erklärung und werturteilsfreie Beschreibung[46] eines Gegenstandes oder von Zusammenhängen in Abgrenzung zu experimentellen oder theoretischen Methoden[47].

Im Kontext einer so verstandenen deskriptiven Phänomenologie enthält diese Arbeit in methodischer Hinsicht morphologische[48], chronologische, taxonomische[49] und ethisch normative Elemente. Letztere finden sich vor allem in den Abschnitten dieser Arbeit, die die Ergebnisse und die Möglichkeiten systematischer sozialethischer Bewertung behandeln.

Es ist dabei weder zu vermeiden noch unbeabsichtigt, dass im Folgenden auf intuitive Weise immer wieder ethisch normative Bezüge ohne ausdrücklichen Rückgriff auf systematisierende Theorien hergestellt werden. Dabei scheint es wichtig, zu betonen, dass Intuitionen, wie sie zum Beispiel in einer „Common-Sense-Moral“ zum Ausdruck kommen, keineswegs im Gegensatz zu einer Moraltheorie abgewertet werden dürfen. Ethik ist keine praktische Handlungsanleitung und konkretisiert sich nicht in Ratgeberliteratur. Auch Aristoteles setzt eine moralische Grundeinstellung seiner Hörer voraus, was allerdings Erfahrung im guten Handeln sowie eine entsprechende Erziehung und Gewöhnung erfordere.[50]

Mit Recht hat Bernward Gesang darauf hingewiesen, dass ethische Theorien, die anscheinend ohne moralische Intuitionen auszukommen glauben, scheitern müssen, weil sie Alltagssituationen und Alltagsmoral ignorieren und dadurch nicht nur die Handelnden überfordern, sondern auch Gefahr laufen, lebensfremde oder ideologieverdächtige Konstrukte aufzubauen[51]. Ähnlich äußert sich Jürgen Habermas, der in Anlehnung an Max Weber die Ausdifferenzierung von Wertsphären durch den „okzidentalen Rationalismus“ insofern kritisiert, als er zwar keine vollständige Kompatibilität von Moralphilosophie und Alltags-Sittlichkeit sieht, aber dennoch deren Komplementarität für offenkundig und notwendig hält[52]. Auch Kant weist „der gemeinen Menschenvernunft“[53] oder

45 Bochenski, Joseph Maria: Die zeitgenössischen Denkmethoden. 10. Aufl., Tübingen, Basel 1993, S. 26.

46 Weber, Max: Gesammelte Aufsätze zur Wissenschaftslehre... A.a.O., S. 152 und 503.

47 Die hermeneutische Kategorie des Verstehens ist zum Teil direkt auf Wilhelm Dilthey zurückzuführen. Vgl. Weippert, Georg: Dilthey, Wilhelm. In: von Beckerath, Erwin u.a. (Hg.): Handwörterbuch der Sozialwissenschaften. 2. Band. Stuttgart, Tübingen, Göttingen 1959, S. 611 ff.

48 Morphologisch im Sinne einer Beschreibung von Form oder Gestalt.

49 Taxonomisch im Sinne einer Beschreibung von systematischer Ordnung.

50 Aristoteles: Nikomachische Ethik ... A.a.O., S. 47. NE I 2 1095 b, 5–9.

51 Vgl. dazu Gesang, Bernward: Eine Verteidigung des Utilitarismus. Stuttgart 2003, S. 133.

52 Habermas, Jürgen: Moralbewusstsein und kommunikatives Handeln. 4. Aufl., Frankfurt am Main 1991, S. 117.

dem „natürlichen gesunden Verstande“[54] einen hohen Stellenwert zu, weil der nicht philosophisch geschulte Mensch sehr wohl wisse, was gut oder böse, was pflichtgemäß oder pflichtwidrig sei und er das moralische Prinzip zwar nicht in seiner Form kenne, wohl aber als Kompass immer wirklich vor Augen habe.

53 Kant, Immanuel: Grundlegung zur Metaphysik der Sitten. (Hg.: Valentiner, Theodor). Stuttgart 2005, S. 44 f.

54 Kant, Immanuel: Grundlegung ... A.a.O., S. 33.

Teil B: Das Problem und sein Gegenstand

3. Die Ökonomisierung

3.1 Zum Begriff und zum Inhalt der Ökonomisierung

Intuitives Wahrnehmen von „gut“ und „böse“ oder von „richtig“ und „falsch“ ist allerdings gesellschaftlich auch vorgeprägt. So kommt es, dass die Ökonomie und das, was unter „Ökonomisierung“ vielfach verstanden wird, in der öffentlichen Einschätzung erst einmal hinter der Medizin zurück steht. Ökonomie und Ökonomisierung mögen wohl in manchen Fällen gut oder zweckdienlich sein, kommt sie aber mit der Medizin in Berührung, ist sie aus der Sicht vieler Menschen nachrangig. Das Ethos des Arztes schreibt vor, Leben und Gesundheit des Menschen auf jeden Fall zu erhalten und so viele medizinische Leistungen zu erbringen, bis nach fachkundiger Meinung trotz zusätzlicher ärztlicher Leistung kein zusätzlicher Nutzen mehr für den Patienten entstehen kann. In der Sprache der ökonomischen Analytik hieße diese ethische Erwartung: Bis der Grenznutzen der ärztlichen Leistung gleich Null ist[55] und zwar unabhängig vom Umfang der eingesetzten finanziellen Mittel.

Hervorgerufen durch den politisch gewollten Konkurrenzdruck im Gesundheitssystem, durch die zunehmende Zahl an Informationsquellen und die damit verbundene Aufmerksamkeit in der Öffentlichkeit und die Erschließung des Wahrnehmungspotenzials von krankenhausspezifischen Leistungen, durch die Verstärkung der so genannten integrierten Versorgung[56], durch die gesetzliche Verpflichtung zu einem internen Qualitätsmanagement und nicht zuletzt durch

---

55 So auch: Sommer, Jürg, H.: Allokation von Ressourcen im Gesundheitswesen: Plan- oder Marktwirtschaft? In: Bondolfi, Alberto, Müller, Hansjakob (Hg.): Medizinische Ethik im ärztlichen Alltag. Basel, Bern 1999, S. 126. Der Grenznutzen wird definiert als der durch eine weitere Einheit eines nutzenstiftenden Gutes verursachte Nutzenzuwachs.

56 Die so genannte integrierte Versorgung zielt auf eine stärkere Vernetzung verschiedener Anbieter von Gesundheitsleistungen (Hausärzte, Fachärzte, Krankenhäuser usw.) ab, um die Kosten zu senken, aber auch um die Qualität der Versorgung von Patienten zu verbessern. Vgl. dazu auch Abschnitt 6.2.3.

das Diagnosis Related Groups (DRG) System[57], das die Grundlage für eine erhöhte Leistungsfähigkeit und einen verstärkten Wettbewerb bieten soll, suchen die Krankenhäuser vermehrt Zuflucht im Einsatz betriebswirtschaftlicher Verfahren, die letztlich in die Ökonomisierung münden. Allerdings greift die Definition von Knorr zu kurz, der unter Ökonomisierung „die konsequente Anwendung des ökonomischen Prinzips auf Organisation und Aktivitäten des öffentlichen Sektors"[58] versteht.

Was aber bedeutet „Ökonomisierung"? In erster Linie nicht die schlichte Anwendung ökonomischer Verfahren, wie z.B. ein funktionierendes Rechnungswesen, Methoden der Liquiditätssicherung oder die Beachtung wirtschaftlicher Arbeitsweisen. Solche Aufgaben hatten Krankenhäuser auch schon vor dem Beginn der Ökonomisierungsphase zu lösen. Ökonomisierung heißt deshalb auch nicht, dass mit ihr die Ökonomie erst Einzug in die Krankenhäuser hielte. Wirtschaftliches Handeln ist ein grundgesetzliches Postulat[59] für die Haushaltsführung von Bund und Ländern und damit zumindest maßgebend für alle staatlichen und kommunalen Krankenhäuser und öffentliche Stiftungen. Alle übrigen Krankenhäuser beachteten das Gebot des wirtschaftlichen Handelns, wenn nicht aus verfassungsrechtlichen, so doch aus Gründen der Existenzsicherung.

Als Ökonomisierung bezeichne ich vielmehr ein systematisiertes und zielgerichtetes Management[60] zur Planung, Koordinierung und Steuerung eines Betriebes mit Hilfe organisatorischer und betriebswirtschaftlicher Methoden im

57 DRGs oder Fallpauschalen sind diagnosebezogene Fallgruppen. Sie bezeichnen ein Vergütungssystem, das die vormalige zeitraumbezogene Vergütung, d.h. eine Vergütung nach Verweildauer oder nach individuellen Leistungen im Krankenhaus, abgelöst hat. Durch die DRGs werden die Patienten nach Maßgabe ihrer medizinischen Diagnose und altersspezifischen Daten in Fallgruppen eingeteilt, die vorher bundesweit – unabhängig von dem betreffenden Patienten – nach dem für die Behandlung notwendigen Aufwand bewertet wurden. Danach richtet sich dann die Vergütung. Die Fallgruppen dienen intentional nicht direkt der besseren medizinischen Behandlung oder gar der je individuellen psychischen Einschätzung des Patienten, sondern ausschließlich der Differenzierung des wirtschaftlichen Aufwands für die Behandlung der Krankheit.

58 Knorr, Andreas: Ökonomisierung der öffentlichen Verwaltung – einige grundsätzliche ordnungstheoretische Anmerkungen. In: Knorr, Andreas; Lemper, Alfons; Sell, Axel (Hg.): Materialien des Wissenschaftsschwerpunktes „Globalisierung der Weltwirtschaft. Band 36. Bremen 2006, S. 14.

59 Art. 114, Abs. 2 GG

60 Management meint als funktionaler Begriff alle Führungstätigkeiten in allen Bereichen eines Betriebes. Dort wird das Management umfassend strukturell und prozessual tätig. Siehe auch: Grochla, Erwin: Grundlagen der organisatorischen Gestaltung. Stuttgart 1982, S. 8 ff.

Rahmen strenger ökonomischer Effizienzkriterien[61]. Vorrangig gelten hierbei monetäre bzw. finanzielle, eher nachrangig medizinische Kriterien.[62] Die Ökonomisierung ergreift und durchdringt dabei alle Bereiche der Aufbau- und Ablauforganisation von Medizin, Pflege und Verwaltung mit dem Ziel größtmöglicher ökonomischer Effizienz. Sie richtet ihre gestalterische Kraft auf Strukturen und Prozesse und versucht diese in einen ökonomisch optimalen Zusammenhang zu bringen.

Besonders kritikanfällig ist die der medizinischen Behandlung häufig vorgeschaltete Denkweise in betriebswirtschaftlichen Kategorien und die daraus fließenden Handlungsoptionen im medizinischen Bereich zum Beispiel bei der Auswahl aufzunehmender Patienten.[63] Kühn spricht deshalb auch von einer tendenziellen „Überformung der professionellen (fachlich-medizinischen und ethischen) Entscheidungen und Handlungen durch wirtschaftliche Kalküle und Ziele"[64].

Dieses Managementmodell hat seinen Ursprung in der industrialisierten Privatwirtschaft, näherhin in kommerziellen, gewinnorientierten Großunternehmen. Vor allem Wilhelm Rieger (1878–1971) verschob den Schwerpunkt seiner betriebswirtschaftlichen Forschung auf das gewinnorientierte Unternehmen und sah das Gewinnmotiv als vorrangig vor anderen sinnstiftenden Aufgaben des Unternehmens an,[65] während andere Ökonomen, so zum Beispiel Eugen Schmalenbach (1873–1955), neben dem Gewinnziel die Wirtschaftlichkeit des Transformationsprozesses und die betriebsinterne Kosten- und Leistungsrechnung im Auge hatten. Der Nachfolger auf den Lehrstuhl Schmalenbachs, Erich Gutenberg (1897–1984), entwickelte die Betriebswirtschaftslehre zu einer mikroökonomischen Theorie, die bis heute in ihren wesentlichen Bereichen Geltung hat und aus

61 Effizienz ist ein Maßstab für ein Ergebnis unter Berücksichtigung der für das Erreichen des Ergebnisses eingesetzten Mittel (= „die Dinge richtig tun"). Dagegen bedeutet Effektivität das Verhältnis von erreichtem Ziel zum definierten Ziel (= „die richtigen Dinge tun").

62 Dies ist beispielsweise dann der Fall, wenn planbare (im Gegensatz zu akuten) Operationen mit der (internen) Begründung abgelehnt werden, dass die Durchführung der Operation im Vergleich zum monetären Ergebnis zu kostenintensiv sei.

63 Besonders deutlich bringt dies der vormalige Klinikarzt, Soziologie und Historiker Prof. Dr. Klaus Dörner zum Ausdruck, wenn er sagt: „Deshalb [...] spielen die Ärzte in den diversen Gesundheitsreformen der letzten zehn Jahre immer weniger eine Rolle, sind mehr Objekte von Planspielen der Systemforscher." Siehe Dörner, Klaus: Helfende Berufe im Markt-Doping. Neumünster 2009, S. 18.

64 Kühn, Hagen: Ethische Probleme der Ökonomisierung von Krankenhausarbeit. In: Büssing, André; Glaser, Jürgen (Hg.): Dienstleistungsqualität und Qualität des Arbeitslebens im Krankenhaus. Schriftenreihe Organisation und Medizin. Göttingen, Bern, Toronto, Seattle 2003, S. 78.

65 Rieger, Wilhelm: Einführung in die Privatwirtschaftslehre. 3. Aufl., Erlangen 1984.

der sich die Elemente der Steuerung von privatwirtschaftlich geführten Unternehmen, nunmehr auch von Krankenhäusern, ableiten lassen.[66]

Die sich in den achtziger Jahren des vorigen Jhs. abzeichnende Finanzschwäche deutscher Kommunen war Anlass für Politik und Verwaltung, über betriebswirtschaftliche Methoden nachzudenken, die bisher dem streng juristisch-administrativen Denken völlig fremd waren. Der Grundgedanke war: Die öffentliche Verwaltung sollte als Subsystem des Staates oder der Kommune im Rahmen demokratisch legitimierter Ziele ökonomisch, das heißt nach betriebswirtschaftlichen Kriterien, gesteuert werden. Der althergebrachte Grundsatz „iudex non calculat", der nicht nur dem Richter, sondern auch dem Verwaltungsjuristen zum Maßstab aller Dinge geworden war, schien zumindest für die Verwaltung langsam seine Bedeutung zu verlieren.

Zu Beginn der neunziger Jahre des vorigen Jhs. hatte die Kommunale Gemeinschaftsstelle für Verwaltungsvereinfachung (KGSt) das Konzept eines „Neuen Steuerungsmodells" entwickelt. Es entspricht in etwa der oben definierten Ökonomisierung. Der Hauptversammlung des Deutschen Städtetags im Jahr 1993 in Karlsruhe wurde der Begriff vom „Unternehmen Stadt" als Motto vorangestellt. Stadtpolitik müsse als koordiniertes Handeln der Verwaltung, der Unternehmen und aller Beteiligten verstanden werden[67].

Was also liegt in einer Zeit steigender Kosten im Gesundheitswesen näher, auch das Krankenhaus als Unternehmen zu betrachten und es in diesem Sinne zu gestalten. Vom „Unternehmen Stadt" zum „Unternehmen Krankenhaus" war der Schritt nicht weit. Tatsächlich aber wurde in den deutschen Krankenhäusern schon viel früher als in den Städten über den Ersatz der administrativen kameralen Buchführung durch die unternehmensspezifische Doppik[68] nachgedacht.

Im Grunde haben jedoch die Theorie der Neuen Steuerungsmodelle ebenso wie die Ökonomisierungsdebatten im Gesundheitswesen ihren geistigen Ursprung bei den englischen Klassikern der philosophischen Ökonomie. Der Gedanke allerdings, dass wirtschaftliche Vorgänge das Ergebnis bewusster Gestaltung durch den Staat seien, war David Ricardo und Adam Smith fremd.

---

66 Gutenberg, Erich: Grundlagen der Betriebswirtschaftslehre. Drei Bände in verschiedenen Auflagen. Berlin, Heidelberg 1980, 1983 und 1984.

67 Schwarting, Gunnar: Effizienz in der Kommunalverwaltung. Teil I: Dezentrale Verantwortung und Finanzsteuerung durch Budgetierung. Berlin 1997. S. 15 f.

68 Doppik = Doppelte (kaufmännische) Buchführung gem. § 238 HGB. Sie ermöglicht die Ermittlung des Periodengewinns sowohl durch die Gewinn- und Verlustrechnung als auch durch die Bilanz und verbucht jeden Geschäftsvorfall auf Konto und Gegenkonto. Kamerale Buchführung (auch: Kameralistik) ist eine einfache Einnahmen- und Ausgabenrechnung mit einer damit verbundenen Überschuss- und Fehlbetragsrechnung und einigen Nebenrechnungen, die aber mit der Einnahmen- und Ausgabenrechnung nicht systematisch verbunden sind.

„Politische Ökonomie" bedeutet bei ihnen nichts anderes als „Wirtschaftsführung im Geist der Wirtschaftslehre von naturbedingten Vorgängen automatischer Art"[69].

Aber erst durch Max Weber wurde die Auffassung, dass sich Staat und Wirtschaftsbetrieb grundsätzlich unterscheiden, soziologisch widerlegt: „Ein Betrieb ist der moderne Staat, gesellschaftswissenschaftlich angesehen, ebenso wie eine Fabrik: das ist gerade das ihm historisch Spezifische"[70].

Wurde bei den Neuen Steuerungsmodellen noch die Absicht favorisiert, relativ weite Rahmenbedingungen zu schaffen, innerhalb derer sich eine Wirtschaftsführung von Einrichtungen öffentlicher Träger sui generis entfalten konnte, so haben sich die Diskussionen im gesundheitspolitischen Bereich zwischen der Skylla einer so genannten freien Marktwirtschaft in Form des in aller Munde geführten Wettbewerbs und der Charybdis massiver gesetzlicher Interventionen, die weit über tolerable Rahmenbedingungen hinausgehen, verheddert. So wird Wettbewerb häufig als Allheilmittel zur Kostendämpfung gepredigt und Merkantilismus in reiner Form praktiziert.

Die Ökonomisierung hatte fast zwangsläufig weitere Folgen, die sich aus dem Prozess der Unternehmenswerdung der Krankenhäuser ergaben. Mit Unbehagen seitens der Ökonomisierungskritiker wurden dabei vor allem die Verlagerung des finanziellen Risikos von der Seite der Versicherungsträger auf die Krankenhäuser, die Verbetrieblichung der ärztlichen Tätigkeit im Krankenhaus, die Instrumentalisierung und technische Funktionalisierung des Verhältnisses zwischen Arzt und Patient, die Bürokratisierung der krankenhausärztlichen Tätigkeit sowie die Kommerzialisierung und Industrialisierung der medizinischen Versorgung betrachtet.[71]

3.2 Konkretionen der Ökonomisierung im Krankenhaus

Einzug hält die Ökonomisierung in das Krankenhaus über die Brücke eines betriebswirtschaftlichen und führungstechnischen Instrumentariums. Dadurch wird sie für Patienten und Mitarbeiter sowie für Außenstehende konkret erfahrbar. Dieses Instrumentarium zeichnet sich durch folgende Merkmale aus:

---

69 Singer, Kurt: Zur Wirtschaftspolitik und Theorie der englischen Klassiker. In: Antonio Montaner (Hg.): Geschichte der Volkswirtschaftslehre. Berlin 1967, S. 37.

70 Weber, Max: Wirtschaft und Gesellschaft. Grundriss der verstehenden Soziologie. 5. Aufl. Tübingen 1972, S. 825.

71 Vgl. aus der Vielzahl kritischer Beiträge: Kühn, Hagen: Ethische Probleme der Ökonomisierung ... A.a.O., S. 77–98.

- Es bezieht sich ausnahmslos auf alle Teilbereiche, Prozesse und hierarchische Stufen eines Krankenhauses; d.h. es gibt grundsätzlich keine Enklaven, die von der Ökonomisierung ausgenommen sind.
- Es bildet ein systemisch vertikal und horizontal verflochtenes Netzwerk an Daten und Informationen: d.h. alle von der Ökonomisierung erfassten Bereiche sind funktional und wechselseitig voneinander abhängig und münden in ein umfassendes Krankenhaus-Informationssystem (KIS).
- Es ist zielorientiert; d.h. retrospektive Berechnungen (Berichtswesen, Rechnungswesen – mit Ausnahme der Finanz- und Investitionsplanung) bilden zwar eine unerlässliche Datenbasis, sind aber keine Richtgrößen für die Zielerreichung.

Durch diese Merkmale werden bereits Gefahren möglicher sozialethischer Defizite deutlich. Die Ökonomisierung geht uno actu einher mit größtmöglicher Effizienz. Formal betrachtet ist die Effizienz als das Verhältnis von Input zu Output, von Aufwand zu Ertrag, von Kosten zu Leistung definiert. Inhaltlich gesehen können die Bestandteile dieser Quotienten relativ beliebig ausgefüllt werden. So kann der Zeitaufwand für Arzt-Patienten-Gespräche enger oder weiter gefasst werden. Der Ertrag kann Elemente des therapeutischen Erfolgs oder der Patientenzufriedenheit enthalten. In der Regel wird es aber so sein, dass auf der einen Seite kostenminimierende, auf der anderen Seite monetäre Ertragselemente im Vordergrund stehen. Dies ist umso wahrscheinlicher, als die medizinische „Erfolgsquote" einer wirklich menschlichen und fachlichen Begleitung des Patienten durch den Krankenhausarzt nicht messbar ist. Die Logik der Ökonomisierung scheint also in der Tat zu sein, dass alles, was nicht berechnet werden kann, also auch die spezifisch menschlichen Erfordernisse des Patienten, wie Einfühlsamkeit oder Mitgefühl, Ermunterung oder Trost, unberücksichtigt bleiben, wenngleich sie zur Heilung Wesentliches beitragen könnten.[72]

Dazu kommt, dass der Gesetzgeber die Krankenhäuser durch eine Reihe von Struktur- und Kostenanpassungsgesetze zur Kostenminimierung gezwungen hat. Das Krankenhaus wird also alle Kosten gleich mehrfach auf den Prüfstand stellen und jeden Aufwand vermeiden, der keinen direkt messbaren und funktionalen Bezug zu einem möglichst hohen monetären Ertrag aufzuweisen in der Lage ist.

Schließlich wird durch die wechselseitige Verflechtung der Teilbereiche des Krankenhauses ein interner Ertragswettbewerb hervorgerufen, der den einzelnen Teilbereichen ein möglichst günstiges Aufwands-Ertrags-Verhältnis verspricht.

72 So auch Funk, Rainer: Der Mensch ist kein Ding. Kritische Anmerkungen zur Ökonomisierung des Sozialen. In: Fromm Forum (deutsche Ausgabe). Tübingen 1999, S. 6–11.

Betrachtet man dann noch die Zielgerichtetheit der Ökonomisierungsinstrumente, so wird man zwar keinem Krankenhaus ernsthaft eine Streichung der Zielelemente Leidensminderung und/oder Gesundung der Patienten unterstellen wollen (dies wäre auch ersichtlich kontraproduktiv), wohl werden diese aber nicht die einzigen Ziele sein, sondern sie werden mit dem Ertragsziel in mehr oder weniger großem Umfang konkurrieren müssen, wobei noch offen ist, ob das eine oder das andere Ziel überwiegt, wann dies der Fall ist und ob auch eine gleichrangige Parallelität oder gar eine Komplementarität dieser Ziele möglich sind.

Welche Instrumente sind es also, denen die oben beschriebenen Merkmale zugeordnet werden können? Es sind im Wesentlichen vier Gruppen, die in je verschiedenen Varianten und in je verschiedener Intensität die Ökonomisierung gestalten und vorantreiben, nämlich

- prozessorientierte,
- steuerungsorientierte,
- qualitätsorientierte und
- integrationsorientierte Instrumente.

Jede dieser Instrumentengruppen, die sich zum Teil überschneiden, besitzt unterschiedliche Ausprägungen, die an den Bedürfnissen unterschiedlicher Krankenhaustypen[73] ausgerichtet werden können. Sie verdanken ihre Entstehung den Bemühungen der gewerblichen Wirtschaft und der Industrie, durch bessere Führungsmethoden marktgerechtere und damit auch wettbewerbsfähigere Produkte herzustellen. Zu jedem dieser Instrumente gibt es eine reichhaltige Literatur, auf die hier nicht eingegangen werden kann. Es werden nur diejenigen Grundbestandteile dargestellt, die diese Instrumente charakterisieren und von deutlichem sozialethischen Belang sein können.

3.2.1 Prozessorientierte Instrumente

Die Instrumente, die sich hinter der Bezeichnung „Prozessorientierung" verbergen, werden häufig auch unter der Bezeichnung „Prozessorientiertes Management"[74] gehandelt und stellen ein Konzept zur Überführung einer abteilungsdif-

73 Gemeint sind Krankenhaustypen nach den Kriterien von Art (Krankenhäuser der Grundversorgung, Akutkrankenhäuser, Spezialkliniken usw.) und von Größe, Trägerschaft und rechtlicher Organisation.

74 Siehe auch: Haubrock, Manfred: Managementmethoden als Lösungsansatz. In: Haubrock, Manfred; Schär, Walter (Hg.): Betriebswirtschaft und Management im Krankenhaus. 4. Aufl., Bern 2007, S. 173.

ferenzierten in eine prozessorientierte Organisation dar. Das bedeutet, dass die spezifischen ärztlichen, pflegerischen, labortechnischen, logistischen und administrativen Funktionen nicht mehr in Abteilungen getrennt voneinander etabliert sind, sondern abteilungsunabhängig in einer logischen Kette aufeinander folgen, um die „Flüssigkeit“ eines schnellen Ablaufs der Krankenhausbehandlung zu gewährleisten. Dadurch soll eine Beeinflussung der „Wertschöpfungskette“[75] in Bezug auf die Qualität der medizinischen Arbeit, auf die Dauer des Krankenhausaufenthalts eines Patienten und damit auf die Zeit, auf die Minimierung der Kosten und schließlich auf die Patientenzufriedenheit möglich sein. Insbesondere soll vor dem Hintergrund der Festpreise im Rahmen der DRGs[76] die Organisation der Schnittstellen zwischen allen beteiligten Bereichen und Funktionen verbessert werden.

Von diesen vier Merkmalen sind nur der Faktor Zeit und die Kosten objektiv messbar. Sowohl die Qualität der Arbeit als auch die Patientenzufriedenheit sind weitgehend subjektiv, interpretationsfähig und damit in gewissem Umfang auch willkürlich. Ähnlich sieht es mit der Zielgerichtetheit des prozessorientierten Managements aus. Welche Ziele werden mit welcher Priorität vorgegeben? Wer setzt die Ziele fest? Welche ethischen Normen sind in den Zielen implementiert?

Im Mittelpunkt der neueren prozessorientierten Management-Systeme steht der so genannte virtuelle Patient. Er wird auf der Grundlage bildgebender Verfahren vom Computer erzeugt und begleitet den wirklichen Patienten von der Aufnahme ins Krankenhaus bis zu seiner Entlassung. Er sorgt dafür, dass seine Daten überall präsent sind und mit der Krankenakte des wirklichen Patienten stets verglichen werden können. So „entsteht eine patientengesteuerte Prozessorganisation; die Industrialisierung der Medizindienstleistung beginnt“[77]. Dadurch sollen Preisreduktionen möglich werden, die die Solidarleistungen gesetzlicher Krankenkassen kompensieren. Wenn dann nahezu euphorisch auch noch von einem „sechsten Kondratieff der Gesundheitswirtschaft“[78] und von einer „durch

---

75 „Wertschöpfungskette“ bedeutet die Aneinanderreihung verschiedener Stufen einer Produktion oder Dienstleistung, von deren Beginn bis zum angestrebten Ergebnis. Als Beispiel kann der „Durchlauf“ eines Patienten von der Aufnahme ins Krankenhaus über die Diagnostik, die präoperative Phase auf einer Krankenhausstation, weiter zur Planung und Durchführung eines chirurgischen Eingriffs über die postoperative Phase bis zur Gesundung und Entlassung des Patienten dienen.

76 Siehe Abschnitt 3.1.

77 Münch, Eugen: Krankenhäuser auf dem Weg in die Gesundheitswirtschaft – Krankenhausarchitektur als gebaute Funktionalität. Vortrag auf der Veranstaltung „Health-Care der Zukunft“ am 1. April 2006 in Berlin, Manuskript, S. 3.

78 Mit „Kondratieff“ ist hier ein langfristiger Konjunkturzyklus von 50 bis 60 Jahren gemeint, dessen Aufschwung von einer herausragenden Innovation angestoßen wird und den der Wirtschaftswissenschaftler Nicolai Kondratieff im Jahr 1926 festgestellt hatte. Eine solche Innova-

den virtuellen Patienten gesteuerten industriellen Produktionstechnik, die Massenerzeugung von extrem komplexen Leistungen[79] in rationeller Prozesstechnik ermöglicht"[80], gesprochen wird, kann ich mich des Eindrucks einer „Brave New World"[81] des zukünftigen Krankenhauswesens nicht erwehren.

Der Patient wird objektiviert, physisch transparent gemacht. Das ist für eine medizinische Behandlung, insbesondere bei operativen Eingriffen, sicher in gewissem Ausmaß unerlässlich. Ethisch problematisch wird es dann, wenn der Patient durchgehend, das heißt im Verlauf seines Krankenhausaufenthalts, nur noch als funktionsschwacher und deshalb zu reparierender Mechanismus betrachtet und die Komplexität seiner psychosomatischen Existenz, ganz abgesehen von seiner Biographie, seiner persönlichen Lebenswirklichkeit und seinem kulturellen Hintergrund, völlig ausgeklammert wird. Die Reduktion des Menschen auf eine rationale Architektur[82], in der jedes mentale Ereignis zu einem physischen Ereignis erklärt wird, führt die Medizin und damit auch das Krankenhaus fatalerweise in eine funktionalistische und daher ethisch fragwürdige Sackgasse.

3.2.2 Steuerungsorientierte Instrumente

Eine so konzipierte, auf kurz-, mittel- und langfristige Prozess-Steuerung ausgerichtete Organisation, enthält auch Merkmale des Controllings, das erstmals Anfang der 60er Jahre des vorigen Jhs. in deutschen Industriebetrieben[83] eingesetzt wurde und seitdem zu einem unverzichtbaren Bestandteil eines jeden Unternehmens geworden ist. Controlling darf allerdings nicht mit Kontrolle gleichgesetzt werden. Vielmehr ist es ein Instrumentarium, das den krankenhausspezifischen unternehmerischen Entscheidungsprozess durch die Beschaffung, Aufbereitung und Analyse von Daten steuernd unterstützt. Im Zuge dieser Con-

---

tion wäre im vorliegenden Fall die Industrialisierung der Medizindienstleistung, somit ein Paradigmenwechsel von einem Krankenhaus als „Manufakturbetrieb" hin zu einem Krankenhaus als prozessorientierte Produktionsstätte. Vgl.: Münch, Eugen: Krankenhäuser auf dem Weg ... A.a.O., S. 5.

79 Gemeint sind medizinische Leistungen.

80 Münch, Eugen: Krankenhäuser auf dem Weg ... A.a.O., S. 4.

81 Huxley, Aldous: Schöne neue Welt. Deutsche Übersetzung von Herlitschka, Herbert. Frankfurt am Main, 2007.

82 Siehe auch die These von Pollock: „... that constructing a person is the same thing as constructing an accurate computer model of human rational architecture". Pollock, John L.: How to Build a Person. Cambridge (Mass.), London 1989, S. 112.

83 Zapp, Winfried: Krankenhausmanagement. In: Haubrock, Manfred; Schär, Walter (Hg.): Betriebswirtschaft und Management im Krankenhaus ... A.a.O., S. 227.

trolling-Aktivitäten entsteht gleichzeitig ein umfassendes Management-Informationssystem, das der Beurteilung der zukünftigen Geschäftsentwicklung im Hinblick auf die unternehmerischen Zielgrößen Gewinn und Rentabilität dient. Auch in diesem Fall scheint die Gefahr offensichtlich, dass auf der Grundlage ökonomischer Daten als Zielgrößen nur mess- und berechenbare Varianten auftauchen. Dabei finden monetäre (z.B. Kosten oder Liquidität) und nicht-monetäre, aber ökonomisch abbildbare (z.B. Belegungsquote oder Verweildauer), Kennzahlen in das Controlling-Tableau Eingang. Qualitative, somit nicht der Kalkulation zugängliche Aspekte (z.B. Patientenzufriedenheit oder Methoden der Gesprächsmedizin) werden aber bestenfalls über „Kunden"-Befragungen oder ähnliche Marktforschungs-Instrumentarien ermittelt und als Anhang dem Controlling beigegeben.

Gewöhnlich wird zwischen einem operativen und einem strategischen Controlling unterschieden. Die Aufgaben des operativen Controllings umfassen die Festlegung der Ziele eines Krankenhauses, eine darauf aufbauende Abweichungsanalyse, die feststellt, ob und wie weit sich das Krankenhaus von seinem Zielbereich entfernt, und schließlich die Einleitung von entsprechenden Korrekturmaßnahmen oder die Änderung der Zielvorgaben. Es erfüllt somit die Funktion eines Frühwarnsystems ebenso wie die Funktion eines Lotsen, der das Krankenhaus immer wieder auf Kurs zu seinen vorgegebenen Zielen bringt.

Das strategische Controlling bestimmt dagegen die Chancen des Krankenhauses im Zuge der Entwicklungen im Gesundheitswesen. Es sucht neue Erfolgspotenziale (z.B. im Rahmen der integrierten Versorgung), erweitert Kapazitäten (z.B. im Rahmen eines Überleitungsmanagements[84]), verwendet neue Technologien (z.B. im Bereich der Telemedizin) oder erschließt neue Märkte (z.B. im Bereich der alternativen Medizin).

Von ihrer Funktion her gesehen nehmen steuerungsorientierte Instrumente den Charakter von Stabsstellen ein.[85] Diese sind nicht weisungsbefugt. In der Praxis eines Krankenhauses hat sich der Inhaber der Controllingstelle, der Controller, allerdings immer mehr zu einem Entscheider entwickelt, der beispielsweise über die Aufnahme von Patienten mit planbaren Operationen nach Rentabilitätskriterien befindet. Das kann konkret bedeuten, dass Hüftoperationen deren Kosten im laufenden Jahr nicht mehr unterzubringen sind, weil sie die jährliche

---

84 Überleitungsmanagement unterstützt den Übergang austherapierter, vor allem älterer oder alleinstehender Menschen, von der Klinik nach Hause oder in eine Einrichtung des Pflegedienstes.

85 Die Stabsstelle leitet ihre Aufgaben von der Instanz her, der sie zugeordnet ist und die sie unterstützt. Im Unterschied zur Instanz ist die Stabsstelle nicht weisungsbefugt, sondern verfügt nur über beratende Funktionen. Vgl. u.a. Weidner, Walter u.a.: Organisation in der Unternehmung. 2. Aufl., München, Wien 1987, S. 77 ff.

Budgetgrenze überschreiten, also nicht refinanziert werden, auf das Folgejahr verschoben werden.

In allen Fällen des Controlling sind quantitative Kriterien mit deutlich betriebswirtschaftlichem Bezug maßgebend oder doch zumindest vorherrschend.

3.2.3 Qualitätsorientierte Instrumente

Dagegen sind qualitätsorientierte Konkretionen der Ökonomisierung, zumindest dem Wortsinne nach, eher auf qualitative Merkmale hin ausgerichtet.[86] Sie sollen vor allem das sensible Dreieck von Qualität, Zeit und Kosten optimieren helfen und der Vorstellung entgegenwirken, dass Zeit- und Kostenersparnis zwangsläufig zu Qualitätsminderungen führen muss. Sie zielen deshalb auf eine stetige Verbesserung der Qualität der Arbeit und der Arbeitsabläufe, auf die Verringerung der Schnittstellenprobleme zwischen den einzelnen Modulen der Arbeitsabläufe (z.B. zwischen der Aufnahme der Patienten und deren Einweisung in die Station), auf die Führungsqualität der Instanzen auf allen Ebenen, auf die Teamfähigkeit der Führung und der Mitarbeiter und schließlich auf die Orientierung an den Bedürfnissen von Personal und Patienten.

Qualitätsorientierte Instrumente sind – abgesehen von den kulturspezifischen Besonderheiten – in gewisser Weise verwandt mit den japanischen Unternehmensleitlinien des Kaizen (Kai = Veränderung; Zen = zum Besseren). Deren Botschaft lautet, dass kein Tag ohne eine Verbesserung im Unternehmen vergehen soll[87]. Eine solche permanente Verbesserung ist letztlich auch durch die schrittweise Humanisierung des Arbeitslebens anzustreben.[88]

Es spricht viel für die Annahme, dass die Qualität der Arbeit im Krankenhaus ganz wesentlich von der Qualität der „Arbeitsatmosphäre“ zwischen den Mitarbeitern abhängt und dass diese Atmosphäre wiederum die Qualität der Behandlung der Patienten beeinflusst. Doch Qualität ist nicht nur ein vielschichtiger, sondern auch ein relativer und subjektiver Begriff, der individuell je verschieden wahrgenommen wird. Deshalb müssen Begriffe wie „Strukturqualität“, „Pro-

86 § 137 a (1) SGB V schreibt Maßnahmen der Qualitätssicherung für zugelassene Krankenhäuser verbindlich vor.

87 Imai, Masaaki: Kaizen. Der Schlüssel zum Erfolg der Japaner im Wettbewerb. (Ungekürzte Übersetzung aus dem Amerikanischen von Nitsch, Franz). 4. Aufl., Berlin, Frankfurt am Main 1994, S. 24.

88 Vgl. Büssing, André; Glaser, Jürgen: Dienstleistungsqualität und Qualität des Arbeitslebens im Krankenhaus. Einleitung und Überblick. In: Büssing, André; Glaser, Jürgen (Hg.): Dienstleistungsqualität und Qualität des Arbeitslebens im Krankenhaus. Göttingen, Bern, Toronto, Seattle 2003, S. 15.

zessqualität“ oder „Ergebnisqualität“[89] auch mit entsprechenden Fragen konfrontiert werden, wie zum Beispiel: Welche Kriterien liegen diesen Begriffen zugrunde, wer setzt diese Kriterien fest, ist der Patient in ausreichendem Maße an der Qualitätsbestimmung beteiligt, ist sie also, was fachlich und ethisch geboten wäre, patientenorientiert oder trifft sie auf medizinisch-fachliche Arroganz, die behauptet, dass Patienten weder das wissenschaftliche noch das technische Wissen hätten, noch gar durch ihre Erkrankung physisch oder psychisch in der Lage seien, die Qualität von Leistungen des Krankenhaues zu beurteilen?[90]

Gewöhnlich werden in sozialen Einrichtungen im Rahmen der Qualitätsorientierung die Varianten des Total Quality Management (TQM) angewandt. Es sind dies die DIN EN ISO 9001 ff, die European Foundation for Quality Management (EFQM) und die Kooperation für Transparenz und Qualität (KTQ). Mit der Normenreihe EN ISO 9001 ff wurden Grundsätze erarbeitet, die als Basis für die meisten Qualitätsmanagement-Systeme gelten können und sollen. Das EFQM verfolgt Prinzipien wie Kundenorientierung, Mitarbeiterentwicklung, gesellschaftliche Verantwortung oder Ergebnisorientierung. Seine Methode ist die Selbstbewertung, die Aufschluss darüber geben soll, welchen Grad der Erfüllung diese Prinzipien im Unternehmen nach Ansicht seiner Mitarbeiter erreicht hat. Danach werden die daran ausgerichteten Verbesserungsprozesse eingeleitet. Das KTQ wurde im Unterschied zu den anderen Verfahren eigens für den Nachweis und die Zertifizierung des internen Qualitätsmanagements von Krankenhäusern entwickelt. Auch dieses Verfahren wendet die Methode der Selbstbewertung an. Diese wird ergänzt durch eine Fremdbewertung, d.h. durch Experten einer KTQ-Zertifizierungsstelle.

Trotz solcher sehr umfangreicher und personalintensiver Maßnahmen ist die wirtschaftliche Situation des Krankenhauses immer noch „die erste Messlatte für seine weitere Existenz“[91]. Dies ist insofern rational begründbar, als ohne ausrei-

---

89 Strukturqualität umfasst die Rahmenbedingungen (Personal, Sachausstattung, Transparenz der Organisation), unter denen sich medizinische Behandlung und Pflege vollziehen können. Prozessqualität beschreibt die Qualität der Behandlung nach Art, Umfang und Verlauf. Ergebnisqualität meint das körperliche und seelische Wohlbefinden sowie den Erfolg der sozialen Eingliederung nach Abschluss der Behandlung.

90 Vgl. dazu Straub, Christoph: Qualitätssicherung im Krankenhaus. Die Rolle des Patienten. In: Badura, Bernhard, Feuerstein, Günter, Schott, Thomas (Hg.): System Krankenhaus. Weinheim, München 1993, S. 378 ff.

91 Dietz, Armin: Qualitätsmanagement in Krankenhäusern: die kontrollierte Ökonomisierung. Gekürzte Fassung eines Gesprächs des Winterworkshops der deutschen Krankenhauskardiologen Ende Janunar 2004 in Lenzerheide/Schweiz. Dokumentiert als PDF-Version in www.cardiovasc.de/hefte 2004/02/10 htm, S. 2. Abgerufen am 12.07.05. Prof. Dr. Armin Dietz war zum Zeitpunkt des Gesprächs Leiter einer Inneren Abteilung mit kardiologischem Schwerpunkt im Klinikum Burghausen.

chende finanzielle Basis das Krankenhaus seine eigentlichen Aufgaben – wie immer diese beschrieben sein mögen – gar nicht erfüllen könnte. Die – zumindest ethische – Nachvollziehbarkeit einer rationalen Begründung erreicht aber dort ihre Grenze, wo „wir nicht wie früher einen Patienten im Verlaufe seines Krankenhausaufenthaltes durchuntersuchen, sondern beispielsweise bei einem Patienten, der nur vier Tage da ist, auf die Abdomensonographie verzichten und dadurch ein klinisch nicht auffälliges Nierenkarzinom übersehen“[92]. So ist auch im Falle des Qualitätsmanagements trotz des euphemistischen Begriffs die Frage zu stellen, ob und wie sich durch seine Anwendung die Qualität der Versorgung im Krankenhaus ändert und wie die Umsetzung der entsprechenden Zielvorgaben im konkreten Fall wohl aussieht. Diese Frage ist gerade wegen der vom Gesetzgeber verbindlich geforderten Implementierung eines Qualitätsmanagement-Systems umso berechtigter.

Ob man allerdings so weit gehen kann, zu sagen, das Qualitätsmanagement sei „das mit Abstand erfolgreichste Täuschungsmanöver der letzten Jahre“[93], hängt wesentlich davon ab, wie viele Anteile des Krankenhausbudgets zu Lasten medizinischer und pflegerischer Leistungen deswegen abgezweigt werden müssen, um das Qualitätsmanagement finanzieren zu können und inwieweit das Qualitätsmanagement tatsächlich für den Patienten eine Verbesserung bringt.

3.2.4 Integrationsorientierte Instrumente

Eine instrumentelle Weiterentwicklung und Synthese der oben genannten Instrumente ist die Balanced Scorecard (BSC). Sie koordiniert und integriert die bisher genannten Instrumente und stimmt ihren Einsatz in ausgewogener (balanced) Weise im Rahmen eines umfangreichen Kennzahlen- und Berichtsbogens (scorecard) ab, der als Grundlage für unternehmerische Entscheidungen gilt.

Sie wird mittlerweile bei mehr als 40% der DAX-Unternehmen[94] angewandt. Seit Anfang dieses Jhs. hält die BSC auch im Krankenhaussektor Einzug. Die gesundheitspolitischen Interventionen, darunter vor allem die Einführung administrativer Preise in Form der DRGs[95], verursachen einen erhöhten Kostendruck,

---

92 Dietz, Armin: Qualitätsmanagement in Krankenhäusern … A.a.O., S. 3.

93 Dörner, Klaus: Helfende Berufe … A.a.O., S. 75.

94 Unternehmen im deutschen Aktienindex.

95 Administrative Preise bilden sich nicht durch das Aufeinandertreffen von Angebot und Nachfrage auf einem Markt (Gleichgewichtspreis). Sie werden vielmehr von einer zentralen Instanz als Höchst-, Mindest- oder Festpreise verbindlich festgelegt. Die DRGs sind insofern administrative Preise als sie von bestimmten Vertragsparteien, von denen das einzelne Krankenhaus nur

eine zeitliche Raffung des Behandlungsvorgangs und in Folge davon eine weiter abnehmende Verweildauer. Das bedeutet in aller Regel einen teilweise massiven Bettenabbau, gegebenenfalls auch eine Schließung, zumindest aber eine Existenzgefährdung bestehender Krankenhäuser. Die verbleibenden Krankenhäuser sind gezwungen, der betriebswirtschaftlichen Steuerung und der internen Koordinierung oberste Priorität einzuräumen mit dem Ziel der Kostenminimierung und der Ertragssteigerung. Das Instrument der BSC soll in der Lage sein

- die Erwartungen der Stakeholder (Patienten, Kassen, einweisende Ärzte und Kliniken),
- die internen Leistungsprozesse (Behandlung, Pflege, Logistik und Verwaltung),
- die Potenziale der Mitarbeiter, der Organisation und Information und die krankenhausspezifische Infrastruktur sowie
- die Finanzierungsziele (gegebenenfalls anhand von Selektionsprozessen[96])

so zu koordinieren und zu integrieren, dass die Kosten- und Ertragsziele erreicht werden können und das Krankenhaus zumindest von der Kostenseite her gesehen den Wettbewerbsanforderungen der Gesundheitspolitik entspricht. Inwieweit trotz der bekundeten Orientierung an den Stakeholdern, so vor allem an den Patienten, neben dem Kostenwettbewerb auch noch ein Qualitätswettbewerb stattfinden kann, ist eine offene Frage, berührt aber ganz massiv auch die ethischen Anforderungen, die an die Qualität der Behandlung in einem Krankenhaus zu stellen sind.

Die Lösung dieses Dilemmas kann eigentlich nur in der Einstellung zusätzlichen Personals und umfangreicher Schulungen erfolgen, was die möglicherweise durch die Straffung der Leistungsprozesse eingesparten Kosten wieder kompensieren würde. Anderenfalls bestünde die Gefahr, dass der Leistungs- und Erwartungsdruck auf das medizinische und pflegerische Personal so stark würde, dass es zu Symptomen „innerer Kündigung“[97] oder des „Burnout-Syndroms“[98] führen könnte.

---

eine Vertragspartei ist, ausgehandelt werden. Ein Gleichgewichtspreis kommt dadurch nicht zustande. Eine Preisflexibilität ist ausgeschlossen. Nach einem längerem Test- und Auswahlverfahren (Konvergenzverfahren) wurden die DRGs schließlich flächendeckend für das gesamte Krankenhauswesen verbindlich eingeführt. Eine Überschreitung, auch bei nachgewiesenen Kosten, wird von den Krankenkassen nicht vergütet.

96 Vgl. dazu Abschnitt 10.3.2.

97 Als „innere Kündigung“ kann die stille mentale Verweigerung engagierter Leistung verstanden werden. Vgl. bspw. Brinkmann, Ralf; Stapf, Kurt: Innere Kündigung. Wenn der Job zur Fassade wird. München 2005.

Abb. 2: Verknüpfung hierarchischer Ebenen durch Fokussierung aller Mitarbeiter eines Krankenhauses auf strategische Perspektiven[99]

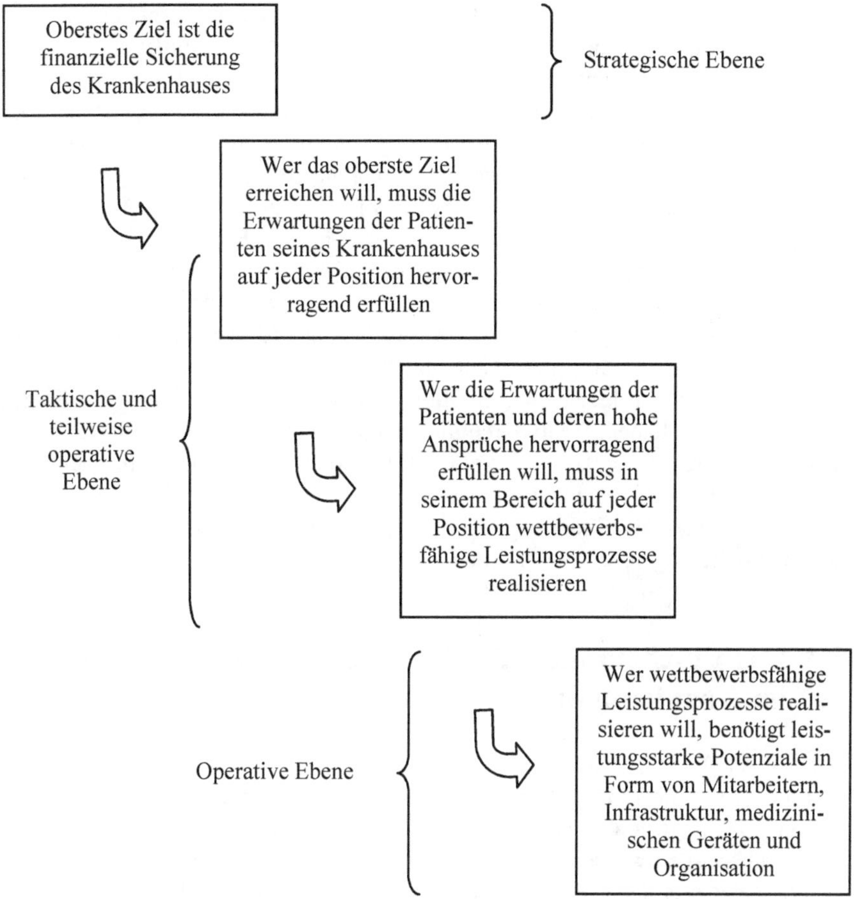

Quelle: Nach Kaplan, Robert, S.; Norton, David, P: Balanced Scorecard. Stuttgart 1997, S. 33 ff in Verbindung mit Borges, Peter; Schmidt, Ralf: Die Balanced Scorecard als Steuerungsinstrument im Krankenhaus. In: Betriebswirtschaftliche Forschung und Praxis. Heft 2, 2002, S. 104.

---

98 „Burnout" ist ein Zustand emotionaler Erschöpfung mit erheblich reduzierter Leistungsfähigkeit, bedingt durch permanente Überbelastung vor allem in helfenden Berufen. Vgl. Abel, Peter: Burnout. In: LThK. Band 2. Freiburg, Basel, Wien 2006, Sp. 813.

99 Zu den Begriffen strategisch, taktisch und operativ vgl. Abschnitt 2 (Fußnote).

Die Gefahr besteht deshalb und mit ihr die ethische Anfrage nach der Berechtigung einer solchen Fokussierung, weil die BSC die methodische Lücke zwischen den strategischen Instanzen, Geschäftsleitung, ärztlicher Leitung und Pflegedienstleitung, einerseits und der operativen Ebene, dem administrativem, ärztlichem und pflegerischem Personal, andererseits schließen soll. Damit liegt der Verdacht nahe, dass durch diese Verknüpfung hierarchischer Ebenen alle noch vorhandenen Leistungsreserven total ausgeschöpft werden. Alle Mitarbeiter werden nämlich auf die strategische Perspektive nach den Vorstellungen Kaplans und Nortons: „making strategy to everyone's job" eingeschworen. Dadurch werden sie zu strategischen Verantwortungsträgern ohne als Einzelner auf der operativen Ebene auch Entscheidungsträger zu sein oder sein zu können.

Wenn der Einzelne die von ihm offensichtlich geforderte Frustrationstoleranz[100] nicht aufzubringen in der Lage ist, was zumindest nicht ausgeschlossen werden kann, würde sich das wiederum negativ auf die angestrebte Qualität medizinischer und pflegerischer Leistung auswirken und unerwünschte Folgen für die Patienten haben. Denn durch innere Kündigung und Burnout werden dem Krankenhaus Kräfte entzogen, die es dringend braucht, um es menschlicher gestalten zu können[101], ganz zu schweigen vom Ausfall von Fachkräften und der Gefahr der Qualitätsminderung, die ja gerade durch das Instrumentarium der Qualitätssicherung vermieden werden sollte.

3.3 Das Erscheinungsbild der Ökonomisierung im Krankenhauswesen

Das schlechte Image, das der Ökonomisierung in Zusammenhang mit ihrer Einführung in soziale Einrichtungen anhaftet, scheint also nicht ganz unberechtigt zu sein. Das liegt gewiss an ihren Konkretionen, die oft ungefiltert auf Einrichtungen übertragen werden, die nicht nur ein anderes Leistungsprofil haben und andere Ziele verfolgen als ein Produktionsbetrieb der gewerblichen Wirtschaft. Sie sind zudem restriktiven Rahmenbedingungen unterworfen, die sie von Betrieben in nicht-sozialen Branchen wesentlich unterscheiden.[102] Ihr schlechtes

100 Frustrationstoleranz bezeichnet die individuelle Fähigkeit, eine frustrierende Situation, wie sie offensichtlich hier vorliegt, über einen längeren Zeitraum auszuhalten, ohne dass die für den gewünschten Erfolg erforderlichen Komponenten (z.B. Leistungsbereitschaft oder Leistungsfähigkeit) verzerrt werden oder verschwinden.

101 Vgl. auch Moltmann, Jürgen: Mensch. Stuttgart 2009, S. 61.

102 Genannt seien beispielhaft für das Krankenhauswesen die verbindlich einzuhaltende prospektive Kostenplanung, die Kostendeckelung, die Fallpauschalen, der Abteilungspflegesatz, die Sonderentgelte, der Basispflegesatz. Vgl. dazu Abschnitt 10.2.

Image liegt aber auch daran, dass ihre Kritiker grundsätzlich zwischen „dem Ökonomischen“ und „dem Sozialen“ keinerlei Schnittmenge erkennen können.

Dies aber ist ein ideologisches Vorurteil, das einer näheren Prüfung kaum standhält. Ist doch die Ökonomie selbst ein soziales Phänomen mit ethischem Anspruch, weil sie die theoretischen Grundlagen und die Instrumente liefert, die es ermöglichen, mit den knappen Gütern dieser Erde menschenwürdig zu leben[103] und im Krankenhaus die Verschwendung knapper Ressourcen zu verhindern.

Außerdem ist zu bedenken, dass sich die Gesellschaft und damit ihre Subsysteme in ständiger Wandlung befinden. Sich diesem Wandel auf Dauer zu widersetzen, wäre ziemlich aussichtslos. Dies umso mehr, als der Wandel konstitutiv zur Evolution der Gesellschaft gehört und sich stets durch einen Übergang von einem ursprünglich stabilen in einen instabilen Zustand manifestiert.[104] Dieser Übergang wird dann eingeleitet, wenn soziale Strukturen und Verhaltensweisen einen so großen Verlust an Flexibilität aufweisen, dass eine Anpassung an veränderte Situationen nicht mehr möglich ist. Die darauf folgenden, mehr oder weniger umfassenden Auflösungserscheinungen der Gesellschaft können sich im schlimmsten Fall in Revolutionen oder (Bürger-)Kriegen realisieren, im besten Fall lösen sie, unter Vermeidung gewaltsamer Auseinandersetzungen, kreative Reaktionen aus, die es ermöglichen, Antworten auf die Herausforderungen des krisenhaften Umbruchs zu geben, die zu einem neuen, allgemein akzeptierten Zustand führen.[105]

Es wäre sicher abwegig, anzunehmen, dass das Krankenhauswesen nicht auch in diesen gegenwärtig allenthalben bis in den Alltag hinein zu beobachtenden Wandel einbezogen ist. Ein Krankenhaus aus den sechziger Jahren des vorigen Jahrhunderts ist kaum mehr mit einem Krankenhaus des Jahres 2000 zu vergleichen. Ökonomisierung muss denn auch als Versuch gewertet werden, Antworten auf die Herausforderungen zu finden, die das Krankenhauswesen in die Krise des Umbruchs geführt haben.

Was aber hat diese Krise verursacht? Gewiss die Entwicklung der Kosten im Gesundheitswesen. Aber das ist nur die vordergründige Ursache. Eine ätiologische Diagnose der Kostenentwicklung würde eine breite Palette an Ursachen zu Tage fördern, von denen mir zwei von besonderer Bedeutung zu sein scheinen. Zum einen ist es die sich seit Jahrzehnten geradezu exponentiell entwickelnde

---

103 Wenn das häufig nicht gelingt, spricht das nicht gegen die Ökonomie als soziale Veranstaltung.

104 Siehe auch Capra, Fritjof: Wendezeit. Aktualisierte Ausgabe. München 1991, S. 21 f.

105 Unter anderen hat Arnold Toynbee auf fluktuierende Wandlungen im Aufstieg und Verfall von Zivilisationen hingewiesen. Zu finden bei: Toynbee, Arnold: Der Gang der Weltgeschichte. Band 1, Zürich 1979 (Originaltitel: A Study of History. New York 1972), S. 545 ff.

High-Tech-Zivilisation, an der die High-Tech-Medizin großen Anteil hat. Zum anderen ist es die weit verbreitete Annahme, Gesundheit sei das unüberbietbar höchste Gut, verbunden mit dem Anspruch der Patienten an den Staat und an die Parafisci, dieses Gut gegen möglichst geringe soziale Abgaben wie ein öffentliches Gut der Verkehrsinfrastruktur bereit zu stellen.

Beide Ursachenbündel haben die Medizin und damit insbesondere das technisch hochgerüstete Krankenhauswesen in einen kostenintensiven Differenzierungsprozess hineingetrieben, dem die Ökonomisierung – durchaus legitim – Herr zu werden versucht. Gleichzeitig sollen aber auch die Ansprüche der Patienten befriedigt werden.[106] Dass damit Geld verdient werden kann, verleiht der Ökonomisierung eine zusätzliche Dynamik.

Der Differenzierungsprozess ist funktioneller, professioneller (und damit personell-fachlicher) sowie institutioneller Art. In funktioneller Hinsicht stößt schon die Expansion des Apparateeinsatzes an finanzielle Grenzen und wirft – ohne Ökonomisierung – ethische Probleme auf, entweder durch übertriebene Anwendung einer Vielzahl technischer Verfahren, bei denen der direkte Kontakt zwischen Arzt und Patient weitgehend verloren geht, oder durch die nicht medizinisch induzierte Auswahl von Patienten nach dem Kriterium der finanziellen Ergiebigkeit ihrer Behandlung. Die funktionale Differenzierung kann zu einer sachlich nicht gerechtfertigten Verselbständigung von Teilbereichen führen, die den Behandlungsvorgang in einer Weise fragmentieren, die nicht nur den Patienten irritiert, sondern auch die Effizienz des Ressourceneinsatzes wegen der Unverhältnismäßigkeit von Aufwand und Nutzen reduziert.

Allein die Ausweitung der apparativen Diagnostik[107] hat zu einer professionellen Spezialisierung und damit „zu einer Arbeitsteilung des medizinischen Versorgungszusammenhangs“[108] geführt, die die Ganzheitlichkeit des medizinischen und pflegerischen Behandlungsgeschehens gefährdet. Dadurch sind erhebliche Schnittstellenprobleme entstanden, wodurch die eigentlich angestrebte Zusammenarbeit der medizinischen Teilbereiche zu interdisziplinären Konflikten mutieren kann. Wenn es außerdem richtig ist, was Feuerstein behauptet, dass nämlich das technisch-diagnostische Leistungsvermögen in keinem Verhältnis mehr

---

106 Wer nur einmal den hotelartig konzipierten Eingangs- und Empfangsbereich großer, vor allem privater, Kliniken aufsucht, spürt deutlich das Bemühen, die Befriedigung von Patienten- bzw. „Kunden“-Ansprüchen auch im Ambiente des Krankenhauses sichtbar zu machen.

107 Z.B. in Form von Elektrokardiographie, Echokardiographie, Computer-Tomographie, Kernspin-Tomographie, Positronenemissions-Tomographie, Katheterisierung des Herzens um nur einige Funktionsbereiche zu nennen. Vgl. dazu Feuerstein, Günter: Systemintegration und Versorgungsqualität. In: Badura, Bernhard; Feuerstein, Günter; Schott, Thomas (Hg.): System Krankenhaus. Weinheim, München 1993, S. 44.

108 Feuerstein, Günter: Systemintegration … A.a.O., S. 43.

zur therapeutischen Relevanz steht und „in vielen Fällen die Grenzen des medizinisch Notwendigen" überschreitet[109], dann verursacht diese Situation nicht nur finanzielle Probleme in einem kaum zu vertretenden Umfang, sondern wirft auch ernste ethische Fragen auf[110].

Der funktionellen Differenzierung und professionellen Spezialisierung folgt die institutionelle Zersplitterung in sorgfältig abgeschottete, quasi autonome Abteilungen, Funktionsbereiche und Spezialkliniken mit ihren jeweils unterschiedlichen Vorstellungen medizinischer Notwendigkeit und ökonomischer Rationalität.[111] Es ist somit unwahrscheinlich, dass der Patient einen ganzheitlichen Behandlungszusammenhang wahrnimmt. Wahrscheinlicher ist vielmehr „die Erfahrung von Fragmentierung, redundanter Diagnostik und Widersprüchen in Therapieansätzen und Empfehlungen"[112].

Diese krisenhafte, nicht immer zum Nutzen der Patienten verlaufende Entwicklung kann der Ökonomisierung nicht angelastet werden. Sie versucht nur durch ihr spezifisches Instrumentarium die Kosten zu senken, die Abläufe im Krankenhaus effizienter zu gestalten und die Integrationsdefizite, die durch die Differenzierung entstanden sind, zu beseitigen. Ob und inwieweit diese Versuche sozialethischen Ansprüchen genügen, ist eine andere Frage. Die tiefere Ursache der Krise des Gesundheitswesen, und damit auch des Krankenhauswesens, scheint jenseits des Tatbestandes der Ökonomisierung, eine Krise der Wahrnehmung zu sein[113]. Die ärztliche Zunft löst sich nur sehr zögerlich und punktuell vom Einfluss eines mechanistischen Weltbildes wie es im 17. Jh. von Galilei, Descartes und Newton entwickelt wurde. Die Basis der medizinischen Wissenschaft bildet heute immer noch ein bio-mechanisches Modell, wonach der menschliche Körper im Grunde als eine Art Maschine betrachtet wird, deren Teile repariert oder bei Total-Versagen sogar ausgetauscht werden können. Der Arzt greift im Falle der Krankheit entweder physisch durch Operation oder chemisch durch Medikamente in den Bio-Mechanismus dieser Maschine ein. Je

109 Feuerstein, Günter: Systemintegration ... A.a.O., S. 48.

110 Das sind neben der Verunsicherung der Patienten die zu Lasten der Aufmerksamkeit für die Patienten gehende zeitliche Inanspruchnahme des Arztes durch bildgebende Verfahren und technische Ensembles und schließlich auch die Verschwendung dringend notwendiger Ressourcen.

111 Vgl. dazu Grossmann, Ralph: Leitungsfunktion und Organisationsentwicklung ... A.a.O., S. 306.

112 Klapp, Burghard; Dahme, Bernd: Die koronare Herzkrankheit – ein ganzheitlicher Prozess und die notwendige ganzheitliche Betrachtung dieser Krankheit. In: Klapp, Burghard; Dahme, Bernd (Hg.): Psychosoziale Kardiologie. Berlin, Heidelberg 1988, S. 6.

113 Capra, Fritjof: Krise und Wandel in Wissenschaft und Gesellschaft. In: Schaeffer, Michael; Bachmann, Anita (Hg.): Neues Bewusstsein – neues Leben. Bausteine für eine menschliche Welt. München 1988, S. 287 f.

höher entwickelt die medizinisch-technischen Geräte sind und je raffinierter die pharmakologische Komposition der Medikamente ist, desto eher ist mit einem Wieder-Funktionieren der Maschine „Mensch“ zu rechnen. Schließlich sei es – so die These von Lévi-Strauss – das „letzte Ziel der Wissenschaft vom Menschen [...] die Kultur in die Natur und das Leben in die Gesamtheit seiner physikochemischen Bedingungen zu reintegrieren“[114].

Dieses vorwiegend kartesianisch geprägte, analytische Denken[115] und das daraus folgende medizinische Handeln kann dem heutigen wissenschaftlichen Weltbild nicht mehr genügen[116]. Von der Physik bis in die Bereiche der Sozialwissenschaften setzt sich mehr oder weniger schnell die Erkenntnis durch, dass alle physikalischen, organischen, sozialen und mentalen Systeme ein integriertes Ganze bilden, dessen Strukturen wie ein Gewebe durch vielfältige Wechselwirkungen in sehr komplexer Art miteinander in Beziehung stehen. Dabei sind die Eigenschaften des Ganzen stets von den Eigenschaften der bloßen Summe seiner Struktur- und Systemelemente verschieden. Das bedeutet auch, dass Systeme nicht starre, sondern „flexible und zugleich stabile Manifestationen von darunter liegenden Prozessen sind. Systemdenken ist immer Prozessdenken“[117]. Das gilt nicht nur für das soziale System Krankenhaus, sondern auch für das System des menschlichen Organismus und darüber hinaus für die Leiblichkeit des Menschen „als Daseinsform einer Person“[118].

Ist es also nicht die Medizin selbst, die mit ihrem deterministischen Naturverständnis und der daraus folgenden Faszination einer technisch-medizinischen Machbarkeit und den wiederum daraus sich ergebenden hochgradigen Differenzierungen das bewirkt, was der Ökonomisierung gemeinhin angelastet wird, nämlich den Patienten als Subjekt und damit als Person aus dem Blick zu verlieren? Offensichtlich wird doch das prozesshafte und hochinterdependente Be-

---

114 Lévi-Strauss, Claude: Das wilde Denken. (Aus dem Französischen übersetzt von H. Naumann). Frankfurt am Main 1981, S. 284.

115 Im Gegensatz zum Denken in Systemen.

116 Für Descartes ist der menschliche Körper eine „Gliedermaschine“. Dass dieser Körper sich nährt, dass er geht, fühlt und denkt, bewirkt seine Seele, die mit dem Körper über ein bestimmtes Organ verbunden ist. Siehe Descartes, René: Meditationes de Prima Philosophia. (Übersetzt und herausgegeben von Schmidt, Gerhart). Stuttgart 2008, S. 80.

117 Capra, Fritjof: Neues Bewusstsein – neues Leben. Bausteine für eine menschliche Welt. München 1988, S. 293.

118 Haeffner, Gerd: Leib. LThK. 9. Band … A.a.O., Sp.764.

handlungsgeschehen[119] durch Integrationsdefizite zum Nachteil der Patienten erheblich beeinträchtigt[120].

Wenn auch die Ökonomisierung in erster Linie finanzielle Ziele verfolgen mag, so bringt sie doch in deren Gefolge prozess- und integrationsfördernde Maßnahmen mit sich. Dennoch treffen hier zwei verschiedene organisatorische Welten aufeinander: einerseits die Welt des professionellen, privatwirtschaftlichen Managements, das durch die Konkretionen der Ökonomisierung prozessuale Strukturen schafft und zu diesem Zweck und zum Zweck der Kostenersparnis integrative Maßnahmen ergreift und andererseits die Welt eines ärztlich dominierten Expertenbetriebs[121], dessen Führungspersonal von seiner Profession her überfordert ist, Integrationsarbeit in diesem Umfang zu leisten. Expertenbetriebe haben in der Regel ein deutlich niedrigeres Niveau an Organisationskompetenz als ein betriebswirtschaftlich ausgebildetes Management[122]. Das ist Teil eines Dilemmas, das in der Vergangenheit und bis heute immer wieder zu ökonomischer Fehlsteuerung von Krankenhäusern geführt hat.

Als Fazit einer vorläufigen Bewertung erschließt sich die Erkenntnis, dass Ökonomisierung im Krankenhaus durchaus positiv zu bewertende sozialethische Strukturen schaffen kann. Allerdings unter mehreren Voraussetzungen:

- Die Krankenhausärzte müssen in der Deutung und Ausübung ihrer ärztlichen Kunst umdenken. Das ist ein langwieriger Prozess, der bereits in der Ausbildung begonnen werden muss. Die Krankheit darf nicht mehr nur als ein biomechanisches Problem und die Therapie nicht mehr nur als eine biomechanische Intervention angesehen werden. Die Distanz zwischen Arzt und Patient muss zu Lasten zwischengeschalteter Apparate verringert werden. Medizinische Geräte und deren Daten sind nicht-kommunikativer Art und

---

119 Badura, Bernhard: Krankheitsbewältigung als psychosozialer Prozess. In: Badura, Bernhard u.a. (Hg.): Leben mit dem Herzinfarkt. Eine sozialepidemiologische Studie. Berlin, Heidelberg 1987, S. 7.

120 Feuerstein weist darauf hin, dass es wissenschaftlich gut belegt sei, das eine längerfristig erfolgversprechende Behandlung [...] nur in einem Verfahren denkbar sei, in dem medizinische, psychologische und soziale Dimensionen eng miteinander verknüpft und aufeinander bezogen sind. Siehe Feuerstein, Günter: Systemintegration ... A.a.O., S. 43.

121 Ein Expertenbetrieb zeichnet sich durch fachspezifisch orientierte Führungskräfte aus, deren maßgebliches Erfolgskriterium vorwiegend in der persönlichen fachlichen Weiterentwicklung, weniger in ausgesprochener Führungs- und Organisationskompetenz besteht. Der Begriff taucht bei Großmann auf, wird aber dort nicht ausdrücklich definiert. Großmann, Ralph: Leitungsfunktion ... A.a.O., S. 304.

122 Grossmann, Ralph: Leitungsfunktion ... A.a.O., S. 305.

können die oftmals hilfreiche Kommunikation zwischen Arzt und Patient massiv einschränken[123].

- Die Krankenhausärzte müssen den immer weiter um sich greifenden, vom medizinisch-technischen Fortschritt beschleunigten Differenzierungs- und Fragmentierungsprozess verlangsamen. Die Erfolge der modernen Apparate-Medizin halten erstaunlicherweise nicht mit den durch sie hervorgerufenen Kostensteigerungen Schritt[124].
- Die Krankenhausärzte müssen willens und in der Lage sein, die Fragmente des verbleibenden Differenzierungsprozesses mit Hilfe eines professionellen Managements und einer auf die besonderen humanitären Ziele eines Krankenhauses akzentuierten Ökonomisierung im Rahmen einer interprofessionellen Zusammenarbeit in ein effizientes und integriertes System zu überführen.
- Der Gesetz- und Verordnungsgeber muss die Möglichkeit für eine anthropozentrische Medizin schaffen, die es dem Krankenhaus erlaubt, auch gesprächsmedizinisch erforderliche Zeit in angemessenem Umfang mit den Krankenkassen abzurechnen.

Um aufzuzeigen, von welcher Bedeutung systemisches Denken und Handeln für die Akteure des Krankenhauswesens ist, wie konstitutiv die Ökonomie zum Erhalt eines Krankenhausbetriebes gehört und wie tiefgreifend sich deshalb Veränderungsprozesse im Krankenhaussektor auswirken müssen, sei im Folgenden auf die besondere systemische und ökonomische Verfasstheit des Erfahrungsobjektes „Krankenhausbetrieb“ eingegangen.

4. Das Erfahrungsobjekt Krankenhaus in seiner systemischen und ökonomischen Verfasstheit

Im Gegensatz zum Erkenntnisobjekt[125] bezeichnet das Erfahrungsobjekt den Gegenstand einer allgemeinen Wahrnehmung im Sinne der aristotelischen ἐμπειρία. Das Krankenhaus wird als eine Einrichtung wahrgenommen und definiert, in der primär durch ärztliche und pflegerische Hilfeleistungen Krankheiten, Leiden oder Körperschäden festgestellt, geheilt oder gelindert werden sollen

123 Halfar, Bernd: Technische Ensembles in der Medizin. Wirkungen und Nebenwirkungen. In: Badura, Bernhard; Feuerstein, Günter; Schott, Thomas (Hg.): System Krankenhaus. A.a.O., S. 202 f.

124 Capra, Fritjof: Krise und Wandel … A.a.O., S. 288.

125 Siehe Abschnitt 2.

oder Geburtshilfe geleistet wird und in dem die zu versorgenden Personen untergebracht und verpflegt werden können.[126]

Wenn in dieser Arbeit vom Krankenhaus gesprochen wird, so ist damit das Aktionsfeld „stationäre Gesundheitsversorgung" innerhalb des Gesundheitswesens gemeint. In morphologischer, rechtlicher und rechtsträgerschaftlicher Hinsicht sind in Deutschland eine große Zahl von Krankenhaustypen entstanden, mit denen sich in isolierender Abstraktion unterschiedliche Wissenschaftszweige mit je unterschiedlichen und spezifischen Forschungsinteressen befassen.

Im Folgenden wird die systemische Vernetzung und ökonomische Verfasstheit des Krankenhauses „an sich" betrachtet, ohne auf dessen Ausdifferenzierungen im Einzelnen einzugehen.

4.1 Das Krankenhaus als Subsystem

4.1.1 Das System als strukturiertes Ensemble von Subsystemen

Der Systembegriff[127] hat eine breit gefächerte, bis ins 20. Jh. hinein eher sporadische denn kontinuierliche Bedeutungsgeschichte. Erstmals taucht er im vorsokratischen Corpus Hippocraticum[128] als Bezeichnung für Ablagerungen im Organismus auf und wird dann mehr oder weniger gelegentlich u.a. von Demokrit für die Zusammensetzung der Elemente aus Atomen[129], von Platon für die Tonskala und deren Intervalle, aber auch für einen Staatenbund[130] und schließlich von Aristoteles verwendet, der die Polis als ein zusammengesetztes Gebilde beschreibt, bei dem der beherrschende Teil als Ganzes identifiziert wird[131], aber auch, um die spezielle Beziehung von Teil und Ganzem in der Poetik zu kennzeichnen[132]. Die Stoa bezeichnet die Polis als ein durch Gesetze geordnetes Gan-

126 § 2 Abs. 1 Krankenhausfinanzierungsgesetz (KHG) i.d.F. 23. Juni 1997. Siehe auch Haubrock, Manfred: Struktur des Gesundheitswesens. In: Haubrock, Manfred; Schär, Walter (Hg.): Betriebswirtschaft und Management im Krankenhaus. 4. Aufl., Bern 2007, S. 47.

127 τὸ σύστεμα = Zusammenstand, Zusammenstellung, Vereinigung.

128 Fichtner, Gerhard: Verzeichnis der hippokratischen und pseudohippokratischen Schriften, Epidemiae 7,73 (Zusammenstellung), Tübingen 1988.

129 Frgm. 55a nach Schrader, Wolfgang: System. In: LThK. Band 9 … A.a.O., Sp. 1217.

130 Platon: Die Gesetze. In: Wolf, Ursula (Hg.): Sämtliche Werke. Band 4. 23. Aufl., Reinbek 2009, S. 232. Nomoi 686 b.

131 Aristoteles, Nikomachische Ethik … A.a.O., S. 299. NE IX 8 1168 b 30–35.

132 Aristoteles: Poetik. περὶ ποιητικῆς. Übersetzt und herausgegeben von Manfred Fuhrmann. Stuttgart 1994, S. 57 ff. 1456 a–b.

ze und gebraucht in diesem Zusammenhang ebenfalls den Systembegriff[133]. Bei Leukippos und später bei Chrysippos erhält der Begriff eine kosmologische Bedeutung[134].

Im Latein der Spätantike und des Mittelalters tritt der Begriff des Systems völlig in den Hintergrund. Er taucht erst wieder in der Reformation als Beschreibung für eine Gesamtdarstellung der Theologie, nämlich als so genannte systematische Theologie auf.[135] Dabei wird der Begriff nochmals in Richtung auf die Vorstellung von einer geordneten Darstellung eines Erfahrungs- oder Erkenntnisobjektes erweitert. Leibniz nennt seine Theorie der Monaden (Monadologie[136]) „mon nouveau système" und bezeichnet die Theorien des Descartes, des Spinoza und des Malebranche gleichfalls als „Systeme".[137]

War nach anderen erkenntnistheoretischen Vorstellungen das System in den Dingen selbst vorgegeben und vorhanden, so ist es für Kant, und mit ihm weitgehend für den deutschen Idealismus, allein die Vernunft, die den Dingen ihr Gefüge verleiht. Das System ist somit die „Einheit der mannigfachen Erkenntnisse unter einer Idee"[138]. Inwieweit dies für naturwissenschaftliche Gegenstände zutrifft, kann hier nicht erörtert werden. Für soziale Organisationen ist die Kant'sche Vorstellung sicher nicht abwegig. Denn in einem ersten Erkenntnisschritt ist ein Krankenhaus eine amorphe Ansammlung von Gegenständen, Personen und deren Fähigkeiten. Erst die Kraft der Vernunft vermag daraus eine Idee zu entwickeln und diese in einer strukturierten Ordnung zu realisieren. Das erkenntnisstiftende Bewusstsein ist also nach Kant keine tabula rasa, die nur Sinneseindrücke aufzeichnet. Es ist vielmehr eine kreative Instanz, die die Sinneseindrücke nach Kategorien ordnet, die der Vernunft inhärent sind. Sie gestaltet auch das Subsystem Krankenhaus.

Gegen das idealistische Systemdenken erhob sich im 19. Jahrhundert heftiger Widerstand, der vor allem in den Vorstellungen von Individualität, Historizität oder Entwicklung zum Ausdruck kam. In den 40er Jahren des vorigen Jahrhunderts fand das systemtheoretische Denken dann aber in fast alle Wissensbereiche Eingang.

---

133 Stein, v.d., Alois: Der Systembegriff und seine geschichtliche Entwicklung. In: Diemer, Alwin (Hg.): System und Klassifikation in Wissenschaft und Dokumentation. Meisenheim an der Glan 1968, S. 1–13 (Hinweis auf stoicorum veterum fragmenta III, 327).

134 Nach Schrader, Wolfgang: System. Philosophisch. In: LThK. Band 9 … A.a.O., Sp. 1217.

135 Der Begriff „Systematische Theologie" in der Dreiteilung „Fundamentaltheologie, Dogmatik und Moraltheologie" wurde mittlerweile auch von der katholischen Theologie übernommen.

136 Leibniz, Gottfried Wilhelm: Ein Entwurf der Monadologie. In: Heer, Friedrich: Leibnitz. Eine Auswahl. Berlin, Frankfurt am Main 1959. S. 183.

137 Schrader, Wolfgang: System. Philosophisch. LThK … A.a.O., Sp. 1218.

138 Kant, Immanuel: Kritik der reinen Vernunft. (Abdruck der 2. Aufl. 1787). Berlin 1968, S. 538.

Wie auch immer sich der systemtheoretische Gedanke und seine Bedeutung entwickelten, stets geht es dabei um eine Beziehung von Elementen untereinander sowie von Teilen zu einem Ganzen.

Dies kommt auch in der modernen soziologischen Fassung, wie sie in dieser Arbeit verstanden wird, zum Ausdruck. Denn hier meint das System einen strukturierten und komplexen Zusammenhang von gleichartigen oder divergierenden Elementen[139], die miteinander in Beziehung stehen, und Funktionen[140], die sich wechselseitig in Gang halten, nach außen hin aber begrenzt sind. Die Grenze gehört deshalb grundsätzlich und konstitutiv zum Charakter und zum Wesen eines Systems.[141] Strukturiert ist ein System deshalb, weil seine Elemente in nicht zufälliger Weise miteinander verbunden sind. Zu den Elementen zählen u.a. Menschen, Sachmittel, Geldmittel und Informationen. Bei einem Krankenhaus kann man davon ausgehen, dass die Elemente in qualitativ höchst differenzierter Weise vorliegen und in funktionalen und interdependenten Zusammenhängen zueinander stehen.

Subsysteme zeichnen sich dadurch aus, dass zumindest ein Teil jener Elemente und Funktionen in ihrer Wirkung die Grenzen der Subsysteme überschreitet, und zwar ohne ihre Bedeutung für die eigene Struktur einzubüßen. Subsysteme verfügen deshalb sowohl über Elemente und Funktionen, die im Subsystem selbst verbleiben und dort selbsterhaltend und selbstregulierend agieren, als auch über solche, die vom größeren Subsystem oder vom System, in welches das Subsystem integriert ist, gesteuert oder doch zumindest beeinflusst werden.[142] Über den Zwang der gesetzgeberischen Kompetenz von Bund und Ländern hinaus diffundieren auch vorgegebene Werte der Europäischen Kommission, wie z.B. die Forderung nach höchstmöglicher Qualität in der ärztlichen Versorgung oder nach Zugang zu ambulanter und stationärer Versorgung für Alle ohne Unterschied oder auch nach langfristiger Finanzierung in die nachgeordneten Subsysteme. Bei all dem darf nicht vergessen werden, dass ein System nur eine „Modellvorstellung im Kopf eines beobachtenden und deutenden Wissenschaft-

139 Ein Element wird hier als Teil einer Gesamtheit verstanden, das aus Gründen der Zweckmäßigkeit nicht weiter unterteilt zu werden braucht. Vom Untersuchungsziel her wird entschieden, welche Eigenschaft ein Element hat. Fleßa, Steffen: Grundzüge der Krankenhausbetriebslehre. München, Wien 2007, S. 5 f.

140 Eine Funktion im hier gemeinten Sinne ist ein zu steuernder Transformationsprozess, der die Aufgabe hat, ein Gut in ein anderes oder einen Zustand in einen anderen, z.B. den Zustand des Krankseins in den Zustand des Gesundseins, zu wandeln. Zu den Definitionen „Element“ und „Funktion“ vgl.: Fleßa, Steffen: Grundzüge ... A.a.O., S. 5 f.

141 Vgl. Bahrdt, Hans Paul: Schlüsselbegriffe der Soziologie. 9. Auflage, München 2003, S. 113.

142 Dazu Bahrdt, Hans Paul: Schlüsselbegriffe ... A.a.O., S. 122.

lers“[143] ist und keineswegs eine Abbildung „des Wirklichen, sondern Hinsichten, unter denen es geordnet und verstanden werden kann“.[144]

4.1.2 Die Konsequenzen der Systemeigenschaft des Krankenhauswesens

Das Krankenhaus gehört zur Realität einer Gesellschaft, die rational gestaltet ist und gestaltet werden muss. Dies gilt sowohl in medizinischer, organisatorischer und führungstechnischer als auch in ökonomischer Hinsicht. Das Krankenhaus ist keine Sondereinrichtung mit Strukturen und Abläufen einer eigenen formalen Gesetzmäßigkeit jenseits gesellschaftspolitischer und wirtschaftlicher Überlegungen, die mit der restlichen Welt wenig zu tun hat. Es ist Teil dieser Welt und als solcher zunächst einmal ein Subsystem des Krankenhaussektors und, allgemeiner noch, des Gesundheitssektors, der seinerseits wieder ein Subsystem der Gesellschaft ist.

Das System als ein Ensemble von Subsystemen beeinflusst aber nicht nur seine integrierten Subsysteme direkt oder indirekt. Das System selbst wird durch seine Subsysteme gleichfalls beeinflusst. Der Krankenhaussektor und das Krankenhaus verfügen somit über grenzüberschreitende Elemente und Funktionen, die dem (geschlossenen) System sui generis fremd sind. Zum Teil geschieht diese Einflussnahme emergent, das heißt in einer Weise, die von vorne herein nicht erklärbar ist.[145] Die Nichterklärbarkeit wird in diesem Falle nicht als vorläufig, sondern als prinzipiell angenommen.[146]

Praktisch gesehen bedeutet eine solche Interdependenz von Elementen und Funktionen, dass ein Krankenhaus den unterschiedlichsten Einflüssen ausgesetzt ist. Einmal von Einflüssen der verschiedenen Gruppierungen der Gesellschaft

---

143 Bahrdt, Hans Paul: Schlüsselbegriffe ... A.a.O., S. 121.

144 Droesser, Gerhard: Ethische Hermeneutik – Dialogische Praxis. In: Heimbach-Steins, Marianne (Hg.): Christliche Sozialethik. Band 1. Grundlagen. Regensburg 2004, S. 65.

145 Das Problem der Emergenz tritt in allen hierarchisch strukturierten Systemen auf. Diese haben auf der Makroebene – also im System – Eigenschaften, die auf der Meso- und Mikroebene – also in den Subsystemen – nicht vorhanden sind und sich auch nicht durch bloße Addition erklären lassen. Das Ganze ist auch hier mehr als die Summe seiner Teile. Vgl. auch Hügli, Anton; Lübcke, Poul (Hg.): Philosophielexikon. 6.Aufl. Reinbek 2005. Stichwort „Emergenz“, S. 166.

146 Sehr anschaulich bringt den Tatbestand der Nichtreduzierbarkeit von Eigenschaften, die in einer Ganzheit beobachtet werden, auf Eigenschaften ihrer einzelnen Teile Philip W. Anderson zum Ausdruck: „One cell isn't a tiger, nor is one atom of gold yellow or shiny.“ Anderson, Philip W.: The Greatest Inventions of The Past 200 Years. In: Brockman, John (Hg.): What is The Most Important Invention of The Past Two Thousand Years? Boston 2000, S. 166 f.

selbst im Umsystem[147] des Gesundheitswesens, zum anderen von Einflüssen jenes Teils der Gesellschaft, der sich in spezifischer Weise mit Fragen des Gesundheitswesens auseinandersetzt, das sind vor allem die Akteure auf den Gebieten der Gesundheitssicherung (gesetzliche und private Krankenversicherungen, Staat), der Gesundheitsversorgung (Krankenhäuser und andere Gesundheitsbetriebe wie Arztpraxen, Apotheken, Reha-Einrichtungen, Pflegedienste u.a.) und der Gesundheitspolitik (Gesetz- und Verordnungsgeber).[148]

Diese sozialstrukturellen Bereiche in Form von Akteuren und Institutionen sind eng miteinander verbunden und stellen ein systemisch vernetztes Modell eines Kreislaufs dar[149], das seinerseits wieder in das Umsystem eines Wirtschaftskreislaufs eingebettet ist, welches die Großaggregate „Unternehmen", „Banken und Versicherungen", „private Haushalte", öffentliche Haushalte", die „Europäische Union" und das „nicht-europäische Ausland" umfasst. Der unmittelbare Einfluss des Umsystems auf das System Gesundheitswesen und auf die Subsysteme Krankenhaussektor sowie Krankenhaus wird konkretisiert durch Ströme von Geld und Gütern (Waren und Dienstleistungen), Personen und Informationen, die in das System mit seinen Subsystemen diffundieren und die ihrerseits wiederum einen direkten Einfluss auf das Umsystem ausüben.[150]

Das Krankenhaus und der Krankenhaussektor sind also nicht nur sozialtechnische Subsysteme, weil die Interdependenz ihrer Elemente in den individuellen, sozialen und technischen Beziehungen zum Ausdruck kommt, sondern sie sind darüber hinaus auch dynamisch-offene und adaptive Subsysteme[151]. Einer-

---

147 Zum Begriff des „Umsystems" vgl. Fleßa, Steffen: Grundzüge ... A.a.O., S. 5 ff. Danach ist das Umsystem ein Bereich von Sachverhalten, der zwar nicht selbst zum System gehört, aber einen unmittelbaren Einfluss auf das System ausübt.

148 Zu dieser Dreiteilung vgl. vor allem: Bohrmann, Thomas: Gesundheitssicherung und Solidarität ... A.a.O. S. 238 ff. Die Nennungen in den Klammern sind nur Beispiele.

149 Bohrmann, Thomas: Gesundheitssicherung und Solidarität ... A.a.O., S. 239.

150 Zur Theorie des Wirtschaftskreislaufs gibt es eine reichhaltige Literatur. Beispielhaft sei angegeben Stobbe, Alfred: Volkswirtschaftliches Rechnungswesen. 8. Aufl., Berlin 1994. Der Wirtschaftskreislauf wird in den Wirtschaftswissenschaften allerdings grundsätzlich nur als monetärer Kreislauf gesehen. Der Krankenhaussektor nimmt insofern eine Sonderstellung unter den anderen Großaggregaten ein, als dem häufig existenziellen Charakter des „produzierten Gutes Gesundheit" andere Prinzipien der (Verteilungs-)Gerechtigkeit zugrunde gelegt werden müssen, als den Gütern, die als grundsätzlich verzichtbar angenommen werden können. Vgl. auch: Henke, Klaus-Dirk; Hesse, Michael: Gesundheitswesen. Henke, Klaus-Dirk; Hesse, Michael: Gesundheitswesen. In: Korff, Wilhelm u.a. (Hg.): Handbuch der Wirtschaftsethik. Band 4. Ausgewählte Handlungsfelder. Gütersloh 1999, S. 249.

151 Schär, Walter; Reschke, Jörg: Das Krankenhaus als Betrieb. In: Haubbrock, Manfred; Schär, Walter (Hg.): Betriebswirtschaft und Management im Krankenhaus. 4. Aufl., Bern 2007, S. 156.

Abb. 3: Die Subsysteme Krankenhaus und Krankenhaussektor im System Gesundheitswesen und im Umsystem (Ausschnitt)

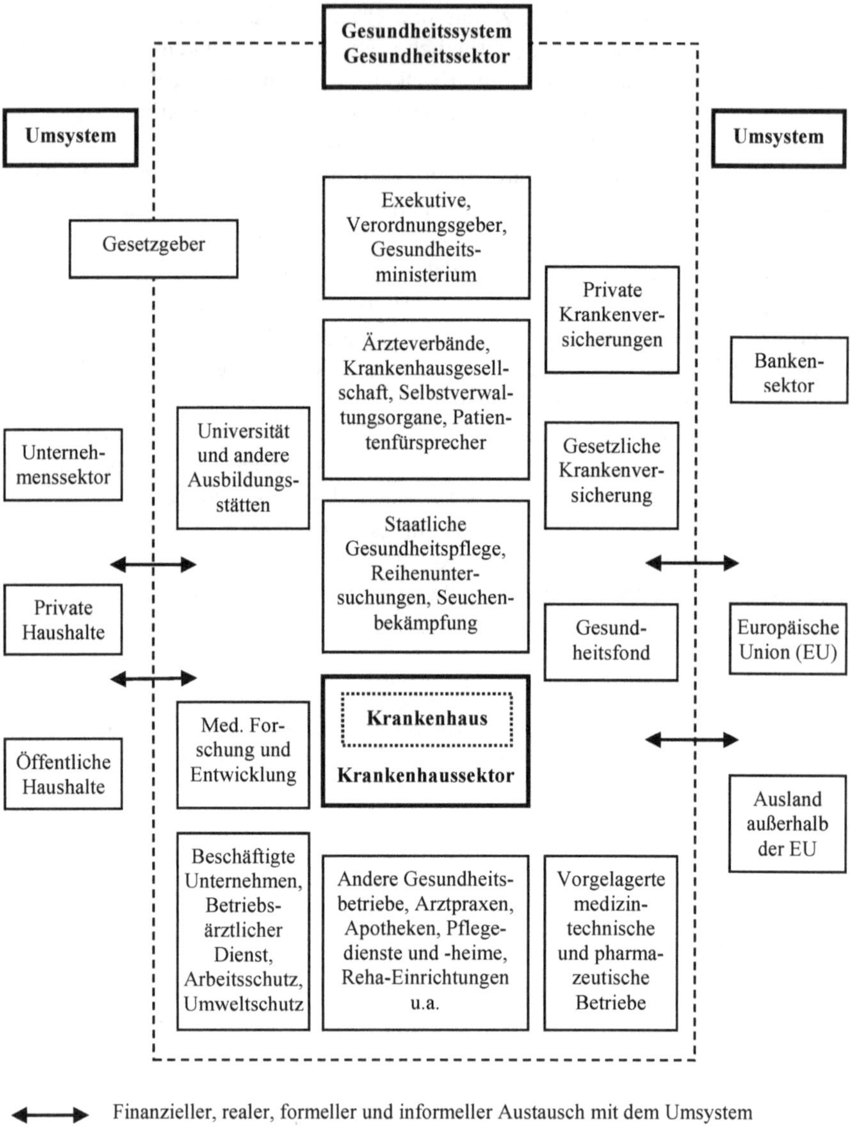

Quelle: Eigene Zusammenstellung.

seits nämlich befinden sich ihre Elemente selbst in einem dynamischen Prozess des Austausches und der Transformation von Leistungen, Waren und Informationen mit sich selbst, mit dem übergeordneten System und mit dem Umsystem. Andererseits bedürfen die sich daraus ergebenden Veränderungen einer permanenten wechselseitigen Anpassung. Dieser Prozess darf aber nur in einem eingeschränkten Umfang und innerhalb bestimmter Regeln sich selbst überlassen werden. Er bedarf einer Orientierung auf vorgegebene oder eigene krankenhausspezifische Ziele und Werte. Insofern sind das Krankenhaus und der Krankenhaussektor auch zielgerichtete Subsysteme.

Die Großaggregate, die zum Umsystem gehören, sowie ihre wechselseitigen Verbindungen, sind selbst keine Teile des Systems „Gesundheitswesen“ oder des Subsystems „Krankenhaussektor“. Aber sie üben ihren Einfluss auf das Krankenhaus aus, weil sie zu einem Regelkreis gehören, in dem das Krankenhauswesen einbezogen ist. Das Umsystem liefert die Inputs in Form von Arbeitskräften (Ärzte, Pflegekräfte, hauswirtschaftliches Personal, Verwaltungskräfte, administrative Leitungskräfte), medizinischen und pflegerischen Geräten, Hilfsmitteln, Medikamenten und Informationen sowie einer Vielzahl von Dienstleistungen. Das System und dessen Subsysteme wiederum erbringen Leistungen für die Sektoren des Umsystems.

Die Vernetzung der Subsysteme untereinander und mit dem überlagerten System ist die Folge eines langen Differenzierungs- Integrations- und Wachstumsprozesses, dessen Ergebnis Niklas Luhmann als polykontextural und azentrisch bezeichnet[152], was genau das oben beschriebene Ensemble von Subsystemen meint. Diese stehen in einem mehrdimensionalen Zusammenhang untereinander, sind in einem bestimmten Ausmaß selbständig und besitzen eigene Zentren der Willensbildung. Die soziale Wirklichkeit eines Krankenhauses erweist sich somit als ein „Komplex verschiedener Sinnzusammenhänge“, die gegenüber dem Einzelnen „ objektive Geltungsansprüche erheben und sie in vorgezeichnete Bahnen zu lenken versuchen“[153].

In Erfüllung seines Zweckes gibt das Krankenhaus seine Produkte an das Umsystem ab. Das Krankenhaus muss es dann allerdings hinnehmen, ob und inwieweit seine Produkte dem Bedarf am Markt entsprechen oder nicht. Das aber ist ein Problem sui generis, das in der Art und Beschaffenheit sowie dem Wert dieser Produkte, somit der Dienstleistung am kranken Menschen, enthalten ist.

Die Darstellung des Krankenhauses als Subsystem verbietet also eine isolierte Betrachtung und macht deutlich, dass die sozialethische Bewertung der Ökono-

152 Luhmann, Niklas: Die Gesellschaft der Gesellschaft. 2. Teilband. Frankfurt a. M., 1997, S. 595 ff.

153 Droesser, Gerhard: Ethische Hermeneutik – Dialogische Praxis ... A.a.O., S. 67.

misierung nur auf der Folie einer Gesamtbetrachtung des Krankenhaussektors und anderer Subsysteme und nicht auf einzelbetrieblicher Grundlage erfolgen kann. Dabei spielen externe Effekte[154] ebenso eine Rolle wie die Ergebnisse gesamtgesellschaftlicher Kosten-Nutzen-Analysen[155] in Bezug auf den Krankenhaussektor und die Beobachtung der in der Gesellschaft durch die Existenz des Subsystems Krankenhaus auftauchenden Emergenzen. Externe Effekte ebenso wie das Phänomen der Emergenz sind bei den bisherigen Kosten- und Strukturanpassungsgesetzen regelmäßig nicht zur Kenntnis genommen worden.

Als Beispiel für die Nichtbeachtung von externen Effekten mag die Einführung der Fallpauschalen in Form der DRGs dienen, die eine Verkürzung der Verweildauer im Krankenhaus zu Folge haben können. Dadurch benötigen vor allem Alleinstehende und ältere Patienten eine kostenverursachende Hilfe beim Übergang von einem „austherapierten“ Zustand in einen Pflegezustand, den sie alleine nicht meistern können. Pflegedienste haben daher ein so genanntes Überleitungs-Management eingerichtet, das diesen Übergang in die eigene Wohnung oder (vorübergehend) in ein Pflegeheim erleichtern soll. Die anfallenden Überleitungskosten werden dabei weder vom verursachenden Gesetzgeber, noch von den Versicherungen noch von den Krankenhäusern übernommen.

Ähnliche Nichtbeachtung erfährt die Emergenz bei der fragmentierenden High-Tech-Medizin, deren Behandlungsergebnis keineswegs der Fragment-Addition entspricht, was im Rahmen eines Das-Ganze-ist-die-Summe-seiner-Teile-Denkens naiverweise zu erwarten wäre.

Eine wesentliche Rolle spielt aber auch die Frage, wie der Klinikarzt wie die Krankenschwester, der Pfleger in Bezug auf das vorgeordnete Subsystem herangebildet werden. Nehmen die betreffenden Personen als Individuen die anthropologische Möglichkeit der reflexiven Zentrierung[156] des Ich in Anspruch und wird sie zudem von der sozialen Realität des Krankenhauses gefördert oder wird das Ich in Aufgabe seiner relativen Freiheit von den festgelegten Strukturen des Krankenhauses entfremdet und aufgesogen. An der Beantwortung dieser Frage

154 Externe Effekte sind Wirkungen, die Dritte positiv (external oder social benefits) oder negativ (external oder social costs) beeinflussen, ohne dass dies vom Verursacher der Wirkungen beabsichtigt ist. Dabei gehen weder der externe Nutzen noch die externen Kosten in die Rechnungslegung des Verursachers ein.

155 Kosten-Nutzen-Analysen beruhen auf der Theorie der „welfare economics“. Sie sind Untersuchungen alternativer Maßnahmen, die die zukünftigen, auf die Gegenwart abdiskontierten Kosten und Nutzen einer Maßnahme mit alternativen Maßnahmen vergleicht. Ausgewählt wird die alternative Maßnahme mit der größten Differenz zwischen Nutzen und Kosten zu Gunsten des Nutzens.

156 Gemeint ist die Fähigkeit des Menschen, sich von sich selbst zu distanzieren und aus dieser Distanz heraus über sich selbst nachzudenken. Vgl. dazu Thies, Christian: Einführung in die philosophische Anthropologie. Darmstadt 2004, S. 44.

entscheidet sich die Vitalität und Kreativität und damit auch das moralische Potenzial jeder Organisation. Davon hängt zum Teil auch die positive oder negative Wirkung der Ökonomisierung in den Krankenhäusern ab.

Wie problematisch auch auf der Makroebene eine isolierte Betrachtung des Krankenhauses oder seines Sektors unter Missachtung einer systemischen Vernetzung ist, wird durch die Übertragung wirtschaftstheoretischer Teilerkenntnisse in das Gesundheitswesen deutlich. So wird beispielsweise der Wettbewerb, abgesehen von dessen äußerst differenzierter Ausprägung, ohne Beachtung seines Einflusses auf andere krankenhausorientierte Subsysteme[157] aus dem Bereich der Konsum- und Investitionsgüterindustrie auf das Gesundheitswesen und damit auch auf den Krankenhaussektor übertragen.

Die sich aus der Einführung des Wettbewerbs ergebenden externen Effekte können aber von erheblicher Bedeutung sein und die angestrebten Ziele gegebenenfalls konterkarieren.[158] Besonders irritierend wirkt es, wenn die Gesundheitspolitik den eingeführten marktwirtschaftlichen Instrumentarien bei unerwünschten externen Effekten zentralverwaltungswirtschaftlich gegensteuert[159]. Damit bereits erscheint die Anfrage durchaus berechtigt, ob in dem geschilderten Beispiel die „praktische Vernunft“ im Sinne Kants[160] pragmatisch zur Geltung kommt. Wäre dies tatsächlich der Fall, so müssten (ökonomische) Gesetzmäßigkeiten, die sich aus der Erfahrung ergeben, vernunftgemäß und durch eine wider-

157 Z.B. auf das Subsystem „Patienten“. Diese sind keineswegs nur eine „Ansammlung“ von Individuen, die untereinander in keiner Beziehung stehen. Vielmehr erfüllen sie in ihrer Gesamtheit alle Voraussetzungen eines Subsystems mit seiner spezifischen Struktur und Komplexität. Das macht auch die Institution der mittlerweile in deutschen Krankenhäusern tätigen (ehrenamtlichen) „Patientenfürsprecher“ deutlich, die nicht nur Anliegen einzelner Patienten, sondern auch Anliegen der Gesamtheit der Patienten gegenüber dem Krankenhaus vertreten. Ganz abgesehen davon existiert im Vergleich zur „Konsumentensouveränität“ keine „Patientensouveränität“. Die verhindert bereits das asymmetrische Arzt-Patienten-Verhältnis unter der Perspektive einer ungleichen Informations- und Machtverteilung.

158 Z.B. die durch den Wettbewerb herbeigeführte Trennung in rentierliche und unrentierliche Behandlung von Patienten und deren ertrags- und kostenorientierte Auswahl. Vgl. dazu die Abschnitte 10.1 und 10.2.

159 Beispiele hierfür sind die Budgetdeckelung, die Einführung eines Gesundheitsfonds oder die immer wieder diskutierte Zusammenführung regional selbständiger Krankenversicherungen zu einer bundeseinheitlichen Zentralversicherung.

160 „Da zur Ableitung der Handlungen von Gesetzen (gemeint sind Gesetzmäßigkeiten, JR) Vernunft erfordert wird, so ist der Wille nichts anderes als praktische Vernunft. Wenn die Vernunft den Willen unausbleiblich bestimmt, so sind die Handlungen eines solchen Wesens, die als objektiv notwendig erkannt werden, auch subjektiv notwendig, d.i. der Wille ist ein Vermögen, nur dasjenige zu wählen, was die Vernunft unabhängig von der Neigung als praktisch notwendig, d.i. als gut erkennt.“ Kant, Immanuel: Grundlegung ... A.a.O., S. 56. Vgl. dazu die Abschnitte 6.2 und 6.3.

spruchsfreie Mittelwahl, die zweckrational ist, angewandt werden. Erst dann wäre das Krankenhaus „eine Leistung der praktischen Vernunft“[161]. Eine solche Leistung aber wäre die Grundvoraussetzung für weitergehende ethische Bewertungen. Denn die Achse jedes moralischen Anspruchs bilden stets Rationalität und Logik.

Praktische Vernunft in diesem Sinne verständigt sich reflexiv über den Wert und die Bedeutung sachrationalen Handelns. In ihrer pragmatischen Anwendung fragt sie als instrumentelle Vernunft danach, welche Mittel für das Erreichen vorgegebener Ziele konkret eingesetzt werden müssen. Ob dies der Wettbewerb und in welcher Form er das sein kann, bedarf einer viel intensiveren und extensiveren Prüfung als dies offensichtlich in der Gesetzgebung bisher vorgesehen ist.

Träger der Gesundheitspolitik, die sich dieser formalen Rationalität begeben, die also funktionale Handlungs- und Wirkungszusammenhänge missachten, sich also der „intellektuellen Tugend“ der τέχνη des Herstellungswissens[162], begeben, entziehen deshalb auch dem spezifisch Moralischen von vorne herein seine Basis. An eine in sich widerspruchsfreie Rationalität bei der Verfolgung gesundheitspolitischer Ziele ist auch die Gesundheitspolitik, die ja die Gestalt und die Entwicklung des Krankenhaussektors wesentlich bestimmt, gebunden. Widrigenfalls würde sie Ressourcen verschwenden oder Potentiale unerschlossen lassen, was letztlich – so hart dies scheinen mag – zumindest intuitiv Zweifel an der Moralität einer solchen Politik auslösen müsste. „Sachgemäßheit des Handelns, sorgfältiges Bewahren und Mehren dessen, was andere uns an Arbeit anvertrauen und für die Politik die Konsequenz, dass sie Welt und Menschen nicht zerstört“[163] sind auch für die Gesundheitspolitik bemerkens- und beachtenswerte Maßstäbe.

4.1.3 Die Komplexität des Krankenhauswesens

Wenn dem teilweise so wahrgenommenen Schlingerkurs der Gesundheitspolitik noch eine – wenngleich sehr eingeschränkte – Nachsicht gewährt werden könnte, so ist dies in Bezug auf das Krankenhauswesen dessen ungewöhnlich hoher Komplexitätsgrad. Dies gilt sowohl für die krankenhausübergreifenden wechselseitigen Beziehungen zu anderen Subsystemen wie z.B. den gesetzlichen und privaten Krankenkassen, den diversen Ärzteverbänden, der Gruppe der niederge-

161 Droesser, Gerhard: Strukturelle Freiheit. Zur wechselseitigen Begründung der politischen und bürgerlichen Ethikformation. In: Konrad Hilpert, Thomas Bormann (Hg.): Solidarische Gesellschaft. Festschrift für Alois Baumgartner. Regensburg 2006, S. 251.

162 Aristoteles: Nikomachische Ethik … A.a.O., S. 43. NE I 1 1094 a.

163 Berger, Klaus: Die Wahrheit ist Partei. Freiburg, Basel, Wien 1007, S. 108.

lassenen und einweisenden Ärzte, den landesspezifischen Krankenhausgesellschaften, der Gruppe der Patienten und deren Angehörigen und anderen Stakeholdern als auch den unterschiedlichen Sektoren seines Umsystems[164].

Aber auch das einzelne Krankenhaus selbst differenziert sich intern in eine große Zahl von Subsystemen aus, von denen bereits die drei „Säulen" Verwaltung, Medizin und Pflege mit ihren leitenden Funktionsträgern drei stark konsensbedürftige Entscheidungsträger darstellen. Konsensbedürftig deshalb, weil alle drei Funktionsträger eine hohe Entscheidungskompetenz beanspruchen müssen, um in ihrem Bereich handlungsfähig zu sein. Mangelhafte Abstimmung kann zu Einschränkungen der je verschiedenen medizinischen und pflegerischen Aktivitäten führen. Das Hinzutreten normativ ethischer Handlungspostulate macht den Konsensprozess nicht einfacher.

Die spezifische Komplexität eines Krankenhauses wird aber im Vergleich zur „Außenwelt" noch verstärkt durch die Aufgabenvielfalt und damit durch die Dichte und die Verknüpfung medizinischer Leistungsprozesse.[165] Aus ihr ergibt sich eine sehr differenzierte Arbeitsteilung und Spezialisierung, die mit nur wenig anderen Betrieben der gewerblichen oder industrialisierten Wirtschaft zu vergleichen sind. An einem beliebigen Patienten werden bereits neben dem Vorgang der Aufnahme, der Einweisung in die Station und seiner Entlassung eine große Zahl fachlicher Kompetenzen tätig. Es sind dies am Beispiel einer chirurgischen Abteilung u.a. Laboranalysen einschließlich Blutuntersuchungen, Thoraxaufnahmen, Sonographien, gegebenenfalls präoperative anästhesiologische Vorbereitungen, der chirurgische Eingriff selbst, postoperative Untersuchungen, von den pflegerischen Maßnahmen ganz abgesehen. Dazu kommen häufig bei gleicher Diagnose vielfältige patientenindividuelle Parameter, die eine Kombination von Teilprozessen und Aktivitäten erforderlich machen.

Komplexität bedeutet allgemein eine besonders dichte Menge an wechselseitigen Beziehungen zwischen den Elementen eines strukturierten Ganzen.[166] Die Komplexität in einem Krankenhaus entspricht diesen Charakteristika in besonde-

164 Siehe Abschnitt 4.1.2. Abb. 3.

165 Vgl. auch: Borges, Peter: Die Balanced Scorecard als Steuerungsinstrument im Krankenhaus. In: Betriebswirtschaftliche Forschung und Praxis. Heft 2, 2002, S. 102 f.

166 Busche, Hubertus: Komplexität. In: LThK. Band 6… A.a.O., Sp. 232. Abweichend von Busche habe ich dieser Definition noch den Ausdruck „besonders dichte" hinzugefügt. Komplexität ist streng vom Begriff der Kompliziertheit zu unterscheiden. Ein kompliziertes System kann in einzelne Teile zerlegt, diese können getrennt analysiert, bearbeitet und wieder zusammengefügt werden. Es treten bei der erneuten Zusammenfügung keine Emergenzen auf. Das Herauslösen auch nur eines Teiles aus einem komplexen System hat das Verschwinden der emergenten Ordnung zur Folge. Die verbliebenen Teile werden sich neu konfigurieren und gegebenenfalls eine andere emergente Ordnung herbeiführen.

rem Maße. Sie wird nicht nur von Außenstehenden, somit beispielsweise nicht nur von Patienten und deren Angehörige, sondern zum Teil auch von den medizinischen und pflegerischen Akteuren als intransparent und deshalb als nur schwer steuer- und koordinierbar angesehen. In gewissem Sinne wird Komplexität tatsächlich subjektiv wahrgenommen und hängt vom Standpunkt des Betrachters sowie von dessen Kompetenz und Fragestellung ab. Je komplexer deshalb ein Subsystem erscheint bzw. wahrgenommen wird, umso bedeutsamer werden Normen als handlungsleitende Orientierungshilfen und zwar sowohl als medizinische und pflegerische Wegweiser oder „Standards“[167] als auch in Form ethischer Normen. In beiden Fällen garantiert die dialogorientierte heuristische Methode noch am ehesten ein konsensfähiges Ergebnis.

Es ist sowohl von fachlichem Belang als auch von ethischer Bedeutung, diese Komplexität nicht theoretisch oder modellhaft zu reduzieren, sondern sie in ihrer Multikausalität und -dimensionalität zu belassen und so auch mit ihr umzugehen, d.h. sie als dynamisierende, vitale Existenzgrundlage des Krankenhauses zu betrachten. Der Begriff der Dynamisierung erscheint insofern berechtigt, als in einem komplexen System eine Vielzahl von Ursache-Wirkungs-Zusammenhängen besteht, die vernetzte Haupt- und Nebenursachen sowie Haupt-, Neben- und Fernwirkungen (externe Effekte) umfasst. Die Vitalität dieser Kompositionen zeigt sich im Entstehen von Emergenzen und spontaner Ordnungsbildung, in der Selbstorganisation („lernende Organisation“) und in der daraus folgenden Kompetenzentwicklung der medizinischen und pflegerischen Akteure. Dabei kommt es zu nichtlinearen Wechselwirkungen der Systemelemente. Nichtlinearität bedeutet in diesem Kontext, dass Ursache und Wirkung sich nicht, wie im Fall der Linearität, proportional zueinander verhalten. Es können Rückkopplungen der Systemelemente auftreten, die nicht vorhersehbar sind und neue Strukturen, Emergenzen, aber auch Chaos auslösen können[168].

Der Begriff der Komplexität eines Krankenhauses umfasst somit die Komponenten der Differenzierung ebenso wie die der Integration und des Wachstums im Sinne emergenter neuer Ordnungszustände. Ein Komplexitätsmanagement im Krankenhaus bedeutet deshalb nur bedingt die Bedienung eines Eingriffsinstrumentariums. Vielmehr sind Freiräume für die Selbstregulierung zu schaffen, in denen unter den Bedingungen unvollständiger, ungenauer oder zufälliger Wahrnehmung der Akteure Meinungen ausgetauscht werden können, die sich zu abgewogenen „Meinungsclustern“ verdichten und Entscheidungen vorbereiten

167 „Standard“ bedeutet in diesem Zusammenhang eine in der Medizin oder Pflege weitgehend anerkannte und formalisierte Handlungsanleitung, deren Befolgung die Akteure auch rechtlich absichert.

168 Mainzer, Klaus: Komplexität. Paderborn 2008, S. 99 und S. 122.

helfen. Bezugspunkt für das geistige Ambiente solcher Freiräume oder gegebenenfalls Anlass für eine Intervention ist dabei stets die Sinndeutung des Krankenhauses, nämlich der Dienst am leidenden Menschen, der selbst eine seiner Würde entsprechende unübersteigbare Komplexität besitzt.

Hier endet dann allerdings die τέχνη[169] eines alles bestimmenden Chefarztes. Komplexe Systeme bedürfen komplex zustande gekommener Entscheidungen unter sich ständig verändernden Bedingungen des jeweils zu behandelnden Patienten. Behandlungsstandards sind hilfreich und unter bestimmten Voraussetzungen auch unverzichtbar. Sie dürfen aber nicht dazu verführen, die Komplexität des Patienten und damit seine Individualität und deren engen Zusammenhang mit seiner Krankheit auszuklammern.

Diese Komplexität setzt dem ausschließlich zweckrationalen medizinischen Handeln gewisse Grenzen. Unabwägbarkeit, Nicht-Planbarkeit, Unbestimmtheit der Arbeitsabläufe in der medizinischen und pflegerischen Versorgung gehören zur Normalität des klinischen Alltags.[170] Dies anzuerkennen könnte einen Ansatz für ein Konzept subjektivierendes Handeln liefern. Es geht dabei nicht darum, die Bedeutung eines objektivierenden, naturwissenschaftlich orientierten, Handelns zu schmälern oder gar zu ersetzen, sondern dessen therapeutischen Wert zu relativieren und zu ergänzen.[171]

Es gehört zur Tragik naturwissenschaftlichen Denkens und der von ihm geprägten Medizin, sich analytisch in deterministische Ursache-Wirkungs-Zusammenhänge zu verlieren und von da aus das Ganze, im Falle der Medizin, das Ganze der Krankheit bzw. den kranken Menschen, erklären zu wollen und allein darauf eine Therapie aufzubauen. So wundert es nicht, dass „bis heute geglaubt wird, dass anerkannte Medizin ausschließlich eine solche sein könne, die naturwissenschaftliche Ergebnisse auf den kranken Menschen anwendet".[172] Es wundert auch nicht, dass nur diejenigen medizinischen Forscher eine Forschungsförderung erhalten, deren Karriere „von möglichst vielen naturwissen-

---

169 Aristoteles bezeichnet die τέχνη als eine der „vernünftigen Bestandteile der Seele". τέχνη ist also eine vernünftige oder „intellektuelle" Tugend und meint ein Herstellungswissen. Aristoteles: Nikomachische Ethik ... A.a.O., S. 198. VI 4 1139 5–20.

170 Böhle, Fritz; Weishaupt, Sabine: Unwägbarkeiten als Normalität – die Bewältigung nicht standardisierter Anforderungen in der Pflege durch subjektivierendes Handeln. In: Büssing, André; Glaser, Jürgen (Hg.): Dienstleistungsqualität und Qualität des Arbeitslebens im Krankenhaus. Göttingen, Bern, Toronto, Seattle 2003, S. 149 ff.

171 Böhle, Fritz; Weishaupt, Sabine: Unwägbarkeiten ... A.a.O., S. 159.

172 Rimpau, Wilhelm; Dörner, Klaus: Die Krise der heutigen Medizin. Vorwort zu: Weizsäcker von, Viktor: Warum wird man krank? Herausgegeben von Rimpau, Wilhelm. Frankfurt am Main 2008, S. 10.

schaftlich orientierten Publikationen und dafür eingeworbenen Drittmitteln abhängt“[173]

Welchen Stellenwert also nimmt der kranke Mensch im komplexen System eines Krankenhauses ein? Die Antwort ist ebenso logisch wie ernüchternd. Er unterliegt in aller Regel noch den eigentlich längst überholt geglaubten Dualismus cartesianischer, aber auch neuscholastischer Prägung, wonach der Mensch aus zwei Teilen besteht, aus einem Leib und aus einer Seele, die nach dem Tode aus dem Leib entflieht. Ganz anders im Übrigen Thomas von Aquin, der den Menschen in einer substanziellen leibseelischen Einheit sieht und die Leiblichkeit als konstitutiv zum Menschsein gehörend betrachtet: „Anima mea non est ego“[174].

Für den Arzt im Krankenhaus dagegen besteht die Gefahr, dass er immer nur die Komplexität des menschlichen Körpers, weniger aber die Komplexität des ganzen Menschen wahrnimmt. So behandelt die moderne klinische Medizin, angetrieben von den Erfordernissen der Ökonomisierung, „den menschlichen Körper als äußere Natur, d.h. als einen Naturgegenstand wie andere auch. Sie behandelt den Leib im Modus der Fremdheit, der Äußerlichkeit, der Gegenständlichkeit“[175]. Es ist daher nicht ganz auszuschließen, dass sich eine klinische Medizin entwickelt, die Formen einer bürokratischen Rationalität[176] annimmt, deren Wesen es ist, den Patienten „ohne Ansehen der Person“ zu behandeln. So „gerecht“ das klingen mag, es bedeutet nichts anderes, als den „institutionalisierten Ausschluss der Person des Patienten“[177] aus der Behandlung. Das Unverwechselbare und Eigenständige des Patienten, die spezifische Komplexität seiner Krankheit und deren Ursprung werden zu irrationalen Störfaktoren, denen man sich schon aus Zeitgründen nicht widmen kann. Eine anthropologische Medizin kommt damit nicht in Sicht.

Das wiederum hat für den Patienten zur Folge, dass er sein Subjekt verloren gegangen glaubt, dass er sich in die Rolle eines Objektes einlebt, dass sein Ich untätig und angsterfült neben seinem offensichtlich reparaturbedürftigen Körper stehen bleibt, ohne die Chance, seine gegebenenfalls krankheitsbestimmende Biographie zu offenbaren, dadurch einen Weg zur Heilung zu öffnen, indem er seine eigenen Erfahrungen mit der fachlichen Kompetenz des Arztes verbindet.

---

173 Rimpau, Wilhelm; Dörner, Klaus: Die Krise der heutigen Medizin … A.a.O., S. 10.

174 Thomas von Aquin: Summa theologica I 75 4 c sowie Super I Ad Corinthios 15.2. Dazu auch Nissing, Hanns-Gregor: Der Mensch auf dem Heimweg zu Gott. Christlicher Eudaimonismus bei Thomas von Aquin. In: Nissing, Hanns-Gregor; Müller, Jörg (Hg.): Grundpositionen philosophischer Ethik. Darmstadt 2009, S. 57.

175 Böhme, Gernot: Natürlich Natur. Frankfurt am Main 1992, S. 18.

176 Weber, Max: Wirtschaft und Gesellschaft … A.a.O., S. 565.

177 Kühn, Hagen: Ethische Probleme der Ökonomisierung … A.a.O., S. 91.

4.2 Das Krankenhaus als Betrieb

4.2.1 Formale und materiale Basismerkmale als Systemelemente

Das komplexe Subsystem Krankenhaus konkretisiert sich als komplexer Betrieb. Dieser kann als eine Wirtschaftseinheit definiert werden, die planvoll und zielgerichtet organisiert ist und durch den Einsatz und eine arbeitsteilige Kombination von Ressourcen für den Bedarf Dritter Waren und Dienstleistungen herstellt, anbietet und absetzt.[178]

Ein Krankenhausbetrieb ist wie jeder andere Betrieb durch formale und materiale Basismerkmale[179] charakterisiert, die als Systemelemente gelten. Sie bestimmen in ihrer jeweils vorgegebenen Konfiguration jene Ordnung, in der menschliches, speziell ärztliches und pflegerisches, aber auch administratives, Handeln durch Regelsysteme (Standards) gesteuert werden und sich vollziehen.[180] Die sich daraus ergebende strukturethische Fragestellung ist dabei, wie diese Konfiguration beschaffen sein muss, damit Ärzte, Pfleger und Verwaltungskräfte im Krankenhausbetrieb das je eigene moralische Gelingen anzustreben vermögen, das sie ihrem Gewissen gegenüber verantworten können.[181]

Als formale betriebliche Basismerkmale bezeichne ich

- die Kombination von Ressourcen bzw. produktiven betrieblichen Faktoren[182], die für den Prozess der Beschaffung von Personal, Sachmitteln, Informationen und Geldmitteln, für die Herstellung von spezifischen Krankenhaus-Dienstleistungen und schließlich für deren Angebot erforderlich sind,

---

178 Diese (eigene) Definition und ähnliche Definitionen finden sich in fast allen Lehrbüchern der allgemeinen Betriebswirtschaftslehre, so z.B. bei Wöhe, Günter: Einführung in die allgemeine Betriebswirtschaftslehre. 16. Aufl., München 1986, S. 2 ff.

179 In der betriebswirtschaftlichen Literatur werden die hier so genannten formalen Basismerkmale als „sytemindifferent“ bezeichnet, weil sie von Wirtschaftssystemen oder Wirtschaftsverfassungen unabhängig vorhanden, somit jedem Betrieb gleich welcher Art zu eigen sind. Materiale Basismerkmale werden auch als systembezogene Tatbestände bezeichnet, weil sie mit der Art eines bestimmten Wirtschaftssystems korrelieren. Vgl. u.a. Gutenberg, Erich: Grundlagen der Betriebswirtschaftslehre. 1. Band, 24. Aufl., Berlin, Heidelberg, New York, 1983, S. 457 ff.

180 Korff, Wilhelm: Sozialethik. In: LThK. Band 9 ... A.a.O., Sp. 769.

181 Dazu auch Hausmanninger, Thomas: Ethik. Was ist das eigentlich? In: Heimbach-Steins, Marianne (Hg.): Christliche Sozialethik. Band 1. Grundlagen. Regensburg 2004, S. 52.

182 Zu den produktiven betrieblichen Faktoren können Elementarfaktoren, wie z.B. ausführende Tätigkeiten, Medikamente, technisch-medizinische Geräte, sowie dispositive Faktoren wie z.B. Führung, Organisation, Planung und Kontrolle, aber auch Sach- und Finanzkapital, Gebäude und Grundstücke gezählt werden.

- das Prinzip der Wirtschaftlichkeit[183] (so genanntes ökonomisches Prinzip), das in zwei Grundformen existiert:
  a) in Form des Sparsamkeitsprinzips, was bedeutet, dass ein bestimmter Ertrag mit minimalem Aufwand erzielt werden soll und
  b) in Form des Ergiebigkeitsprinzips, was bedeutet, dass ein maximaler Ertrag mit einem vorgegebenen Aufwand erzielt werden soll.

  Beide Formen sind für ein Krankenhaus denkbar. Ihre Anwendung richtet sich aber nach der jeweiligen Situation des Krankenhauses bzw. des Krankenhaussektors, der Subsysteme der Gesundheitspolitik und der Gesundheitssicherung sowie seines gesamtwirtschaftlichen Umsystems. Von Seiten des Gesetzgebers und der Krankenversicherungen wird aus Gründen der Kostendämpfung eher das Sparsamkeitsprinzip, von Seiten des Krankenhauses aus Gründen, die von der Absicht geleitet werden, deutlich zu machen, dem Patienten nur das Neueste und Beste aus den Ergebnissen des medizinischen und pharmazeutischen Fortschritts zukommen lassen zu wollen, eher das Ergiebigkeitsprinzip bevorzugt werden[184],
- das finanzielle Gleichgewicht, das dann gegeben ist, wenn die dem Krankenhaus zur Verfügung stehenden liquiden Mittel ausreichen, um die fälligen Verbindlichkeiten zu bedienen.

Als materiale betriebliche Basismerkmale bezeichne ich alternativ

- das erwerbswirtschaftliche Prinzip, welches sich in der eigenverantwortlichen Führung des Betriebes, in der Absicht, Rendite zu erzielen und in der Alleinbestimmung der Eigentümer in allen Phasen der inner- und außerbetrieblichen Leistungserstellung im Rahmen geltender Rechtsordnung und Betriebsverfassung widerspiegelt; diese Verfasstheit wird in der Literatur auch als „Autonomieprinzip“ bezeichnet,
- das Prinzip der zentralplandeterminierten Leistungserstellung, das eine vorgeordnete (i.d.R. staatliche oder parafiskalische) zentrale Instanz voraussetzt, welche die Ziele des Betriebes bestimmt und die Produktion über einen zentralen Plan vorgibt. Diese Verfasstheit wird in der Literatur auch als „Organprinzip“ bezeichnet[185]. Das Krankenhaus wäre in einem solchen Fall Organ eines Gemeinwesens (Staat, Kommune) oder einer anderen öffentlich-

183 In der wirtschaftswissenschaftlichen Literatur wird die Wirtschaftlichkeit auch abweichend definiert. Eine Übersicht dazu bietet Gornas, Jürgen: Grundzüge einer Verwaltungskostenrechnung. 2. Aufl., Baden-Baden 1992, S. 56 ff.

184 Dieses findet auch Anwendung in der High-Tech-Medizin, für die aufwändige Hard- und Software- Produkte beschafft werden, deren Nutzen für den Patienten eher fraglich ist. Vgl. Abschnitt 7.2, Abb. 5.

185 Vgl. u.a. Wöhe Günter: Einführung … A.a.O., S. 9 f.

rechtlichen Organisation. Das Eigentum des Krankenhauses bzw. das Krankenhaus selbst läge als Gemeineigentum oder Kollektiveigentum in öffentlicher Hand,
- das Prinzip der Angemessenheit, das eine Gewinnerzielungsabsicht zwar zulässt, den Gewinn aber nur in den Grenzen der Angemessenheit und eines „gerechten" Preises akzeptiert.

Alle drei Prinzipien, das Autonomieprinzip, das Organprinzip und das Angemessenheitsprinzip, liefern die Unterscheidungskriterien zwischen kapitalistisch, kollektivistisch oder gemeinwirtschaftlich geführten Betrieben[186]. Sie sind in unterschiedlicher Weise für die ethische Struktur des Krankenhauses von Bedeutung.

Der Unterschied zwischen formalen und materialen Basismerkmalen liegt darin, dass bei den formalen Basismerkmalen die ökonomischen und strukturethischen Defizite betriebsintern bereinigt werden können. Diese Defizite sind somit grundsätzlich temporärer Natur. Die materialen Basismerkmale sind ökonomisch und strukturethisch essentieller und nachhaltiger Natur, wenn sie nicht durch eine entsprechende Rahmengesetzgebung in ihrer Wirkung beschnitten werden.

4.2.2 Autonomieprinzip versus Organprinzip

Beim Autonomieprinzip erhebt sich die sozialethische Frage nach dem Stellenwert der Kapitalinteressen der Eigentümer gegenüber dem „eigentlichen" Zweck eines Krankenhauses. Der erwerbswirtschaftliche Betrieb verfährt schließlich nach dem Grundsatz der Gewinnmaximierung, das der Geschäftsführung signalisiert, ob ihr unternehmerisches Kalkül richtig oder falsch gewesen ist[187]. Außerdem verheißt die makroökonomische Theorie, dass, gesamtwirtschaftlich gesehen, dann die beste Versorgung mit Waren und Dienstleistungen erreicht wird, wenn jedes Unternehmen im Wettbewerb um Kunden versucht, den größtmögli-

186 Die Kriterien der erwerbswirtschaftlich orientierten Betriebe nehmen einige Autoren, so z.B. Erich Gutenberg, zum Anlass, sie als typische Kriterien für die Definition des Unternehmens zu verwenden. Unter das Prinzip der plandeterminierten Leistungserstellung lassen sich dann Staatsbetriebe einordnen, die somit nicht als „Unternehmen", sondern nur als „Betriebe" gelten.

187 Kurzfristige Gewinnmaximierung ist häufig bei Kapitalgesellschaften anzutreffen, um die Aktionäre zu befriedigen und die Vorstände mit Bonuszahlungen bedienen zu können. Langfristige Gewinnmaximierung ist dagegen eher auf eine nachhaltige Stabilisierung des Betriebes und auf seine optimale Marktplatzierung ausgerichtet.

chen Gewinn zu erzielen[188]. Die Erfahrung hat allerdings gezeigt, dass diese modelltheoretischen Annahmen nicht immer mit der ökonomischen Wirklichkeit übereinstimmen. Das gilt bereits für die realen Konsum- und Investitionsgütermärkte und in vermehrtem Maße für den realen „Markt" für Gesundheitsleistungen.[189]

Schließlich stellt sich die Frage, ob der Patient, der – ganz im erwerbswirtschaftlichen Sinne – als „Kunde" etikettiert wird, diese Rolle überhaupt zu spielen vermag. Die von der Theorie geforderte Kundensouveränität ist nur sehr begrenzt vorhanden, lässt sich doch die kaum zu bestreitende Asymmetrie zwischen Arzt und Patient nicht einfach auf Informationsdefizite zurückführen, die der Patient nach einiger Zeit überwinden kann. Mit Recht spricht daher Hagen Kühn von der brutalen Realität des Krankseins als „emotionales Ereignis".[190] Der Patient ist krank und braucht Hilfe. Er ist insofern dem ärztlichen Angebot in Form von Diagnose und Therapie weitgehend ausgeliefert, ohne auch nur annähernd seine „Souveränität" zur Geltung bringen zu können. Diese steht in Wahrheit nur auf dem Papier und dient bestenfalls dem Arzt zur Abwehr von eventuellen Haftungsansprüchen. Daraus kann sich eine „Defensivmedizin" entwickeln, die den Arzt vor dem Verdacht mangelnder Behandlungssorgfalt und in der Folge davon vor juristischen Klagen schützen soll.[191]

Es ist somit nicht zu übersehen, dass die Erwerbswirtschaft und die Forderung der Krankenhauseigner oder shareholder auch die Gefahr mit sich bringen, dass es beim Wettbewerb gar nicht um den Kunden schlechthin geht, sondern nur um den erwünschten Kunden, d.h. um den Patienten mit den rentabelsten Behandlungsmethoden. Dass dies mit dem moralischen Anspruch, wonach jeder Patient, unabhängig von Alter, Schwere und Komplexität seiner Erkrankung, Versichertenstatus und Einkommen, die Behandlung erhalten muss, die medizinisch erforderlich ist, nicht übereinstimmt, liegt auf der Hand. Das erwerbswirtschaftliche Steuerungsinstrument des Wettbewerbs birgt somit bereits prima facie Probleme für die ethische Struktur des Krankenhauswesens.

---

188 Auf die Einzelheiten dieser Theorie kann hier nicht eingegangen werden. Er wird auf die entsprechende Fachliteratur verwiesen.

189 Wird der Begriff des „Marktes" ernst genommen, so kann in Deutschland wegen der Vielzahl, teilweise massiver legislativer Interventionen nur in einem sehr eingeschränkten Sinne von einem „Markt" im Gesundheitswesen gesprochen werden.

190 Kühn, Hagen: Wettbewerb im Gesundheitswesen? In: Westfälisches Ärzteblatt, Heft 6, 2004, S. 9.

191 Körtner, Ulrich H.J.: Ethik im Krankenhaus. Vortrag vor Krankenhausseelsorgerinnen und –seelsorgern … A.a.O., S. 2.

Die Frage von John Maurice Clark: „What do we want competition to do for us?“[192] müsste im Sinne des Patienten neu beantwortet werden. Zumindest müssten die gängigen, rein ökonomisch orientierten Antworten[193] unter Berücksichtigung der Besonderheiten eines Krankenhauses neu durchdacht werden. Neue Antworten können sich nur ergeben, wenn berücksichtigt wird, dass das Gesundheitswesen eine Sonderstellung unter den Wirtschaftssektoren und das Krankenhaus ebenfalls eine Sonderstellung unter den Betrieben einnimmt. Das Gut „Gesundheit“ ist keine beliebige Handelsware, die grundsätzlich nach dem „Ausschlussprinzip“[194] behandelt werden könnte. Und das Krankenhaus ist kein Industriebetrieb, der Massenware durch Massen-, Sorten- oder Serienfertigung[195] produziert,

Das Gut „Gesundheit“ mag zwar eine höchst begehrte „Massenware“ sein. Ihr „Fertigungsprozess“ ist aber, mit wenigen Ausnahmen (Massenschutzimpfung, Seuchenbekämpfung), ein sehr differenzierter Vorgang, der von Patient zu Patient je verschieden sein kann und schließlich einer einfühlsamen Beziehung zwischen Arzt und Patient bedarf, die vom Fließband-Monteur nicht erwartet wird. Für die Verteilung des Gutes „Gesundheit“ gelten zudem andere Gerechtigkeitsprinzipien als für Güter, die grundsätzlich als verzichtbar gelten.[196]

Das ist die eine Seite. Sie lässt aber die Frage unbeantwortet, ob nicht gerade die Gewinnerzielungsabsicht und deren Realisierung in der Lage sind, dem Krankenhaus jene Mittel bereitzustellen, mit denen Neu- und Reinvestitionen im baulichen und medizinisch-technischen Bereich sowie die Beschaffung hochqualifizierten Personals finanziert werden können. Der ethische Prüfstein liegt dabei im Feld der Verteilung des Gewinns zwischen Eigentümer und Krankenhausbetrieb. Die ethische Intuition käme wohl zu dem Ergebnis, wonach die Eigentü-

192 Clark, John Maurice: Competition as a Dynamic process. Washington D.C. 1961, S. 63.

193 Diese rein ökonomisch orientierten Antworten lauten im Wesentlichen: Das Angebot nach Käuferpräferenzen steuern, die Ressourcen an ihre produktivsten Einsatzmöglichkeiten lenken, die Produktionskapazitäten (im vorliegenden Fall also die Krankenhäuser) an außerwirtschaftliche Daten anpassen und die Durchsetzung des (medizinisch) technischen Fortschritts beschleunigen. Vgl. Kantzenbach, Erhard: Die Funktionsfähgkeit des Wettbewerbs. 2. Aufl., Göttingen 1967, S. 16 f. Insofern wird erneut die Problematik einer unbesehenen Übernahme ökonomischer Termini in das Gesundheitswesen deutlich.

194 Jeder, der den Preis für das betreffende Gut nicht bezahlen kann, ist vom Erwerb und Konsum dieses Gutes ausgeschlossen. Ein derartiges Gut wird auch als Privatgut bezeichnet.

195 Massenfertigung bedeutet, dass ein identisches Gut in unbegrenzter Zahl hergestellt wird. Bei der Sortenfertigung werden verschiedene Sorten auf der gleichen Fertigungsanlage hintereinander hergestellt. Bei der Serienfertigung werden unterschiedliche Güter, die einen unterschiedlichen Fertigungsgang durchlaufen in hoher, aber begrenzter Anzahl hergestellt. Siehe dazu u.a. Wöhe, Günter: Einführung ... A.a.O., S. 413 f.

196 Henke, Klaus-Dirk; Hesse, Michael: Gesundheitswesen... A.a.O., S. 249.

mer zwar in legitimer Weise eine Rendite auf ihr zur Verfügung gestelltes Kapital erwarten dürfen, sich aber gleichzeitig der Tatsache bewusst sein müssen, dass das Krankenhaus eine soziale Einrichtung für kranke und hilfsbedürftige Menschen ist. Das bedeutet, dass aus ihr nicht beliebig hohe Renditen „herausgeholt" werden dürfen, wenn nicht der Vorwurf der persönlichen und in der Folge davon auch der „strukturellen Rücksichtslosigkeit"[197] erhoben werden soll. Die Sozialpflichtigkeit des Eigentums[198] erhält hier eine besondere Note.

Ist also die ethische Struktur des Krankenhauses durch die Anwendung des Organprinzips grundsätzlich vor Fehlentwicklungen geschützt? Idealtypisch mag das zutreffen. Eine zentrale Instanz im Gesundheitssystem, das kann der Zentralstaat, das kann auch ein Selbstverwaltungsorgan sein, entscheidet – idealtypisch – ausschließlich zum Wohl aller Patienten. Gewinne werden, soweit sie überhaupt zugelassen werden, im Krankenhaussektor „gerecht" verteilt. Die Betriebsführung des Krankenhauses und die Krankenhausärzte sind Funktionäre eines obersten Willens, der durch Gesetzgebung und Verordnungen nicht nur einen Rahmen schafft, sondern Regelungen en detail vornimmt.

In der Realität ist es allerdings fraglich, ob die vorrangigen Interessen der Patienten wirklich berücksichtigt werden. Es ist unschwer einzusehen, dass die Agenten der zentralen Instanz durch eine solche Konstruktion überfordert sind. Der Verteilungsmechanismus mag mit Hilfe einer Zusatzbürokratie formal noch bewältigt werden können. Ob aber das Ergebnis grundsätzlichen ethischen Prinzipien der Bedarfs- und Verteilungsgerechtigkeit auf dem Niveau des erreichbaren medizinischen Fortschritts noch entspricht, ist eher ungewiss. Die Erfahrungen mit allen zentralplanerischen Versuchen, das Lenkungsproblem im Sinne einer „gerechten" Verteilung auf hohem Niveau in den Griff zu bekommen, scheinen dies zu verneinen. Sicher ist jedenfalls das Auftreten umfangreicher und deshalb kostenintensiver Verwaltungen, die mit Datenerfassung, Datenauswertung, Planung, Verteilung und Kontrolle voll ausgelastet sind.[199] Die Eigeninitiative der Krankenhausführung ist weitgehend beschnitten. Der Wille, unternehmerisch zu denken und zu handeln, reduziert sich auf das Bemühen, im Korsett regressiver Regelungen zu überleben. Und wer bietet schließlich die Gewähr dafür, dass die im Krankenhaussektor doch erwirtschafteten Überschüsse nicht auch krankenhausfremden Zwecken zugeführt werden?

197 Kaufmann, Franz Walter: Wie überlebt das Christentum? Freiburg 2000, S. 91

198 Art 14, Abs. 2 GG.

199 Der so genannte Gesundheitsfonds ist ein eklatantes Beispiel einer solchen Überbürokratisierung. Eine Verteilungsbehörde sammelt die Beitragszahlungen aller Arbeitgeber und Arbeitnehmer, aller Rentner, Selbständigen und sonstigen Beitragszahler ein, um sie zusammen mit einem Bundeszuschuss und ausgerichtet am Versicherungsbedarf der Versicherten wieder an die Krankenkassen mit einem einheitlichen Beitragssatz zu verteilen.

Bereits Walter Eucken hat darauf hingewiesen, dass – ebenso wie der Monopolist – auch die zentrale Lenkungsinstanz, weil unabhängig und alleinbestimmend, grundsätzlich die Wahl zwischen einem Maximum an Macht einerseits und der bestmöglichen Versorgung der Bevölkerung mit Gütern andererseits hat.[200] Es ist nicht ganz auszuschließen, dass das Streben nach exekutiver politischer Macht unter der Überschrift von „mehr Transparenz, Gerechtigkeit und Fairness“[201] bei Neuregelungen, die einen verstärkten Eingriff des Staates in gesellschaftliche Systeme zur Folge haben, nicht auch eine nennenswerte Rolle spielt.

Aber das ist wiederum nur die eine Seite. Auch sie lässt eine Frage unbeantwortet, nämlich ob ein freier Markt[202] in den Grenzen eines funktionierenden Wettbewerbs nicht besser den moralischen Ansprüchen eines Krankenhaussystems genügen kann, als eine zentrale Regelungsinstanz. Ein solcher Wettbewerb ist charakterisiert durch eine schnelle Abfolge von innovatorischen Leistungsvorsprüngen einzelner kreativ geführter Unternehmen und durch die Egalisierung eben dieser Vorsprünge durch konkurrierende Unternehmen.[203] Die Leistungsvorsprünge beziehen sich im vorliegenden Falle auf neue medizinisch-technische Geräte und moderne Behandlungsmethoden. Diese Art von Wettbewerb ist gleichzeitig ein Preis- und Qualitätswettbewerb und als solcher, für sich betrachtet, von erheblicher ethischer Relevanz, weil nach seinen Gesetzmäßigkeiten ein wünschenswerter medizinischen Fortschritt verbunden sein kann.

Wer aber befindet sich auf der Marktgegenseite? Natürlich der Nutzer des segensreichen medizinischen Fortschritts, der Patient, dessen Anwalt und Treuhänder in Sachen Gesundheit der Krankenhausarzt ist. Dieser aber ist gleichzeitig auch der Anbieter von Gesundheitsleistungen und Vertreter der Interessen des Krankenhauses, dessen Angestellter er ist. Dies ist offensichtlich ein Dilemma, das das Arzt-Patienten-Verhältnis empfindlich stören und die „Werthaltung in der Medizin“[204] tendenziell verändern kann.

---

200 Eucken, Walter: Grundsätze der Wirtschaftspolitik. 3. Aufl., Tübingen 1961, S. 60.

201 Bundesministerium für Gesundheit. Pressemitteilung vom 15. Dezember 2008: Was hat sich zum 1. Januar 2009 geändert? – Ein Überblick zu Neuregelungen Gesundheit.

202 Ein freier Markt ist definiert als ökonomischer Ort, an dem sich Angebot und Nachfrage ohne Intervention einer staatlichen Instanz treffen und dadurch Menge und Preis des angebotenen und nachgefragten Gutes in Übereinstimmung bringen. Aber auch ein freier Markt, soll er denn funktionieren, ist auf Regeln angewiesen, die eine Aushebelung des Marktmechanismus durch Monopolbildung oder unlauteren Wettbewerb verhindern.

203 Siehe auch Kantzenbach, Erhard: Die Funktionsfähigkeit ... A.a.O., S. 35. Damit ist nicht der so genannte vollkommene Wettbewerb der mikroökonomischen Theorie gemeint, der gerade nicht in der Lage ist, innovatorische Leistungsvorsprünge zu realisieren.

204 Kühn, Hagen: Wettbewerb im Gesundheitswesen? In: Westfälisches Ärzteblatt. Heft 6, 2004, S. 10.

4.2.3 Das Prinzip der Angemessenheit

So erscheint das Prinzip der Angemessenheit als letzte Möglichkeit, das Soll ethischer Anforderungen im Krankenhauswesen zu erfüllen. Was aber bedeutet „Angemessenheit“? Wie hoch darf ein „angemessener Gewinn“ sein? Und kann das Prinzip der Angemessenheit auf den Krankenhaussektor in unsere Zeit übertragen werden?

Es ist nur ein Teilbereich der Verfasstheit eines Betriebes, der die Angemessenheit umschreibt, nämlich der Preis, näherhin der „gerechte Preis“ und als solcher meint er den Grundsatz des „iustum pretium“ der mittelalterlichen Ständeordnung. Danach war derjenige Preis gerechtfertigt, der einen standesgemäßen Unterhalt des Anbieters von Handwerksleistungen oder des Herstellers von Handelsware ermöglichte. Thomas von Aquin diskutierte das iustum pretium im Gegensatz zum Wucher[205].

So könnte man meinen, die solide Basis der abendländischen Tradition der „iustitia commutativa“ seit Aristoteles[206] sei noch am ehesten geeignet den strukturethischen Anforderungen des Krankenhauswesens zu genügen. Aber abgesehen davon, dass auch eine Tauschgerechtigkeit als Vorwand für betrügerische Absichten missbraucht werden kann – dies zum Beispiel bei einem Informationsvorsprung einer der beiden Tauschpartner hinsichtlich des Produktes oder der Dienstleistung –, so bleibt die ethische Frage offen, wie denn medizinischer Fortschritt, notwendige Beschaffungen oder erforderliche Krankenhausinvestitionen ohne Gewinne finanziert werden sollen, es sei denn über die ohnehin schon belastete Solidargemeinschaft der GKV oder die überstrapazierten öffentlichen Kassen. Es sind dann zumindest Zweifel an der ethischen Schlüssigkeit erlaubt, wenn diese Finanzierung allein den mit Beiträgen finanzierten Parafisci, dem Staat oder den Kommunen überlassen bleiben soll.

Überdies kommt auch der „gerechte Preis“ – von der Scholastik als „pretium naturale“ bezeichnet – durch eine Wechselwirkung von Angebot und Nachfrage zustande: auf der Angebotsseite durch die Herstellungskosten (labor et expensae), auf der Nachfrageseite durch die allgemeine Schätzung (communio aestimatio). Deshalb sah die Scholastik letztlich den Marktpreis solange als gerecht an, solange Niemand Grund hatte, ihn als ungerecht anzusehen.[207] Insofern entspricht der gerechte Preis dem Tauschpreis, bei dem jeder der beiden Tauschpartner die Werte-Äquivalenz der zu tauschenden Güter akzeptiert. Tatsächlich

---

205 Hagenauer, Selma: Das justum pretium bei Thomas von Aquin. Vierteljahrschrift für Sozial- und Wirtschaftsgeschichte (VSWG), Beiheft 24, Stuttgart 1931, S. 1.

206 Aristoteles: Nikomachische Ethik. … A.a.O., S. 167 ff. NE V 6–7.

207 Messner, Johannes: Die soziale Frage. 7. Aufl., Innsbruck 1964, S. 403.

bedeutet dies aber eine Orientierung der Preise an den Herstellungskosten. Genau diese Vorstellung aber hat sich in die Preisgestaltung einer bestimmten Art öffentlich-rechtlicher Betriebe und damit auch öffentlicher Krankenhäuser der Gegenwart hinüber gerettet.

Ein öffentlich-rechtlicher Betrieb ist zunächst nur dadurch charakterisiert, dass er sich in öffentlicher Trägerschaft befindet. Er kann dabei durchaus erwerbswirtschaftlich agieren.[208] Wird der Betrieb allerdings in erster Linie nicht für den Erwerb seines/r Eigentümer/s tätig, sondern dient gemeinnützigen Zwecken nach der Abgabenordnung, so spricht man von einem gemeinwirtschaftlichen Betrieb. Dessen Aufgabe ist es, primär im Dienst der Gesellschaft tätig zu werden, somit kostendeckend zu arbeiten und – wenn überhaupt – nur „angemessene“ Gewinne, keinesfalls jedoch deren Maximierung anzustreben. In diesem Rahmen bewegten sich in jüngster Vergangenheit vor allem staatliche und kommunale Krankenhäuser.[209]

4.3 Die ethische Unverzichtbarkeit formaler betrieblicher Basismerkmale

Während die Bestandteile der materialen betrieblichen Basismerkmale austauschbar sind und je nach ökonomischen und ethischen Präferenzen konfiguriert werden können, sind die formalen Merkmale in ökonomischer wie sozialethischer Hinsicht alternativlos und unverzichtbar. Unverzichtbar bedeutet in diesem Zusammenhang, dass die rationale und zielorientierte Gestaltung der Struktur eines Krankenhauses und seiner betriebsinternen Abläufe sowie seiner Außenrelationen erst die Grundlage für weiterführende sozialethische Betrachtungen sein können. Wird also die Vernetzung von Ressourcen eines Krankenhauses im Hinblick auf dessen Ziel und Wesen suboptimal gestaltet, so ist das nicht nur ökonomisch unsinnig, sondern entbehrt auch der instrumentellen Vernunft einer rationalen Zweck-Mittel-Relation und damit auch einer ethischen Gestaltungsverantwortung.[210]

---

208 Ob und inwieweit er das tut, hängt von der Entscheidung der staatlichen oder kommunalen Trägerkörperschaft und von seiner Rechtsnatur (Regie- oder Eigenbetrieb, GmbH oder gGmbh) ab.

209 Gemeinwirtschaftlich arbeiten aber nicht nur öffentliche, sondern auch Krankenhäuser in kirchlicher Trägerschaft oder in der Trägerschaft von Wohlfahrtsverbänden.

210 Korff, Wilhelm: Sozialethik. In: LThK. Band 9 … A.a.O., Sp. 769.

Es ist leicht einzusehen, dass eine solche Suboptimalität nicht nur hinter dem in § 2, Abs. 1 KHG[211] festgelegten potenziellen Zielerreichungsgrad zurückbliebe, Krankenhausleistungen nach § 2 BPflV[212] möglicherweise nicht in vollem Umfang erbracht werden könnten und deshalb personelle sowie sachliche Ressourcen zu Lasten der Patienten, die dieser Ressourcen bedürfen, verschwendet werden. Das heißt aber, dass mögliche Effizienzen der Patientenbehandlung und -versorgung nicht aktualisiert werden.[213]

Ein ähnliches Szenario ergäbe sich bei der Nichtbeachtung des Prinzips der Wirtschaftlichkeit. Dieses fordert zu Gunsten des Ergebnisses einen maximal möglichen Abstand zwischen dem Niveau des Mitteleinsatzes und dem Niveau des Ergebnisses aufgrund eben dieses Mitteleinsatzes. Wird dieses potenzielle Maximum unterschritten, bedeutet dies entweder, dass das gleiche Ergebnis durch weniger Mitteleinsatz oder ein besseres Ergebnis bei gleicher Mittelwahl hätte erreicht werden können. Im ersten Fall sind wiederum Ressourcen zu Lasten der Patienten verschwendet worden. Verschwendete Ressourcen können nicht mehr oder nicht in erforderlichem Umfang eingesetzt werden.[214] Im zweiten Fall hätte der Patient ein besseres Behandlungsergebnis erwarten dürfen.

Allerdings kann auch der Gesetz- oder Verordnungsgeber die Finanzierungsmöglichkeiten durch eine erzwungene Anwendung des Sparsamkeitsprinzips so stark einschränken, dass entweder die Qualität[215] der medizinischen Versorgung oder die Leistungsfähigkeit des Personals oder die Existenz des Krankenhauses

---

211 § 2 Abs. 1 KHG: Danach sind „Krankenhäuser Einrichtungen, in denen durch ärztliche und pflegerische Hilfeleistungen Krankheiten, Leiden oder Körperschäden festgestellt, geheilt oder gelindert werden sollen oder Geburtshilfe geleistet wird und in denen die zu versorgenden Personen untergebracht und verpflegt werden können".

212 Abs. 1: „Krankenhausleistungen [...] sind insbesondere ärztliche Behandlungen, Krankenpflege, Versorgung mit Arznei-, Heil- und Hilfsmittel, [...], sowie Unterkunft und Verpflegung ...".

213 Dabei wird vorausgesetzt, dass Verschwendung unter den Bedingungen der Knappheit der Ressourcen als ein ethisch nicht vertretbares Phänomen verstanden wird.

214 Um die Größenordnung deutlich zu machen: Ein kleines Operationsteam in einem Krankenhaus, bestehend aus dem Operateur, einem Assistenten, einen Anästhesiepfleger und zwei OP-Schwestern, das zweimal in der Woche operiert, aber durch Gewohnheit regelmäßig eine halbe Stunde nach dem eigentlich vorgegebenen Termin für den Beginn der Operation den „ersten Schnitt" vollzieht, verschwendet in einem Jahr rund 12.000 Euro. Legt man dieses „Halb-Stunden-Modell" auch auf andere Bereiche des Krankenhauses um, so kommt bereits ein kleines Krankenhaus auf einen relativ hohen Betrag an Ressourcenverschwendung durch suboptimale Abläufe.

215 Hier muss deutlich zwischen der Qualität und der Quantität der medizinischen Versorgung getrennt werden. Letztere hat nicht nur aus Kostengründen eine auch ethisch vertretbare Obergrenze, die nicht überschritten werden darf.

gefährdet ist.[216] Bereits in jüngster Zeit scheint ein Teil der deutschen Krankenhäuser nach Presseberichten in existenzielle Notlagen gekommen zu sein[217]. Wird dagegen das Ergiebigkeitsprinzip überdehnt, so kann es gleichfalls zu ethisch problematischen Erscheinungsformen kommen, die durch Überdiagnostizierung oder Übertherapierung letztlich den Gesunden zum Kranken machen können. Dafür stehen beispielsweise überflüssige, weil bereits im ambulanten Bereich erfolgte Diagnoseverfahren. Es überrascht, dass solches Fehlverhalten in der Regel nur aus ökonomischer Sicht moniert wird, aber die sich daraus ergebenden strukturethischen Defizite eines Krankenhauses kaum Erwähnung finden.

Wenngleich das Gut „Gesundheit" eher zu den Nicht-Sättigungs-Gütern[218], zumindest in Bezug auf das Einkommen, zählt, können die Behandlungs- und Versorgungsziele dennoch nicht ohne Einschränkung angestrebt werden. Der Grund liegt in der Knappheit aller verfügbaren Ressourcen einer Gesellschaft, die es verbietet, ja unmöglich macht, diese Ressourcen allein für Dienstleistungen des Gesundheitssektors einzusetzen. Aber auch nur eine überwiegende Verwendung der Ressourcen für die Gesundheit würde die Präferenzen der Gesellschaft verfehlen. Nach dem Gesetz des abnehmenden Grenznutzens[219] würden immer mehr zunehmende Gesundheitsleistungen eine immer geringere Wertschätzung erfahren, wohingegen die Opportunitätskosten[220] für die immer knapper werdenden nicht-medizinischen Güter steigen würden.

Der gesellschaftliche Nutzen der gesamtwirtschaftlichen Leistungen wird dann am größten, wenn die Allokation medizinischer und nicht-medizinischer Güter so gestaltet werden kann, dass kein Individuum der Gesellschaft durch eine Reallokation dieser Güter ein höheres Nutzenniveau erreicht.[221] Die Ge-

---

216 Für das Jahr 2009 haben Bund und Länder 3 Mrd. Euro an zusätzlichen Mitteln für die Krankenhausfinanzierung beschlossen, um einen Teil der Finanzierungslücke abzudecken. Diese Mittel sind von den gesetzlichen Krankenkassen aufzubringen. Das bedeutet, dass die Krankenkassenbeiträge steigen werden. Siehe Süddeutsche Zeitung vom 24. September 08.

217 Die Welt vom 21. Juli 2006: Artikel: Krankenhäuser sehen Versorgung in Deutschland bedroht.

218 Die Nachfrage nach einem Nicht-Sättigungs-Gut steigt mit steigendem Einkommen. Die Nachfrage nach einem so genannten inferioren Gut fällt dagegen mit steigendem Einkommen.

219 Nutzen ist ein subjektiv empfundenes Gefühl der Befriedigung. Hier bedeutet es das subjektive Gefühl der Zufriedenheit oder des Glücks, welches das Gut „Gesundheit" bei dessen Erhalt oder Wiedergewinnung stiftet. Das so genannte 1. Gossen'sche Gesetz des abnehmenden Grenznutzens besagt, dass die Intensität dieses Gefühls mit zunehmenden (erfolgreichen) Gesundheitsleistungen abnimmt.

220 Opportunitätskosten bezeichnen den Nutzenentgang, der wegen der Knappheit aller wirtschaftlichen Güter hingenommen werden muss, wenn aufgrund einer subjektiven Wahlentscheidung auf ein (z.B. nicht-medizinisches) Gut zu Gunsten eines anderen (z.B. medizinischen) Gutes verzichtet werden muss.

221 Effiziente Allokation oder Pareto-Kriterium.

sundheitsleistungen werden zudem dann als gerecht verteilt angenommen, wenn ihre Grenznutzen für alle Individuen gleich sind[222]. Das bedeutet, dass der Umfang, die Struktur und die Qualität der Gesundheitsleistungen nach den Präferenzen der Bevölkerung auszurichten ist, wenn annähernd von einer Allokationsgerechtigkeit gesprochen werden soll[223]. Der nächste Schritt nach dieser abstrakt-funktionalen Betrachtung ist die Ausgestaltung eines institutionellen Allokationsmechanismus, der das Leistungsverhalten und die Ausgaben für Gesundheit zu steuern vermag[224]. Weder der individuelle noch der gesellschaftliche Nutzen können kardinal, d.h. in einer metrischen Skala, erfasst werden. Beide sind nur ordinal, d.h. durch ein so genanntes „ranking", einzuschätzen. In einer repräsentativen Demokratie, wie in der Bundesrepublik Deutschland, müsste sich dieses „ranking" im Haushalt des Bundes widerspiegeln.

Schließlich können sich auch durch Nichtbeachtung des finanziellen Gleichgewichts ethische Fragen ergeben, dann nämlich, wenn beispielsweise Krankenkassen die vom Krankenhaus eingereichten Rechnungen nur mit Zeitverzögerungen erstatten, die über die gesetzlich erlaubte Zahlungsfrist hinaus gehen oder wenn Rechnungen aus nicht nachvollziehbaren Gründen „zur Stellungnahme" wieder an das Krankenhaus zurück gegeben werden.

Vice versa kann auch eine suboptimale Abrechnungsorganisation innerhalb des Krankenhauses, die die Rechnungsstellung unangemessen verzögert, zu einer ethischen Anfrage führen. In beiden Fällen fließt Liquidität, hochgerechnet auf einen Jahreszeitraum, in nicht unerheblichem Umfang ab, ohne zu einer patientenorientierten Wertschöpfung für das Krankenhaus beigetragen zu haben.

Die sozialethischen Probleme, die sich durch allzu lockeren Umgang mit den betrieblichen Basismerkmalen ergeben, können nicht dadurch gelöst werden, dass deren Inhalte ausgetauscht oder ethische Grundwerte gegen sie ausgespielt werden. Die Alternative: Menschlichkeit oder Ökonomisierung[225] ist daher eine falsche, weil pauschale Alternative.[226]

Zur Vermeidung eines Missverständnisses sei noch auf folgenden Tatbestand hingewiesen. Der Begriff der Wirtschaftlichkeit definiert nur das Verhältnis zwischen Kosten und Ergebnis des Einsatzes der Kosten bzw. das Verhältnis von Aufwand und Ertrag. Er enthält nicht, welcher Aufwand in die Berechnung der

---

222 Dies würde dem so genannten 2. Gossen'schen Gesetz entsprechen.

223 Vgl. dazu Abschnitt 12.3.3.2.

224 Dazu auch Henke, Klaus-Dirk; Hesse, Michael: Gesundheitswesen ... A.a.O., S. 258.

225 Pressemitteilung der Bundesärztekammer vom 28. Mai 2002. Menschlichkeit ... A.a.O.

226 Ob allerdings die provokativ formulierte These Karl Homanns, dass sich Moral lohnen müsse, ein Leitmotiv für die Kostensenkung im Krankenhauswesen sein kann, ist in dieser Formulierung zumindest missverständlich. Vgl. bspw.: Neue Züricher Zeitung vom 18. Januar 2002, Nr. 14, S. 19. Ressort Wirtschaft: „Moral muss sich auszahlen".

Wirtschaftlichkeit eingeht und welche Ertragskomponenten als solche angesehen werden. Geht beispielsweise ein Krankenhaus von einer rein naturwissenschaftlich und somit funktional fundierten Medizin aus, dann fiele der Kostenfaktor „Gesprächsmedizin“ im Rahmen eines „ganzheitlichen“ Diagnose- und Therapieansatzes aus der Berechnung heraus. Dies wirft allerdings dann die Frage auf, ob es noch mit den Zielen eines Krankenhauses zu vereinbaren ist, ein für den Heilungsprozess notwendiges vertieftes Arzt-Patienten-Verhältnis auf dem Altar der Funktionalität oder der Gerätemedizin zu opfern.

Teil C: Ethische und anthropologische Implikationen

5. Individual- und sozialethischer Hintergrund

Bevor auf eine weiter vertiefende sozialethische Bewertung der Ökonomisierung eingegangen werden kann, sind noch einige Fragen zum ethischen Blickwinkel, zur Frage der Universalisierung ethischer, speziell medizin-ethischer Normen, und damit zusammenhängender metaethischer Betrachtungen, zum kognitiven Gehalt ethischer Überlegungen in Verbindung mit der „Verlagerung der epistemischen Autorität“[227], zur Leistung und Qualität der praktischen Vernunft als Bezugspunkt der Ethik und zum Niveauausgleich[228] von Ethik und nicht-ethischer Fachkompetenz zu klären.

5.1 Die Komplementarität von Individual- und Sozialethik

Man mag geneigt sein, die Ökonomisierung des Krankenhauswesens entweder durch die individualethische oder durch die sozialethische Brille isoliert zu betrachten. Dabei würde man allerdings recht schnell bemerken, dass eine sozialethische Sicht ohne individualethische Perspektive und umgekehrt nicht möglich ist. Die Sozialethik untersucht zwar die moralischen Prinzipien und Normen des menschlichen Zusammenlebens im institutionellen und nicht-institutionellen Bereich, sie ist aber ohne individualethische Grundlage und wechselseitiger Komplementarität nicht denkbar. Ebenso bleiben auch individuelle ethische Handlungsmuster nicht unberührt von sozialen Strukturen, Institutionen und geregelten Abläufen. Strukturen entstehen im Bereich der Kultur nicht ohne den

227 Habermas, Jürgen: Die Einbeziehung des Anderen. Studien zur politischen Theorie. 1. Aufl., Frankfurt am Main 1996. Darin: Eine genealogische Betrachtung zum kognitiven Gehalt der Moral. S. 50.

228 Unter Niveauausgleich verstehe ich die wechselseitige hermeneutische Verstehbarkeit, die dann nicht zustande kommt, wenn die Ethik auf einem Niveau von Lehrsätzen argumentiert, die mit den Niveau an Erkenntnissen der empirischen Wissenschaften, insonderheit der Medizin und der Ökonomie, nicht mehr kompatibel sind.

Menschen und Menschen wiederum werden in ihrem Verhalten durch Strukturen und Abläufe beeinflusst.

So verstanden kann Sozialethik auch als Strukturenethik bezeichnet werden, sind es doch Strukturen des Aufbaus und des Ablaufs, die eine Ordnung begründen und menschliches Handeln normieren. Wegen der Inhärenz von Individual- und Sozial- bzw. Strukturenethik macht es für ärztliches Handeln selbstverständlich einen Unterschied, ob sich dieses innerhalb einer chaotischen Klinikstruktur mit ungeregelten Abläufen vollzieht oder ob es in strenge überprüfbare und überprüfte Standards eingebunden ist und auf welche Ziele hin sich die Krankenhausorganisation orientiert.

Wenn die menschliche Person als „ens morale“[229] der „normative Bezugspunkt allen menschlichen Handelns“[230] ist, dann ist das Strukturierungskonzept der Ethik auch am Personsein festzumachen. Das bedeutet, dass von einer Ethik des Selbstbezugs, somit von Individualethik, und von einer Ethik des Sozialbezugs, somit von Sozialethik, die Rede sein muss. Die Anerkennung einer metaphysischen Wirklichkeit impliziert außerdem eine Ethik des Gottesbezugs[231], die individualethische und in Verbindung damit auch sozialethische Ausformungen besitzt.[232]

Diese Differenzierung entspricht der individuellen, sozialen und religiösen Natur des Menschen in seiner Ganzheit und ist nach allem, was kulturwissenschaftliche Forschungen herausgefunden haben, für das Menschsein konstitutiv. Sie folgt aus der „anthropologischen Grundbestimmung der Menschen zu sich selbst – zu ihrem Fühlen, Sprechen und Handeln – im Verhältnis der Reflexion“[233] als Ausweis ihrer Freiheit und Autonomie. Individual- und Sozialethik bilden die basalen Strukturierungsformen ethischer Anspruchskonzepte[234].

---

229 Der ontologische Grund des esse morale, des moralischen Seins, ist die menschliche Freiheit. Diese Verbindung leitet über in die These von der Entstehung des modernen Personen- und Freiheitsbegriffs in der ersten Hälfte des 13. Jahrhunderts. Sie ist „aus dem Geist der mittelalterlichen Christologie“ nach Theo Kobusch „reich belegbar“. Vgl. Kobusch, Theo: Die Entdeckung der Person. 2. Aufl., Darmstadt 1996, S. 23. Auf die in einem unmittelbaren Zusammenhang stehenden Seinsweisen des esse morale, des esse naturale und des esse rationale soll hier nicht eingegangen werden. Vgl. dazu: De Hales, Alexander: Glossa in I Sent., d25, 244,30. Zit. nach Kobusch, Theo: Die Entdeckung ... A.a.O., S. 23.

230 Korff, Wilhelm: Sozialethik. In: LThK. Band 9 ... A.a.O., Sp. 767.

231 Korff, Wilhelm: Sozialethik. In: LThK. Band 9 ... A.a.O., Sp 767.

232 Man denke beispielsweise an das individuelle Kind-Gottes-Verhältnis einerseits oder an die sozialorientierte und gemeinschaftsstiftende Feier der Eucharistie (vgl. 1 Kor 11,17–34) andererseits.

233 Droesser, Gerhard: Ethische Hermeneutik – Dialogische Praxis ... A.a.O., S. 62.

234 Bohrmann zählt dazu auch die Umweltethik. Vgl. Bohrmann, Thomas: Organisierte Gesundheit. Sozialwissenschaftliche Abhandlungen der Görres Gesellschaft. Band 26. Berlin 2006, S. 49.

Die menschliche Person steht somit im Schnittpunkt von Sozial- und Individualethik und begründet daher auch deren inhärente Interdependenz. Inhärent deshalb, weil beide Ethiken nicht nur akzidenziell einander zugeordnet sind, sondern im Bereich der Person notwendig und dauerhaft einander anhaften. Eine nur akzidenzielle Bezogenheit würde der Sozialethik den Charakter einer Bereichsethik zuweisen. Genauso wenig aber wie die menschliche Person nur zu einem Teil individual- und zu einem anderen Teil sozialbezüglich handelt, sondern sich stets in ihrer Gesamtheit realisiert, ebenso wenig können Individual- und Sozialethik substanziell voneinander getrennt werden. Eine Trennung ist nur aus methodischen oder analytischen Gründen möglich und dort auch sinnvoll, weil praktikabel.

In methodischer Hinsicht ergeben sich drei Erscheinungsformen der Sozialethik:

- Die Sozialethik als Normenethik, in der sich in Form von Gesetzen, Traditionen, Vorschriften, Konventionen unterschiedliche sozialorganisatorische Niveaus widerspiegeln. Dazu zählen im konkreten Fall des Krankenhauses u.a. die ärztliche Standesethik[235], die große Zahl an Struktur-, Kostendämpfungs- und Neuordnungsgesetzen im Zusammenhang mit der so genannten Gesundheitsreform[236] oder der immer noch zu beobachtende Chefarztkult, den Manfred Lütz, selbst Chefarzt an einer Klinik, mit religiösen Ritualen vergleicht[237].
- Die Sozialethik als Institutionenethik, die das Handeln des Einzelnen strukturiert, in besonderen Arbeitsprozessen sogar vertaktet oder auf bestimmte Leitbilder und Leitideen verpflichtet. Dazu zählen die fortschreitende Standardisierung und Prozessorientierung medizinischer und pflegerischer Handlungen, die durchaus einer Vertaktung[238] mechanischer Arbeiten in Industriebetrieben

235 Dazu gehört beispielsweise die Berufsordnung für die deutschen Ärzte aus dem Jahr 1997 mit Ergänzungen aus dem Jahr 1998. Vgl. dazu Leven, Karl-Heinz: Geschichte der Medizin. München 2008, S. 109.

236 Die Gesellschaft für die deutsche Sprache wählte im Jahr 1988 das Wort „Gesundheitsreform" zum Wort des Jahres. Sicher ein Hinweis auf den geradezu inflationären Gebrauch dieses Wortes, was nicht unbedingt für seine inhaltliche Bedeutung spricht.

237 Die Chefarztvisite „ist in der Regel völlig zwecklos, aber höchst sinnvoll, erfüllt also alle Voraussetzungen für eine Kultveranstaltung" so Lütz, Manfred: Lebenslust. München 2005, S. 28. Das ist auch ein Zeichen dafür, dass „Heilung" oftmals mit „Heil" identifiziert wird und dadurch die Gesundheit einen Stellenwert erhält, der ihr nicht zukommen kann.

238 Vertaktung meint die Zerlegung von Arbeitsabläufen in kleinere Arbeitseinheiten, um diese dann wieder zu so genannten Gangfolgen mit dem Ziel einer optimalen Durchlaufzeit des im Herstellungsprozess befindlichen Objektes zusammenfügen zu können. Im Fall des Krankenhauses entspricht das Objekt dem Patienten, der Herstellungsprozess seiner Gesundung. Zerlegung (Analyse, Diagnose) und Herstellung (Synthese, Therapie) sind dabei als Kontinuum der-

ähneln. Dazu zählen aber auch die Unternehmenspolitik des Krankenhauses, sein „corporate identity“, seine Unternehmenskultur, seine Leitideen und Leitbilder und schließlich auch seine bauliche Struktur.

- Die Sozialethik übergreifender Systeme, die vor allem die wechselseitige Zuordnung von Personen, Institutionen und Systemen bzw. Subsystemen moralphilosophisch einordnet. Daraus ergeben sich die Prinzipien der Solidarität, Subsidiarität und des so genannten Gemeinwohls, die sich in der Personalität des Menschen wiederfinden.[239]

Sowohl die Sozialethik als Normenethik wie auch als Institutionenethik und die Sozialethik übergreifender Systeme haben in ihren je verschiedenen Varianten je verschieden prägende Wirkungen auf das Verhalten des im Krankenhaus tätigen Personals und seiner Patienten. Dabei kann durch die Eingliederung der klinischen Mitarbeiter in ein „differenziertes Sinngefüge“[240] an Normen, Konventionen und Strukturen deren Identitätsfindung als Mensch und Berufsausübender gefördert und geformt werden. Entscheidend ist, dass sich der Einzelne sowohl seiner Rolle als Teilnehmer wie auch als Beobachter bewusst wird und diese Rollen auch lebt und dass er des weiteren neben seinem Sozialbezug sein Verhältnis zu sich „Selbst als ein Anderer“ nicht verliert und so die „Ontologie des Eigenleibes mit einer Ontologie des Selbst als eines handelnden und leidenden Subjekts verknüpfen“ kann[241]. Nur so kann er unter dem Ductus sozialer und struktureller Einflüsse seine Persönlichkeit ganzheitlich entwerfen und entwickeln, der Vereinnahmung durch angeblich übergeordnete „Sachzwänge“ widerstehen, davor bewahrt zu werden, als Marionette zu agieren und die Polarität von Abhängigkeit und Freiheit durch ein immer wieder realisiertes Reflexionsvermögen in eine fruchtbare Spannung zu bringen.[242] Erst dann nämlich besteht die Chance, dass in den Klinikalltag auch im Rahmen einer Ökonomisierung und trotz vielfacher Technisierung, Differenzierung und Funktionalisierung jene

---

gestalt zu verstehen, dass die Therapie nur die Verlängerung der Diagnose am gleichen Patienten bedeutet.

239 Dazu auch Korff, Wilhelm: Sozialethik. In: LThK. Band 9 … A.a.O., Sp. 768 ff. Nicht nur im Gesundheitswesen, sondern weit darüber hinaus erhalten diese Prinzipien vor dem Hintergrund einer zusammen wachsenden Welt und des Phänomens der Globalisierung zunehmende Bedeutung

240 Droesser, Gerhard: Texturen mit Akzent. Näherungen an die Idee ethisch selbstbewusster Praxis. In: Droesser, Gerhard; Lutz, Ralf; Sautermeister, Jochen (Hg.): Konkrete Identität. Vergewisserung des individuellen Selbst. Frankfurt am Main 2009, S. 143.

241 Ricoeur, Paul: Das Selbst als ein Anderer (übersetzt von Greisch, Jean). 2. Aufl., München 2005, S. 139.

242 Droesser, Gerhard: Texturen … A.a.O., S. 144.

anthropologisch fundierte Medizin entsteht, die „das Wesen des Menschen unter der Bedingung seines Krankseins versteht“[243].

Vor diesem Hintergrund fällt auf, dass in der Literatur überwiegend vom individualethischen Verhalten des Arztes gesprochen wird, wenn von Ethik in der Medizin die Rede ist. Nur selten trifft man auf sozialethische Akzente, die aber eher am Rande erwähnt werden, als dass sie zum Gegenstand einer vertieften Aufmerksamkeit gemacht werden.[244]

Dabei wird dieser wechselseitige Einfluss immer wieder anschaulich demonstriert und zwar zum einen durch die langfristige, aber relativ unaufhaltsame und nachhaltige, Wirkung ökonomisierter Strukturen auf die Mentalität von Klinikärzten, zum anderen durch deren Unmut und den Widerstand von Verbandsvertreter gegen die – wie sie meinen – unzumutbaren administrativen Einschränkungen, mehr noch gegen Klinikinteressen, die dem Patientenwohl angeblich oder tatsächlich entgegen stehen.[245]

5.2 Zur Frage der Allgemeingültigkeit moralischer Prinzipien

5.2.1 Ein Weg zur Universalisierung: Die Moralstufen nach Kohlberg

Gerade dieser schwelende Konflikt zwischen dem mit dem Prozess der Ökonomisierung verbundenen strukturellen Veränderungen im Krankenhauswesen und dem, was unter dem ärztlichen Ethos verstanden wird, erfordert eine interdisziplinäre Hermeneutik, mit der sich eine konsensuelle Bereinigung ethischer Konflikte herbeiführen ließe. Vor dem Hintergrund der Pluralität gesellschaftlicher Ethosformen und -vorstellungen auch im Krankenhaussektor scheint eine solche Forderung von besonderer Bedeutung und nahezu unaufgebbar zu sein. Die Ethik hat dabei insofern eine „Hol-Schuld“, als sie sich der Zusammenhänge im betrieblichen und medizinischen Bereich erst vergewissern muss, um ihren Beitrag zur interdisziplinären Hermeneutik als einer verstehbaren und objektivierenden Bedeutung von verbalen und nonverbalen Äußerungen überhaupt leisten zu

243 Rimpau, Wilhelm; Dörner, Klaus (Hg.): Kapitel-Einleitung zu: Weizsäcker von, Viktor: Warum wird man krank? … A.a.O., S. 113.

244 Wiesing ist da eher eine Ausnahme. Vgl. Wiesing, Urban (Hg.): Ethik und Medizin. Ein Reader. Abschnitt 9: „Mittelverteilung im Gesundheitswesen“. Stuttgart 2000, S. 240–273.

245 Siehe auch Simon, Michael: Die Ökonomisierung des Krankenhauses. Veröffentlichungsreihe der Arbeitsgruppe Public Health. Wissenschaftszentrum für Sozialforschung. Berlin 2001, S. 55.

können. Die „Hol-Schuld“ hat ihren Grund darin, dass es sich bei den ökonomischen und medizinischen Aussagen um empirisch nachprüfbare Tatbestände handelt, während die Ethik mit moralischen Urteilen argumentiert, die sich gewöhnlich einer empirischen Überprüfung entziehen. Ein Ethikgebäude, das auf heteronomen Voraussetzungen beruht, mag in sich konsistent sein und diejenigen überzeugen, die diese Voraussetzungen akzeptieren und als verbindlich anerkennen. Der Rest der von ethischen Ansprüchen Betroffenen, wird davon wenig beeindruckt sein.

Moralische Urteile, sollen sie denn angenommen werden und allgemeine Geltung beanspruchen, verlangen somit nach guten, rational nachvollziehbaren Gründen, die auch bei divergierenden Wertorientierungen, abweichenden traditionellen, konventionellen oder religiös motivierten Vorstellungen nicht geleugnet werden können. Wobei es nicht das Gleiche ist, ob Gründe vernünftig sind oder nur für vernünftig gehalten werden.[246]

Zugegebenermaßen ist die so genannte universalistische These eine sehr starke These. Um die substanziellen Unterschiede zwischen Gründen aufzuzeigen, die nicht von Jedem nachvollzogen und solchen, die gegebenenfalls nur von ausgewiesenen, non-kognitivistisch orientierten Skeptikern in Zweifel gezogen werden können, beziehe ich mich im Folgenden auf Lawrence Kohlbergs „Theorie der Moralentwicklung“[247], ohne auf ihren entwicklungspsychologischen Inhalt, wohl aber auf ihren moralphilosophischen Kontext einzugehen[248].

Kohlberg unterscheidet drei moralische Ebenen (levels), nämlich eine präkonventionelle, eine konventionelle und eine postkonventionelle Ebene. Jede dieser drei Ebenen unterteilt er in zwei weitere „Moralstufen“ (stages)[249]. Auf der präkonventionellen Ebene (Stufen 1 und 2) findet sich in Stufe 1 die Auffassung, dass es rechtens sei, sich einer Autorität unterzuordnen, um des Gehorsams willen zu gehorchen und Niemandem Schaden zuzufügen oder Eigentumsrechte zu verletzen.

Begründet wird ein solches Verhalten damit, dass Bestrafung vermieden werde und einer Autorität ohnehin Folge zu leisten sei. Dies setzt eine eher egozentrische Perspektive voraus, mit der es sich aber bei geringem Anspruch an Selbstwertgefühl und Eigenverantwortung in der Gruppe im Sinne eines naiven Hedonismus ganz gut leben lässt. Die Stufe 2 stellt persönliche Interessen in den

---

246 Habermas, Jürgen: Moralbewusstsein … A.a.O., S. 39.

247 Kohlberg, Lawrence: Justice as Reversibility. In: Essays on Moral Development. Vol. I. San Francisco 1981, S. 409 ff.

248 Jürgen Habermas hat den Versuch unternommen, die entwicklungspsychologische und damit empirische Analyse Kohlbergs mit den moralischen Intentionen der Philosophie in einer Art Arbeitsteilung zu verbinden. siehe Habermas, Jürgen: Moralbewusstsein … A.a.O., S. 127 ff.

249 Vgl. Übersicht 1.

Vordergrund, setzt aber voraus, dass andere das gleiche Recht haben, ihren persönlichen Interessen zu folgen. Die Vorstellung des „Do ut des" spielt nicht nur intersubjektiv eine Rolle, sie kann auch im Verkehr mit einer Gottheit Bedeutung gewinnen. Diese Bedeutung zieht sich wie ein roter Faden von den vorzivilisatorischen und altorientalischen Opfern und den Opfern des Alten Bundes über die Kulttradition der römischen Kaiser bis in die neueste Zeit der Geschichte des Christentums und seiner religiösen Konkretionen.

Die konventionelle Ebene (Stufen 3 und 4) beinhaltet in der Stufe 3 die wechselseitigen interpersonellen Rollenerwartungen, deren Erfüllung als gut und richtig bewertet wird. In seiner Begründung läuft das Schema auf die „Goldene Regel" hinaus, die besagt, dass man Anderen das nicht zufügen sollte, was man selbst nicht angetan haben will. In der Stufe 4 wird die Ebene um den sozialen Aspekt erweitert. Die Konformität in den Rollen wird durch die Konformität in den Normen abgelöst. Das heißt, die Einhaltung von Normen ist um des Zusammenhalts kollektiver Gebilde von Bedeutung. Moralisch richtig sei es deshalb, seine Pflicht in der Gruppe, in der Institution und in der Gesellschaft zu tun, um deren Stabilität zu erhalten und die Wohlfahrt (welfare) zu sichern. Die Begründung für ein solches Verhalten führt zu der rhetorischen Frage: „Was würde geschehen, wenn Jeder sich so verhielte?"[250] Die Antwort lautet, dass der Zusammenbruch oder doch zumindest die Schwächung des Systems verhindert würde.

Weitaus höhere, weniger egozentrische und weniger naiv-hedonistische oder interessengeleitete Ansprüche stellt die postkonventionelle Ebene (Stufen 5 und 6). Auf ihr werden moralische Urteile von Werten oder Prinzipien abgeleitet, denen alle Menschen zustimmen (könnten), die eine Gesellschaft mit fairem und nutzbringendem Verhalten (practices) aufbauen wollen.

Die Stufe 5 bezieht sich auf Grundwerte und Gesellschaftsverträge, die auch dann maßgebend sind, wenn konkrete partikulare Rechte oder Gesetze dagegen sprechen würden. Dies erinnert sowohl an die Perspektive des philosophischen Kontraktualismus, als auch an die Perspektive eines gesamtgesellschaftlichen Nutzens im Sinne des Regelutilitarismus[251].

---

250 Diese Frage führt bereits in die Nähe des Handlungsutilitarismus. Danach ist jede Handlung moralisch richtig, deren Folgen zu einem Maximum an allgemeinem Wohlergehen beiträgt.

251 Der Regelutilitarismus besagt, dass das höchste Kriterium für moralische Verbindlichkeit das allgemeine Wohlergehen ist, vorausgesetzt das Handeln erfolgt nach bestimmten Regeln und unter dem Vorbehalt der Wahrung moralischer Normen.

Übersicht 1: Entwicklungsstufen des moralischen Bewusstseins (aufsteigend)

Levels, Moral stufen	Moralische Vorstellungen	Perspektiven	Begründungen
Level I: Präkonventionelle Ebene			
1	A-rationale Über- und Unterordnung Heteronome Moralität	Egozentrische Perspektive. Naiver Hedonismus Autoritär gesteuerte Interaktion	Strafvermeidung. „Schuldiger" Gehorsam gegenüber einer Autorität Belohnung/Bestrafung
2	Intersubjektive Symmetrie der Entschädigungen im Sinne des „do ut des"	Individualistische Perspektive: Eigeninteresse vs. Fremdinteresse	Faires Verhalten durch Abwägen von Interessen
Level II: Konventionelle Ebene			
3	Rollenkonformität	Primärgruppen-Perspektive. Erwartungen partikularer Gruppen stehen über individuellen Interessen	Einsicht in die Gültigkeit der „Goldenen Regel"
4	Regel- und Normen-konformität, Gesetzes- und Verordnungs-konformität	Kollektiv-Perspektive, Handlungsutilitarismus	Zusammenbruch des Systems, der Institution verhindern
Level III: Postkonventionelle Ebene			
5	Orientierung an Grund-werten und am Gesell-schaftsvertrag sowie am allgemeinen Nutzen	Werte-Perspektive, Kontraktualismus, Regelutilitarismus, Gerechtigkeit	Gefühl der Verpflichtung den Grundwerten gegenüber, Vertragstreue
6	Prinzipienorientierung. Verfahren der Normen-begründung	Prozedurale Perspektive eines moral point of view	Einsicht in die Gültigkeit universaler moralischer Prinzipien. Achtung vor der Menschenwürde

Quelle: In Anlehnung an Kohlberg, Lawrence: Die Psychologie der Moralentwicklung. Frankfurt a.M. 1996, S. 128 ff.

Die Stufe 6 schließlich fordert die Anerkennung allgemeiner ethischer Prinzipien, denen jeder Mensch unterworfen ist. Partikuläre Rechte und Gesetze sind nur solange gültig, solange sie auf diesen Prinzipien beruhen. Die Prinzipien definiert Kohlberg als „universal principles of justice" und erläutert sie näher als allgemeine Anerkennung der Menschenrechte und als Achtung vor der Würde jedes einzelnen Menschen[252].

5.2.2 Metaethische Überlegungen

Habermas ordnet die drei Moralstufen in unterschiedliche Perspektiven und Gerechtigkeitsvorstellungen ein, die er unter dem Sammelbegriff „Sozialperspektiven" zusammenfasst[253]. Ich verzichte in Übersicht 1 auf den dort nicht eindeutigen Begriff der Sozialperspektive.

Die von Kohlberg dargestellten, auf der Theorie der kognitiven Entwicklung von Jean Piaget[254] fußenden Stufen der Entwicklung moralischer Urteile enthalten aus moralphilosophischer Sicht im wesentlichen metaethische Aussagen[255]. Das ist insofern von Bedeutung, als es sich bei der Stufentheorie nicht um ein normatives System handelt, das Sollens-Ansprüche enthielte, etwa die Forderung an das Individuum, sich von Stufe zu Stufe weiter zu entwickeln. Vielmehr handelt es sich um die Darstellung eines kognitivistischen Lernprozesses, der den Lernenden von einer bestimmten Erklärung eines Sachverhaltes zu einer anderen höheren moralstufigen Erklärung des gleichen Sachverhaltes führt. Vor dem Hintergrund der zweiten Erklärung kann dann der Lernende darlegen, warum die erste niedrigere moralstufige Erklärung falsch ist. Die kognitive Entwicklung zu einem höherstufigen Moralbewusstsein verläuft entlang eines spannungsreichen Kontinuums, in welcher die Äquilibration die treibende Kraft ist[256]. Unter Äquilibration verstehe ich einen zielgerichteten Prozess, der aus einem Spannungszustand heraus einem spannungslosen Gleichgewichtszustand zustrebt, der dann

---

252 Kohlberg, Lawrence: Justice as Reversibility ... A.a.O., S. 409.

253 Habermas, Jürgen: Moralbewusstsein ... A.a.O., S. 176.

254 Piaget; Jean: Biologie et connaissance. Paris 1967. In deutscher Übersetzung: Frankfurt a.M. 1974.

255 Metaethische Aussagen formulieren keine normativen Forderungen. Sie beschreiben auch kein normatives System, sind also nicht als „deskriptive Ethik" einzuordnen. Es handelt sich bei ihnen vielmehr um methodologische oder sprachphilosophische Aussagen, die „mit weitergehenden philosophischen Annahmen aus anderen Disziplinen der Philosophie verbunden sind". Vgl. Quante, Michael: Einführung in die Allgemeine Ethik. Darmstadt 2003, S. 17.

256 Piaget, Jean: Die Äquilibration der kognitiven Strukturen. Stuttgart 1967. Französische Originalausgabe: „L'équlibration des structures cognitive. Paris 1975. Deutsche Übersetzung von Luc Bernard, Basel.

durch Einflüsse aus dem umgebenden System in einen Zustand eines mit Spannung aufgeladenen Ungleichgewichts (imbalance) verfällt, von wo aus der Prozess von Neuem beginnt.[257]

Ich gehe aufgrund intuitiver Wahrnehmung davon aus, dass sich der Krankenhaussektor in einem solchen Prozess der Äquilibration befindet. Es kann nämlich nicht von vorne herein angenommen werden, dass es Krankenhäuser gibt, die sich mit ihren Aktivitäten bereits im vollen Umfang der höchstmöglichen Ebene des Moralbewusstseins angenähert haben, nur weil sie sich im Deutschland des 21. Jahrhunderts befinden. Im Gegenteil ist eher zu vermuten, dass der Prozess der Äquilibration, der ein Lernprozess ist, auch im Krankenhaussektor noch lange kein Ende gefunden hat.

Wenn das Subsystem Krankenhaus bzw. das (Sub-)System Krankenhaussektor somit als ein lernfähiges und lernendes System[258] betrachtet wird – und es gibt, auch wegen seiner Interdependenzen mit dem Umsystem, keinen Grund, warum es nicht so betrachtet werden sollte – so verbindet sich damit die Vorstellung seiner erfolgreichen Adaption[259] mit dem gesamten strukturierten Ensemble anderer Subsysteme, mit dem System „Gesundheitswesen" und mit dem Umsystem. Die Folge ist, bei ungehinderter Durchlässigkeit der Grenzen der Subsysteme, ein lebhafter Austausch an Informationen, der den genannten Lernprozess initiiert, in Gang hält und die Akteure der Subsysteme motiviert.

Es ist zu vermuten, dass der Krankenhaussektor die ganze Palette der Moralstufen abdeckt. Vor allem gibt es Anzeichen moralphilosophischen Partikularismus auf allen Ebenen des Moralbewusstseins, von einem egozentrischen Hedonismus über interessensgeleitete Perspektiven und Beispiele eines Regelutilitarismus bis hin zu einer Verpflichtung bestimmten Basiswerten gegenüber. Der so

---

257 Ich verwende den Prozess der Äquilibration hier nur als Basisüberlegung. Piaget beschreibt diesen Prozess viel differenzierter und richtet ihn auf drei Gleichgewichtsformen aus, nämlich auf das Gleichgewicht a) zwischen dem erkennenden Subjekt und dem für experimentelle Erkenntnisse wesentlichen Objekt, b) zwischen Subsystemen und c) zwischen den Vorgängen der Differenzierung und der Integration. Vgl.: Piaget, Jean: Die Äquilibration … A.a.O., S. 16 f.

258 In der betriebswirtschaftlichen Organisationstheorie wird von „lernender" und „lernfähiger" Organisation gesprochen. Erstere bedeutet eine anpassungsfähige, auf innere und äußere Impulse reagierende Organisation. Vgl. dazu u.a. Senge, Peter Michael: Die fünfte Disziplin. Kunst und Praxis der lernenden Organisation. Stuttgart 2003. Eine „lernfähige" Organisation meint hier die Fähigkeit, aus Erfahrungen Konsequenzen für zukünftiges Verhalten zu ziehen. Vgl. dazu Hill, Wilhelm; Fehlbaum, Raymond; Ulrich, Peter: Organisationslehre. Band 2. 4. Aufl., Bern, Stuttgart 1992, S. 441.

259 Adaption bedeutet hier die Fähigkeit eines Systems, nicht nur einen Sollwert stabil zu halten, sondern diesen auch an eine veränderte Umwelt (im Fall des „strukturierten Ensembles" des Gesundheitswesens an andere Subsysteme, an das System Gesundheitswesen und an das Umsystem) anzupassen. Vgl. dazu Hill, Wilhelm u.a.: Organisationslehre … A.a.O., S. 441.

genannte Eid des Hippokrates selbst kommt über eine Primärgruppenperspektive und in seiner Standesethik über eine Rollenkonformität nicht hinaus[260].

Wenn aber vorhandene oder neu geschaffene Strukturen im Krankenhauswesen ethisch begründet und gerechtfertigt werden sollen, so muss diese Begründung und Rechtfertigung für alle vernunftbegabten Freiheitswesen einsichtig und akzeptabel sein. Der Anspruch auf universelle Geltung ethischer Normen, unabhängig von Religion, Tradition und Konvention, ist nur zu erfüllen, wenn die Normen für alle Betroffenen einsichtig begründet werden können. Dies aber ist in den partikular orientierten Moralstufen 1 bis 5 nicht der Fall.

Das Prinzip der Universalisierbarkeit scheint schließlich auch erforderlich zu sein, um auf die ethisch motivierten Fragen sich ständig ausweitender Handlungsmöglichkeiten der Medizin verantwortbare und vernünftig begründete ethische Antworten geben zu können. Dies gelingt nur dann, wenn anerkannt wird, dass Ethik keine fertigen und allzeit verbindlichen Normen lehrt und wenn man weiter anerkennt, dass sie auch keine Sammlung von Geboten und Verboten ist, die letztlich den Menschen entmündigen können und ihn seiner Eigenverantwortung entheben. Die Realisierung einer solchen Vorstellung von Ethik wäre, um das bekannte Wort Immanuel Kants umzukehren, der Eingang des Menschen in seine selbst verschuldete Unmündigkeit.[261]

Die ethische Position des moralphilosophischen Partikularismus soll hier nur am Rande gestreift werden. Dieser hält Prinzipien für moralische Argumentationen und Begründungen eher für hinderlich, weil sich für jedes vorgeschlagene Moralprinzip Ausnahmen finden ließen. Tatsächlich beinhaltet das Universalprinizip moralische Prinzipien. Wer also ein bestimmtes Handeln moralisch beurteilt, legt sich damit zwangsläufig auch auf ein bestimmtes Moralprinzip fest.

Es sei dahingestellt, ob der Konflikt zwischen dem Universalisierungsprinzip und dem moralphilosophischen Partikularismus nur scheinbar oder substanzieller Natur ist.[262] Es besteht kein Anlass, dieses Problem hier zu erörtern. In dieser Arbeit jedenfalls wird dem Universalisierungsprinzip Vorrang für eine notwen-

---

260 (Ich schwöre), „den, der mich diese Kunst gelehrt hat, gleich zu achten meinen Eltern und das Leben mit ihm zu teilen und, wenn er in Not ist, ihm (an meinem) Anteil zu geben und seine Nachkommenschaft meinen Brüdern in männlicher Linie gleichzustellen …“. Siehe Steinmann, Kurt (Hg.): Hippokrates. Der Eid des Arztes. Frankfurt a.M. 1996, S. 13.

261 Bekanntermaßen definierte Kant in der Berlinischen Monatsschrift von 2/1784, S. 481–494, die Aufklärung als „Ausgang des Menschen aus seiner selbstverschuldeten Unmündigkeit“ und letztere als „Unvermögen sich seines Verstandes ohne Anleitung eines anderen zu bedienen“.

262 Schroth, Jörg: Universalisierbarkeit und Partikularismus. In: Beckermann, Ansgar; Nimtz, Christian (Hg.): Argument und Analyse. Ausgewählte Sektionsvorträge des 4. Internationalen Kongresses der Gesellschaft für Analytische Philosophie. Paderborn 2002, S. 608.

dige Bedingung des moralphilosophischen Argumentierens eingeräumt. Der Partikularismus weist dagegen, zumindest prima facie, den Weg in eine situative Ethik, im Extremfall in einen ethischen Relativismus, der im Hinblick auf das Ziel dieser Arbeit nicht mitgegangen werden kann. Das dem Universalisierungsprinzip zugrunde liegende Moralprinzip wird vielmehr so gefasst, dass es „die Normen als ungültig ausschließt, die nicht die qualifizierte Zustimmung aller möglicherweise Betroffenen finden könnten.“[263]

Religion, Tradition und Konvention hätten somit in einem pluralistischen und multikulturellen Krankenhaussektor nur partikuläre Bindungskraft. Dies aber wäre völlig unzureichend. Besonders problematisch wäre es, wenn aus heteronomen Moralkodizes eine ethische Verpflichtung zur Intervention abgeleitet würde[264]. Ebenso problematisch wäre es, wenn ein Verstoß gegen heteronome Normen deshalb geahndet würde, weil diese kraft moralischer Autorität Geltung beanspruchen[265].

Es genügt für das Universalisierungsprinzip aber auch nicht, wenn Einzelne feststellen, dass Alle eine Norm anerkennen oder dass Jeder das Inkrafttreten einer Norm wollen könnte, wenn er sich denn in der Lage eines Betroffenen befände. Darauf hat Habermas hingewiesen, der dem Kant'schen kategorischen Imperativ eine individualistische Verkürzung vorhielt. Allerdings müsse auch eingeräumt werden, dass einem Diskurs, an dem alle Betroffenen beteiligt seien und der auf Verständigung und Konsens abzielt, größere Begründungslasten aufgebürdet würden als einem monologischen Verallgemeinerungstest.[266]

John Leslie Mackie unterscheidet mit einem ähnlichen Vorbehalt gegenüber dem kategorischen Imperativ drei Grade[267] der Verfeinerung. Die Forderung, dass kein Mensch den anderen nur deshalb anders behandeln darf, als er selbst behandelt werden möchte, nur weil er ein anderer ist, ist nach Mackie der erste Grad der Verfeinerung. Er entspricht der Goldenen Regel aus der Bergpredigt (Mt 7,12), die allerdings nicht spezifisch biblisch ist[268]. Sie enthält aber die still-

---

263 Habermas, Jürgen: Moralbewusstsein … A.a.O., S. 73.

264 Schweppenhäuser, Gerhard: Grundbegriffe der Ethik. Hamburg 2003, S. 153.

265 Habermas zitiert dabei Emile Durkheim, der vor dem Fehlschluss gewarnt habe, den verpflichtenden Charakter von Handlungsnormen auf die Folgebereitschaft einer sanktionierenden Befehlsgewalt zurückzuführen. Habermas, Jürgen. Moralbewusstsein … A.a.O., S. 84.

266 Habermas, Jürgen: Die Einbeziehung des Anderen … A.a.O., S. 48 f.

267 Mackie, John Leslie: Die Erfindung des moralisch Richtigen und Falschen. 2. Aufl., Stuttgart 1983 (Originaltitel: Ethics. Inventing Right and Wrong. Harmondsworth 1977). Mackie spricht von „Stufen“. Um eine Verwechslung mit den Moralstufen von Kohlberg zu vermeiden, verwende ich hier, abweichend von Mackie den Begriff „Grad“.

268 Sie ist weder dem Zoroastrismus („Alles was für dich nicht gut ist, das tue auch keinem anderen an“, Shay ast-na Schayast 13,29. 1. Jahrtausend v.Chr.) noch dem Buddhismus („Verletze nicht andere auf eine Weise, die dich selbst verletzen würde“. Udana Varga 5,18. 6. Jh. v. Chr.)

schweigende Voraussetzung der Gleichheit individueller Lebensumstände und mentaler Einstellungen. Wenn ein Arzt im Falle einer eigenen lebensbedrohenden Krankheit rückhaltlos über die ihm verbleibende Lebenszeit aufgeklärt werden möchte, wünscht dies möglicherweise ein Patient nicht, der sich in einer ähnlichen Situation befindet. Die Universalisierung im Sinne der Goldenen Regel lässt aber gerade die völlige Ignoranz der Lebensumstände und Charaktereigenschaften des anderen zu. Erst wenn sich der Arzt im oben genannten Beispiel in die Lage des jeweiligen Patienten versetzt, und den anderen eben nicht so behandelt wie er selbst in einer bestimmten Situation behandelt werden möchte, überschreitet er die Grenze zur Unfairness nicht[269] und erreicht damit den zweiten Grad der Verfeinerung. Ein dritter und letzter Grad in diesem Verfeinerungsraster wird dann erreicht, wenn der Arzt sich nicht nur in die persönliche Situation des Patienten hinein versetzt, sondern auch dessen kulturellen Hintergrund berücksichtigt und gewissermaßen in die Wertewelt des Patienten eintaucht, die dann „wie zu etwas Eigenem“ wird.[270]

Die formalen Voraussetzungen einer universalisierbaren Ethik sind nach den bisherigen Ausführungen

- die Anerkennung sachrationalen Handelns im Rahmen einer instrumentellen, mit anderen Worten: eines pragmatischen Gebrauchs der praktischen Vernunft. Diese fragt danach, welche Mittel im weitestgehenden Sinn in einem Krankenhaus einzusetzen sind, damit das tatsächlich vorgegebene Ziel, nämlich die Herstellung der Gesundheit von Patienten auch erreicht wird. Dabei geht es zunehmend um die Schlüssigkeit von funktionalen Ursache-Wirkungs-Zusammenhängen, die für das angestrebte Ziel unumgänglich sind,
- die Widerspruchsfreiheit in der ethischen Argumentation. Eine Handlungsmaxime, die sich in ihrer Konkretion immer wieder selbst aufheben würde, ist nicht vernünftig nachvollziehbar. Das bedeutet auch, dass ethische Normen und Werte nicht partikular abgrenzbar sein, also weder interregional, noch international, noch interkulturell differieren dürfen,[271]

---

noch dem Konfuzianismus („Lege anderen nicht auf, was du selbst nicht erstrebst“. Analekte des Konfuzius 15,23. 500 v. Chr.) fremd. Auch einer der griechischen „Sieben Weisen“, Pittakos von Mytilene, 620 v. Chr., kannte die Regel: „Was immer du deinem Nächsten verübelst, das tue ihm nicht selbst“.

269 Mackie, John Leslie: Die Erfindung … A.a.O., S. 117.

270 Mackie, John Leslie: Die Erfindung … A.a.O., S. 117.

271 Gerade die Widerspruchsfreiheit ist wegen tiefwurzelnder Traditionen im interkulturellen Bezug enorm sensibilisiert und problematisch, jedoch für die Behandlung traditionsgebundener Patienten mit Migrationshintergrund eine prinzipiell unaufgebbare Voraussetzung.

- der Ausschluss hierarchisch oder einkommens- bzw. vermögensspezifisch begründeter Ansprüche, die der Gleichrangigkeit in einer Gesellschaft vernunftbegabter und freier Wesen widersprechen würde,
- die Anerkennung ausschließlich rational begründbarer und einsehbarer Normen und Werte sowie
- die aus den vorgenannten Voraussetzungen ableitbare Universalisierbarkeit als das „extensive Moment der Moral" und die kategorische Gültigkeit von Normen und Werten als das „intensive Moment der Moral".[272]

Gerhard Schweppenhäuser fasst diese formalen Voraussetzungen in analoger Form zusammen, indem er „fünf wesentliche Momente jeder universalistischen Ethikbegründung" nennt, nämlich Rationalität, Widerspruchsfreiheit, Formalität, Nach-Traditionalität und kulturunabhängige Verpflichtung.[273]

5.3 Das christliche Proprium

Spätestens jetzt stellt sich die Frage nach dem Standort einer christlichen oder doch zumindest biblischen Moral in der Bewertungspalette der Ökonomisierung. Zunächst ist festzustellen, dass es ein für alle verbindliches Weltbild vor dem Hintergrund einer allgemein anerkannten metaphysichen Vorstellung in einer pluralen und zunehmend multikulturellen Gesellschaft nicht mehr gibt. Vielmehr scheint die ethische Entwicklung im Kontext der Kultur mit unaufhaltsamer Notwendigkeit auf eine entstehende Weltkultur hin zu verlaufen[274]. Ein jüdisch-christliches Gottesbild kann in der Öffentlichkeit daher kognitiv nicht mehr begründet werden. Alt- und neutestamentliche Basisethiken, wie zum Beispiel Gerechtigkeitsmoral oder Liebesethik, firmieren unter anderem Namen, verlieren sich in Synkretismus oder feiern eine fragwürdige Auferstehung in der Esoterik. Die moraltheologische Absicherung durch die alttestamentlichen Propheten fehlt.

Wenn somit die monotheistische Geltungsgrundlage der Ethik, die Anerkennungswürdigkeit von Geboten eines allmächtigen, allweisen und allgütigen Gottes und die damit verbundene soteriologische Verknüpfung mit Heilsgütern in

272 So Urs Thurnherr der die Extensität damit erklärt, dass sich die allgemeine Verbindlichkeit an alle Menschen als Subjekte der Moral richtet und dass die kategorische Gültigkeit auf eine „unbedingte Zielorientierung" verweist. Vgl. Thurnherr, Urs: Angewandte Ethik. Hamburg 2000, S. 67.

273 Schweppenhäuser, Gerhard: Grundbegriffe ... A.a.O., S. 154.

274 Korff, Wilhelm: Unternehmensethik und marktwirtschaftliche Ordnung. In: Zeitschrift Interne Revision (Hg.: Deutsches Institut für Interne Revision e.V.), 27. Jg., 1/1992, S. 3.

ihrer Allgemeinverbindlichkeit weggefallen sind, hat sich auch die erkenntnistheoretische Autorität von religiösen Lehren verlagert und zwar auf eine physische (nicht auf eine meta-physische), kausal-funktionale Ebene, die für alle Menschen nicht nur einsichtig ist, sondern auch noch durch unabweisbare Erfolge auffällt, nämlich auf die modernen Erfahrungswissenschaften. Auf der kognitiven Ebene werden damit der Gottesstandpunkt und der Rekurs auf die Schöpfungs- und Heilsgeschichte entfallen. Die epistemische Autorität des Glaubens wird nur noch als geschichtliches oder soziales Faktum, aber nicht mehr als metaphysische Begründungsbasis angesehen.

Ein nach-metaphysischer ethischer Realismus, der Normen durch Erfahrung und ideale Anschauung von Werten restaurieren will, ein am Gesamtnutzen orientierter Utilitarismus, ein moralischer Funktionalismus, der die traditionellen Werte um der Stabilität des Moralbewusstseins willen erhalten will, sind als Reaktionen auf die Entwertung der religiösen Geltungsgrundlage der Ethik ebenso untauglich wie auch eine metaethisch begründete Skepsis gegenüber Begründungsversuchen moralischer Prinzipien.[275]

Vermittelt aber dann die biblische Offenbarung tatsächlich eine spezifisch jüdisch-christliche Moral, die außerhalb des Glaubens nicht wahrgenommen oder erkannt werden kann? Ist der alttestamentliche Dekalog ein archaischer Normenkatalog einer eifersüchtigen Stammesgottheit, ist Moral also Befehl im Sinne Nietzsches?[276] Ist die Liebesidee des Christentums nur geboren aus den Ressentiments der Schwachen gegenüber den Starken?[277] Sind die prophetischen Schriften unzeitgemäße Auslaufmodelle einer längst vergangenen, wenig aufgeklärten Epoche und ist die Bergpredigt eine für asketische Eliten gedachte Sonder- oder Hochethik?[278] Sollte dann nicht wenigstens ein von kirchlichen Trägern geführtes Krankenhaus spezifisch christliche Werte in ihr verbindliches Leitbild mit aufnehmen?

Im Licht der biblischen Offenbarung und angesichts neueren moraltheologischen Forschens sind diese Fragen falsch gestellt. Der Rückgriff auf die Bibel erspart Niemandem die Arbeit, ethische oder sozialethische Normen vernunft-

---

275 Habermas, Jürgen: Die Einbeziehung des Anderen. (Darin: Eine genealogische Betrachtung zum kognitiven Gehalt der Moral. S. 11–64, insbesondere S. 20 ff). Frankfurt a.M. 1996.

276 Nietzsche, Friedrich: Götzendämmerung. In: Schlechta, Karl (Hg.): Werke, Band 2. München 1969, S. 993.

277 Nietzsche, Friedrich: Zur Genealogie der Moral. In: Schlechta, Karl (Hg.): Werke, Band 2. München 1969, S. 772 f.

278 Erinnert sei an die leider immer noch nicht überholte Unterscheidung der Christen in die „credentes“ und die „perfecti“. Für Erstere gelten die „praecepta“ für Letztere die „consilia evangelica“. Vgl. dazu: Weder, Hans: Die „Rede der Reden“. Eine Auslegung der Bergpredigt heute. 5. Aufl., Zürich 2003, S. 19.

gemäß zu begründen. Der Satz: „Weil es in der Bibel steht", ist kein tragfähiges Element, sozialethische Normen abzusichern.[279] Somit liefert die Bibel keine unmittelbaren normativ-ethischen Orientierungen oder Lösungen für aktuelle sozialethische Probleme. Ähnliches gilt für päpstliche Enzykliken, lehramtliche Äußerungen oder andere kirchliche Verlautbarungen innerhalb und außerhalb der katholischen Kirche, die zwar sozialethische Bezüge aufweisen, die aber alle nur in ihren je geschichtlichen Zusammenhängen zu verstehen sind. Es führt zu Fehldeutungen, wenn – wie das bei lehramtlichen Äußerungen manchmal der Fall ist – die Bibel nur als schmückendes Beiwerk verwendet wird, „Bibelzitate ‚steinbruchartig' aus dem Kontext gerissen und nach eigenen Interessen umgedeutet werden"[280] und eine schlüssige Argumentationsweise, die den oben angeführten Voraussetzungen entspräche, dann aber zwangsläufig fehlt.

Die biblische Offenbarung instruiert die Menschen nicht über bestimmte und konkrete Sachverhalte, auch nicht über Normen, die mit der Vernunft nicht oder nur unzureichend erkannt werden können. Sie ist vielmehr ihrem Wesen nach Selbstoffenbarung Gottes, der den Menschen durch sein Wort nicht irgendetwas mitteilt, sondern ihm durch Jesus Christus „seine voraussetzungslose und unbedingte Zuwendung"[281] zusichert. Das Ziel der Selbstoffenbarung Gottes ist gerade nicht ein Katalog von sanktionsbewehrten Normen, die den Menschen kundgetan werden. Ihr Ziel ist vielmehr die Einladung Gottes an die Menschen, an seiner innertrinitarischen Gemeinschaft teilzunehmen. Er spricht „die Menschen an wie ein Freund und verkehrt mit ihnen"[282].

Für das ethische Verständnis der Offenbarung im Kontext mit der sozialethischen Bewertung der Ökonomisierung im kirchlichen und außerkirchlichen Krankenhauswesen (aber nicht nur in diesem Kontext) hat diese Erkenntnis weitreichende Konsequenzen[283]. Es bedeutet nämlich, dass erstens der christliche Glaube, auch im Rekurs auf die Autorität Gottes, kein spezifisches Sonderethos begründet und dass er zweitens den bereits bestehenden, vernunftgemäß begründeten, ethischen Anspruch auch nicht verschärft, vielmehr dem Menschen eine

279 Heimbach-Steins, Marianne: Biblische Hermeneutik und christliche Sozialethik. In: Heimbach-Steins, Marianne (Hg.): Christliche Sozialethik. Band 1. Regensburg 2004, S. 88.

280 Ernst, Stephan: Grundfragen theologischer Ethik. Eine Einführung. München 2009, S. 52.

281 Ernst, Stephan: Grundfragen … A:a.O., S. 93.

282 Vat. II, Dogmatische Konstitution über die göttliche Offenbarung. „Dei verbum", Nr. 2. Wie sehr sich auch die (deutsche) „Amtskirche" mittlerweile in dem einen oder anderen ihrer wesentlichen Vertreter von überkommenen Vorstellungen über die Bedeutung von Offenbarung und Kirche in bezug auf moralische Vorstellungen gelöst hat, zeigt die Äußerung des Vorsitzenden der deutschen Bischofskonferenz, Erzbischof Zollitsch, der, ähnlich wie sein Vorgänger, davor gewarnt hatte, die „Kirche als Wertelieferant oder Werteagentur zu verstehen". Zit. aus Würzburger Volksblatt vom 24. September 2008, S. 5.

283 Vgl. dazu Abschnitt 12.2.

völlig neue Lebensgrundlage (Indikativ) gibt, die ihn fähig und bereit macht, den rational begründeten ethischen Anspruch (Imperativ) wahrzunehmen und zu erfüllen[284]. Eine für alle Menschen einsichtige und deshalb universalisierbare Ethik kann durch den christlichen Offenbarungsglauben nicht außer Kraft gesetzt werden. Vielmehr setzt eine „christliche Ethik“ den ethischen Anspruch als universal und objektiv begründet schon voraus. Sie kann diesen – autonomen – Anspruch durch eine christliche Spezialethik weder überhöhen noch außer Kraft setzen. Wollte sie das, verlöre der Offenbarungsglauben seine ethische Grundlage.

Auch eine christliche Ethik muss sich „von den naiven Geltungsansprüchen moralischer Sätze und der in ihnen komprimierten Lebensformen“[285] distanzieren. Das christliche Proprium liegt also nicht in einer spezifisch christlichen (Sonder-)Ethik, die sich von anderen religiös geprägten oder säkularen Ethiken in positiver Weise unterscheidet. Es liegt vielmehr im Glauben an die von Gott dem Menschen geschenkten Freiheit, die zum ethischen Handeln motiviert. Die Antwort auf die Frage nach der Berechtigung einer christlichen Ethik besteht also nicht in ihrer Exklusivität, sondern allein in ihrer Kompatibilität mit einer vernunftbegründeten universalisierbaren Ethik. Das gilt selbstverständlich auch für bekenntnis- oder konfessionsgebundene Krankenhäuser. Das christliche Ethos kann sich nur dadurch auszeichnen, dass es sich in besonderer Weise für eine vernunftbegründete Ethik einsetzt und den Ballast wegräumen hilft, der sich im Verlauf von Jahrhunderten durch Tradition, Lehrformeln, Machtstreben und kulturabhängiges Verhalten auf die christliche Moral und Sitte gelegt hat. Insofern kann Bohrmann nicht gefolgt werden, der die „christlich inspirierte Sozialethik“ als „eine spezifische Form der Ethik darstellt, die sich auf den religiösen Glauben bezieht[286]. Das christliche Ethos muss vielmehr, um mit Kant zu sprechen, seinen „dogmatischen Schlummer“[287] unterbrechen und sich sagen lassen, dass das Gute nicht erst dadurch gut wird, weil Gott es geboten hat. „Wer die bösen Taten unterlässt, nicht weil sie böse sind, sondern weil Gott es geboten hat, handelt nicht frei“[288]. Freiheit ist aber die Voraussetzung für jedes eigenverantwortliche, moralische und damit auch christliche Handeln.

---

284 Ernst, Stephan: Grundfragen … A.a.O., S. 93.

285 Droesser, Gerhard: Ethische Hermeneutik – Dialogische Praxis … A.a.O., S. 62.

286 Bohrmann, Thomas: Organisierte Gesundheit … A.a.O., S. 63.

287 Kant verwendet diesen Ausdruck in Bezug auf David Hume's Vernunftkritik, der ihn aus eben diesem Schlummer entrissen habe. Kant, Immanuel: Prolegomena. In: Königlich Preußische Akademie der Wissenschaften. (Hg.): Werke. Band IV. Berlin 1903/11. Nachdruck Textausgabe. Bearbeitet von Maier, Heinrich. Berlin 1968, S. 260.

288 Thomas von Aquin: Expositio super secundum epistulam Corinthos 3,2.

5.4 Das sozialethische Gleichgewicht

Die Freiheit ist es auch, die eine heteronome Moral bei der Beurteilung der Ökonomisierung des Krankenhauswesens grundsätzlich ausschließt. Man darf aber, auch im Rahmen eines autonomen Systems, nicht einfach die Frage stellen, wie viel Ethik und welche Art von Ethik wohl eine Ökonomisierung benötigte, um ethisch noch tolerabel zu sein. Zum einen erweckt eine solche Frage den Eindruck, als sei Ethik ein Quantum, das man nur nachzufüllen braucht, wenn der Pegel der Moral im Krankenhaus zu sinken droht. Zum andern suggeriert sie ein in sich geschlossenes, relationsloses, von äußeren Handlungsfeldern grundsätzlich unabhängiges System von Moralsätzen, an die sich Geschäftsführung und Ärzte nur halten müssten, um von sich sagen zu können, ethisch zu handeln. Beides sind Irrwege, die ein moralisches Handeln im Zusammenhang mit der Ökonomisierung des Krankenhauses eher behindern, denn fördern.

Die Ethik darf also nicht von außen an den Prozess der Ökonomisierung heran getragen werden. Vielmehr muss sie ihn in statu nascendi „von innen her" begleiten. Die Vertreter von Medizin und Ökonomie im Krankenhaus, aber auch die Vertreter der gesundheitspolitischen und sicherungspolitischen Ebene sind deshalb auf einen, in einer bestimmten Situation sich wechselseitig immer wieder erneuernden Konsens angewiesen. Die Ethik muss diesen Konsensprozess zu verstehen versuchen und vertretbare Antworten darauf finden. Vertretbar heißt, sie muss in der Lage sein, unverrückbar geglaubte Positionen neu zu durchdenken, gegebenenfalls darin andere Akzente oder Prioritäten zu setzen oder sie vor dem Hintergrund einer veränderten Lebenswirklichkeit als unhaltbar aufzugeben. Das hier geschilderte und als notwendig angesehene „Zusammenspiel" von Medizin und Ökonomie einerseits sowie Ethik andererseits kann nur gelingen, wenn Jeder, der an dem Konsensprozess teilnimmt, zumindest vorübergehend „die Schuhe des Anderen" anzieht. Dadurch besteht zumindest die Chance der gegenseitigen Anerkennung. Habermas nennt für die Überzeugungskraft unterschiedlicher Argumente für einen weiterführenden und konsensorientierten Diskurs vier Voraussetzungen, nämlich:

- Niemand, der einen relevanten argumentativen Beitrag leisten kann, darf daran gehindert werden,
- Jeder erhält die gleiche Chance, einen relevanten argumentativen Beitrag zu leisten,
- jeder Diskussionsteilnehmer muss sagen, was er tatsächlich meint und
- die Kommunikation muss herrschaftsfrei geführt werden können.[289]

289 Habermas, Jürgen: Die Einbeziehung des Anderen … A,a,O, S. 62.

Wie aber kommt der Konsensprozess in Gang? Und wann ist er, der medizinischen, ökonomischen und sozialethischen Entwicklung des Krankenhauswesens wegen, erforderlich?

In diesem Zusammenhang greife ich auf die Theorie der Äquilibration zurück, welche besagt, dass jede Stufe des Moralbewusstseins sich in einem stabileren Gleichgewichtszustand befindet als die vorangehende. Jede neue Stufe nimmt eine neue Struktur an, die zwar Elemente der früheren Stufe einschließt, diese aber so umwandelt, dass eine stabilere Gleichgewichtslage eintritt.[290] Dies ist ein vertikaler, von einer niedrigeren zu einer höheren Stufe des Moralbewusstseins verlaufender Vorgang. Der Antrieb aber für den Konsensprozess ist die Störung des Gleichgewichtszustandes, die ihrerseits zum Handeln Anlass gibt mit dem Ziel aus dem „Ungleichgewicht herauszukommen", „selbstverständlich nicht im Sinne einer Rückkehr zur früheren Gleichgewichtsform, deren Ungenügen ja für den Konflikt verantwortlich war, sondern im Sinne einer Verbesserung dieser früheren Form"[291]

Im Folgenden sehe ich den Gleichgewichtszustand allerdings horizontal, nicht vertikal innerhalb ethischer Merkmale oder Perspektiven befindlich. Ich sehe ihn vielmehr zwischen ethischen Überlegungen einerseits und außerethischen gesellschaftlichen oder kulturellen Entwicklungen andererseits etabliert.

Dazu folgende Vorbemerkung zur Funktion einer partikulären Moral: Sie wird in einer Gesellschaft durch Erziehung und Tradition weiter gegeben. Sie stabilisiert die Gesellschaft und verleiht dem Einzelnen Orientierung und Entlastung. Wenn die moralischen Überzeugungen und Normen in Bezug auf die sich weiter entwickelnde Lebenswirklichkeit, in unserem Fall in Bezug auf die Fortschritte und Erkenntnisse in der Medizin, in der Ökonomie und ihren Teildisziplinen im Krankenhauswesen plausibel sind und gewissermaßen als „common sense" anerkannt werden, kann von einem spannungsfreien und stabilen Gleichgewicht zwischen Medizin und Ökonomie einerseits und Ethik andererseits ausgegangen werden. Ich nenne dieses Gleichgewicht ein stationäres sozialethisches Gleichgewicht. Stationär deshalb, weil sich ohne gesellschaftliche Veränderungen oder Impulse an der relationalen Situation von Ethik zur Lebenswirklichkeit nichts ändert und zu einer Änderung auch kein Anlass besteht[292]. Sozialethisch

290 Habermas, Jürgen: Moralbewusstsein ... A.a.O., 1983, S. 44.

291 Piaget, Jean: Die Äquilibration ... A.a.O., S. 19. Piaget bezeichnet diesen Vorgang als „majorierende Re-Äquilibration", somit als eine Wiederherstellung eines „verbesserten" Gleichgewichts. Ebenda S. 20.

292 Das Begriffspaar „stationär" und „evolutorisch" stammt aus der ökonomischen Theorie und wird dort für analytische Zwecke in der Erforschung von Wachstums- und Entwicklungsprozessen verwendet. Stationär ist ein Zustand dann, wenn sich im Zeitablauf die Variablen dieses

nenne ich dieses Gleichgewicht deshalb, weil es ethische Perspektiven in seiner sozialen Relation beinhaltet.

Treten aber substanzielle Änderungen in der Lebenswirklichkeit ein, die mit geltenden Normen in der Gesellschaft nicht mehr in Einklang zu bringen sind, so gerät das stationäre Gleichgewicht in einen instabilen Zustand, der eine ethische Grundentscheidung erzwingt, die in zweierlei Richtungen verlaufen kann:

- Entweder die Vertreter der Ethik verschließen sich dem zeitbedingten Wandel der geschichtlichen, gesellschaftlichen und kulturellen Gegebenheiten, im konkreten Fall dem Wandel im medizinischen und ökonomischen Sachbereichen des Krankenhauswesens. Dann werden ethische Ansprüche mehr und mehr ihre Akzeptanz in der Gesellschaft verlieren. Anstatt ein neues, ethisch gerechtfertigtes Gleichgewicht mit medizinischen Neuerungen und ökonomischen Erkenntnissen zu finden, gerät die Ethik in die Gefahr der Isolation. In diesem Fall müsste von einem geschichtsvergessenem Umgang mit der Moral gesprochen werden, der nicht nur die Gefahr der Isolation in sich birgt, sondern auch historische, naturalistische, fideistische oder rigoristische Fehl- und Kurzschlüsse zur Folge hätte[293].
- Oder aber die Ethik macht sich daran, ihre bisher geltenden Normen auf ihre Belastbarkeit hinsichtlich der neuen Fragen und Probleme zu überprüfen. Sie betritt dann den Weg einer „schöpferischen Zerstörung“[294], der es ihr erst ermöglich, an einem Konsensverfahren in der geschilderten Form glaubwürdig teilzunehmen. Schöpferische Zerstörung meint hier mehr als nur Anpassung an veränderte Daten. Es geht um den Mut des Aufbruchs[295] aus einem sicheren und wohlbekannten Land einer etablierten, in sich stimmigen und einst auch mit der Umwelt kompatiblen Moral, in ein bisher unbekanntes Terrain, das es neu zu erforschen gilt, um (schöpferisch) neue und überzeugende Ant-

---

Zustandes nicht ändern. Vgl. dazu u.a. Schneider, Erich: Wirtschaftstheorie. II. Teil. 10 Aufl., Tübingen 1965, S. 263 f.

Der Begriff „stationär“ wird im Übrigen in einem ähnlichen Zusammenhang von Alois Baumgartner verwendet, der ihn für eine über Jahrhunderte anhaltende Ordnung von Ständen, Zünften und Hausgemeinschaften gebrauchte, die sich im Zuge von Aufklärung und Industrialisierung in einem Auflösungsprozess befand. Baumgartner, Alois: Entwicklungslinien des deutschen (Sozial-)Katholizismus. In: Heimbach-Steins (Hgg.): Christliche Sozialethik. Band 1. Grundlagen. Regensburg 2004, S. 189.

293 Demmer, Klaus: Hermeneutische Probleme der Fundamentalmoral. In: Mieth, Dietmar; Compagnon, Francesco (Hg.): Studien zur theologischen Ethik im Kontext des Glaubens. Freiburg (Schweiz) 1978, S. 101.

294 Schumpeter, Joseph: Theorie der wirtschaftlichen Entwicklung. 6. Aufl., Berlin 1964, S. 88 ff sowie Ders.: Der Prozess der schöpferischen Zerstörung. Zit. nach Herdzina, Klaus: Wettbewerbstheorie. Köln 1975, S. 134–142.

295 „Aufbruch“ ist ein biblisches Paradigma und sollte auch für die Moraltheologie gelten.

worten jenseits von Klischees zu finden. Denn auch die Kirche ist mit ihrem Moralbewusstsein nicht nur eine „Erinnerungsgemeinschaft an die bleibende Neuheit des Evangeliums, sondern auch eine Einsichts- und Lerngemeinschaft aufgrund der sich wandelnden geschichtlichen Herausforderungen“[296].

Mit der zweiten Alternative wird keiner Zeitgeist-Konformität oder einem moralischen Relativismus das Wort geredet[297]. Ohne Zweifel steht die Ethik in ihrer Geschichtlichkeit immer zwischen passiver Geschichtsunterworfenheit und aktiver Geschichtsgestaltung[298]. Sie hat also auch die Aufgabe, in der Gesellschaft und in Institutionen und Organisationen, somit auch im Krankenhauswesen immer wieder neu die Fragen zu stellen, wie soll ich handeln, warum ist eine Handlung ethisch richtig und eine andere ethisch falsch und wie begründe ich ethische Normen, damit diese von Jedem verstanden und angenommen werden können.

Eine grundsätzlich gegenüber vorangegangenen Jahrzehnten veränderte Situation im deutschen Krankenhauswesen ist der zunehmende Kostendruck, der in seiner Konsequenz einen Prioritätenwechsel mit einer vermehrt betriebswirtschaftlichen Sichtweise hervorruft, was wiederum zu einem Perspektivenwechsel in der Versorgung der Patienten führt[299]. Dadurch erfährt das bis dahin stabile stationäre sozialethische Gleichgewicht eine Störung[300]. Der darauf folgende instabile Zustand nimmt die Ausmaße einer Krise an und zwingt die Entscheidungsträger des Krankenhauswesens, ihren „gegenwärtigen Zustand zu überwinden und irgendetwas in neuen Richtungen zu suchen“[301].

Gerade in einer solchen Situation, in der faktische moralische Geltungsansprüche nicht mehr tragen und zum Prozess fortschreitender Entwicklung in der Medizin und in der Ökonomie, im Krankenhauswesen und in der Gesellschaft in Widerspruch geraten, liegt eine kritische, methodisch kontrollierte Reflexion der gewordenen und bisher gewohnten Lebens- und Ethosformen nahe.[302]

---

296 Kleber bezieht sich hier auf Klaus Demmer und zitiert ihn unter „Staatslexikon III, 1309“. Kleber, Karl-Heinz: Historia docet. Zur Geschichte der Moraltheologie. Münster 2005, S. 8.

297 Der Begriff Zeitgeist wäre ohnehin problematisch. Er bedeutet nicht mehr als eine Hilfskonstruktion, um gedanklich einen Ausgleich zwischen der Erfahrung des Wandels und einem Wissensmodell der Zeitlosigkeit herzustellen. Siehe dazu Konersmann, Rolf: Verführt vom Zeitgeist. Interview in der Universitätszeitung „unizeit“ Nr. 27 vom 08.Januar 2005 der Kieler Christian-Albrechts-Universität. Kiel 2005, S. 2.

298 Demmer, Klaus: Hermeneutische Probleme … A.a.O., S. 101.

299 Vgl. Abb.1.

300 Vgl. Abb. 4.

301 Piaget, Jean: Die Äquilibration … A.a.O., S. 19.

302 Droesser, Gerhard: Ethische Hermeneutik – Dialogische Praxis … A.a.O., S. 62.

Abb.4: Das sozialethische Gleichgewicht im Krankenhauswesen

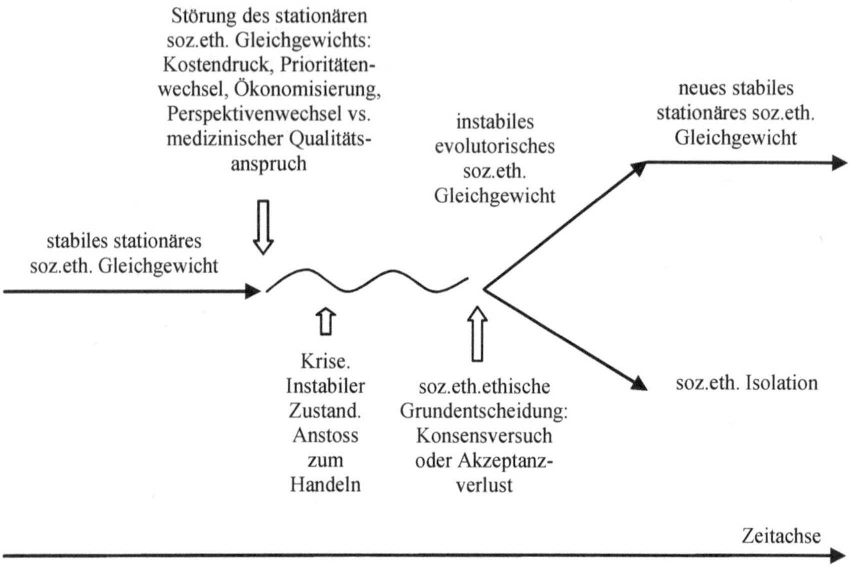

Der instabile Zustand ist ein wesentlich motivierender Faktor, der schließlich in ein evolutorisches sozialethisches Gleichgewicht mündet, ohne welches das System auf Dauer nicht aufrecht erhalten werden könnte. Evolutorisch nenne ich dieses Gleichgewicht deswegen, weil sich vor dem Hintergrund veränderter Paradigmen im Krankenhauswesen ein Entwicklungsvorgang abspielt, der das Zusammenspiel von Medizin und Ökonomie auf eine neue, dem gesellschaftlichen und kulturellen Fortschritt angemessene, höhere Stufe hebt.[303]

Dieser konsensprozessuale Entwicklungsvorgang ist wegen des Umfangs seiner Komponenten im wesentlichen unumkehrbar. Er ist ein Vorgang der Differenzierung von Strukturen des Krankenhauswesens und ihrer Integration in andere Subsysteme, in das System Gesundheitswesen und in das Umsystem. Er ist deshalb auch majorierend, weil er nach dem jeweiligen Abschluss eines Kon-

303 Das hier dargestellte evolutorische Gleichgewicht darf nicht mit einer evolutionären Ethik verwechselt werden. Der Unterschied zum evolutionären sozialethischen Gleichgewicht besteht darin, dass die evolutionäre Ethik von einem biologistischen Selektionsprozess Darwinscher Prägung ausgeht, während das evolutionäre Gleichgewicht einen Zustand beschreibt, der auf einem Konsensprozess beruht, der wiederum aufgrund veränderter gesellschaftlicher Paradigmata zustande kommt.

sensprozesses ein jeweils verbessertes sozialethisches stationäres Gleichgewicht hervorzubringen in der Lage ist.

In diesem Konsensprozess muss die Ethik eine Antwort finden, ohne Basiswerte, wie die Würde der Person, ihre Freiheit und Unantastbarkeit, aufzugeben. Eine Antwort findet sie nur, wenn sie bereit ist, sich in den evolutorischen Prozess mit ihrem Potenzial an Sinndeutungskompetenzen einzubringen.

Um kein Missverständnis aufkommen zu lassen: Der Konsens, sollte er denn auf der Basis eines neuen stationären Gleichgewichts über den mühevollen Weg des evolutorischen Gleichgewichts zustande kommen, enthält in der Regel nicht die von Kant geforderte Moralität. Denn diese ist unabhängig von der Intention und der Wirkung des Konsensprozesses und seines Ergebnisses.[304] Sie folgt allein dem „guten Willen", der „aus Pflicht" einem Gesetz gehorcht, das autonom ist und einer Maxime entspricht, durch die man wollen kann, dass sie ein allgemeines Gesetz werde. Ein Konsensergebnis wird auf diese Weise im Krankenhauswesen wohl kaum erreicht werden, ist dieses doch ein Konglomerat an Interessen verschiedener medizinischer und betriebswirtschaftlicher Leistungsträger und Patientengruppen, an Intentionen unterschiedlichster Systeme und Subsysteme sowie an Zwangsläufigkeiten im instrumentellen Leistungsprozess, die, um auch hier mit Kant zu sprechen, eher einem hypothetischen, denn einem kategorischen Imperativ[305] folgen. Zudem hat der kategorische Sinn der allgemeinverbindlichen Moralität nur so lange Bestand, so lange er unter dem ethischen Vorbehalt der je persönlichen, institutionellen und praktischen Lebens- und Handlungsperspektive steht.[306]

Hier besteht der Einwand von Habermas zu Recht, der die moralische Allgemeinverbindlichkeit nicht an eine egozentrische Verallgemeinerung knüpft, sondern an einen rationalen Diskurs, der auf die Verständigung aller Betroffener abzielt. Der kategorische Imperativ erhält damit eine diskurstheoretische Lesart.[307] In jedem Fall aber ist es die Vernunft, aus der alle Begriffe zur Bestimmung der Moralität a priori hervorgehen.

---

304 Kant, Immanuel: Grundlegung ... A.a.O., S. 39.

305 Der hypothetische Imperativ sagt nur, dass eine Handlung zu irgendeiner möglichen (problematischen) oder wirklichen (praktisch-assertorischen) Absicht gut sei. Der kategorische Imperativ erklärt sich selbst als objektiv notwendig in Absehung aller Absichten, Zwecke oder Neigungen. Kant, Immanuel: Grundlegung ... A.a.O., S. 59.

306 Habermas, Jürgen: Die Einbeziehung des Anderen ... A.a.O., S. 35.

307 Habermas, Jürgen: Moralbewusstsein ... A.a.O., S. 103.

6. Die Vernunft als Bezugspunkt der Ethik

Folgt man auch hier in der Grundstruktur der Begriffsbestimmung Kants, so muss allen vernunftbegabten Wesen die Freiheit als Eigenschaft des Willens zuerkannt werden. Freiheit bedeutet in diesem Zusammenhang die „Unabhängigkeit von bestimmenden Ursachen der Sinnenwelt“[308]. Die Freiheit des Willens aber bewirkt die Fähigkeit, sich in Autonomie selbst ein Gesetz zu geben. Insofern ist die Autonomie des Willens das oberste Prinzip der Moralität. Urheberin dieses Prinzips aber ist die Vernunft – und zwar völlig unabhängig von irgendwelchen fremden Einflüssen. Denn wäre sie abhängig, dann würde der Mensch nicht seiner Vernunft, sondern einem Antrieb die Bestimmung seiner Urteilskraft zuschreiben müssen.[309] Er wäre dann nicht frei.

Die Art von Handeln im Sinne einer die Moralität bestimmenden Vernunft nennt Kant ein Handeln nach der praktischen Vernunft.[310] Konkret gesprochen: Wenn die Struktur des Krankenhauswesens so beschaffen ist, dass es dem Arzt erleichtert wird, seiner Neigung folgend und in Anwendung seiner ärztlichen Kunst den Menschen gesund zu machen, sagt dies noch nichts über die moralische Qualität seines Handelns aus. Erst wenn dieser Arzt überzeugt ist, dass sein Handeln, mit und ohne eine entsprechende Beschaffenheit des Krankenhauswesens und ohne spezifisch utilitaristische Intentionalität des Arztes, letztlich die Zustimmung aller Betroffenen findet, somit geeignet ist, ein allgemeines Gesetz zu werden, dem der Arzt aus Pflicht gehorcht, handelt er im Kant'schen Sinne moralisch.

So ist die praktische Vernunft der Bezugspunkt der Ethik, auf dem sich alle kognitiven Ansätze einer Ethikbegründung letztlich beziehen. Kants Kritik der praktischen Vernunft richtet sich denn auch auf die Frage, ob die Vernunft ausschließlich in der Lage sei, den Willen unter völligem Absehen von sittlichen Vorbildern, Neigungen, moralischen Zielen, Zwecken oder sonstigen empirischen Erfahrungen zu bestimmen. Diese Frage bejaht er.

Und schließlich spricht Kant vom empirischen Gebrauch der praktischen Vernunft, wenn über die Mittel und Möglichkeiten, ein vorgegebenes Ziel unter Wahrung der Moralität zu erreichen, nachgedacht werden soll. Thomas Haus-

308 Kant, Immanuel: Grundlegung … A.a.O., S. 115.

309 Kant, Immanuel: Grundlegung … A.a.O., S. 105 f.

310 Kants Kritik der reinen Vernunft bezieht sich im Gegensatz dazu auf das reine apriorische Erkenntnisvermögen ohne jegliche empirische Bedingung. So sind Raum und Zeit oder die Kausalität vorgegebene Eigenschaften unserer Vernunft bzw. unseres apriorischen Bewusstseins und nicht Eigenschaften dieser Welt. Vgl. u.a. Kant, Immanuel: Kritik der reinen Vernunft … A.a.O., S. 26.

manninger greift diesen Sprachgebrauch auf, verwendet aber seinerseits die von Jürgen Habermas entlehnte Terminologie des „pragmatischen Gebrauchs der praktischen Vernunft“[311]. Gemeint sind damit jeweils widerspruchsfreie Gesetzmäßigkeiten, die sich aus der Erfahrung ergeben und die bei der Verfolgung bestimmter Ziele vernunftgemäß und durch zweckrationale Mittelwahl in der praktischen Führung eines Krankenhausbetriebes anzuwenden sind. Insofern ist das Krankenhaus „eine Leistung der praktischen Vernunft“.[312]

Dennoch darf bezweifelt werden, ob die Kant'sche Ethik in ihrer reinen Form und in ihrem vollen Umfang geeignet ist, den Ökonomisierungsprozess im Krankenhauswesen angemessen zu bewerten. Dagegen sprechen jedenfalls der formale Charakter des kategorischen Imperativs, die fehlende Berücksichtigung des allgemeinen Moralempfindens und moralischer Gefühle über das, was in einer bestimmten Situation richtig und falsch ist und schließlich auch die Missachtung patientenbezogener Handlungsfolgen.[313] Zudem ist Kant zumindest tendenziell eine gewisse Abwertung der Leiblichkeit nicht fremd.[314] Der Mensch kann schließlich nicht als reines Vernunftwesen beschrieben werden. Wäre er das ausschließlich, so erübrigte sich jede Form von Ethik, denn der Mensch wäre dann schon immer der, der er sein soll und ein Nachdenken darüber, wie er ein guter Mensch werden könne, bedürfte es nicht[315].

6.1 Die propositionale Sprache der Vernunft

Ulrich Steinvorth interpretiert die Vernunft als ein geistiges Vermögen, das es erlaubt, eine propositionale Sprache zu sprechen. Diese vermag Signale nicht nur als Reize zu identifizieren und auf sie zu reagieren, sondern die gleichen Signale zu beschreiben, zu interpretieren und ihre Bedeutung zu analysieren oder sie zu bewerten.[316]

Entscheidend für die weiteren Überlegungen ist die Beobachtung, dass die propositionale Sprache keine Signalsprache ist, durch die der Signalsender beim Signalempfänger bestimmte Reaktionen auslöst. Diese Reaktionen müssen nicht

311 Der Gedanke des pragmatischen Gebrauchs der praktischen Vernunft wird in Abschnitt 6.3.1 noch einmal aufgenommen.

312 Gerhard Droesser: Strukturelle Freiheit … A.a.O., S. 251.

313 Siehe auch Pfister, Jonas: Philosophie. Stuttgart 2006. S. 181.

314 Vgl. dazu die Anmerkungen bei Schobert, Wolfgang: Einführung in die theologische Anthropologie. Darmstadt 2006, S. 28 f.

315 Pieper, Annemarie: Einführung in die Ethik. 3. Aufl., Tübingen, Basel 1994, S. 67.

316 Steinvorth, Ulrich: Was ist Vernunft? München 2002, S. 25 ff.

– wie Steinvorth offensichtlich voraussetzt[317] – „erwünscht" sein. Ich unterscheide deshalb zwischen Signalen mit erwünschten und unerwünschten Reaktionen. Tiere verständigen sich mit Lauten oder mit bestimmten Verhalten in bestimmten Situationen, im Straßenverkehr signalisiert eine rote Ampel ein Haltegebot. Die Reaktionen darauf sind sicherlich vorhersehbar und erwünscht. Anders sieht es aus, wenn Ärzte durch ihre Mimik und Gestik, insbesondere aber durch ihre Fachsprache, den Patienten – unbewusst – verunsichern oder ängstigen. „Zum ärztlichen Fachmann, den ich meine, gehört etwas so Einfaches, dass er sehen und hören kann; und etwas offenbar so Schwieriges, dass er sprechen lernt"[318]. Aus der Sicht der Patienten aber ist die Fachsprache des Arztes nichts anderes als eine Signalsprache, die sie nur halbwegs einzuordnen oder gar nicht zu interpretieren vermögen. Ihre Reaktionen sind ein Gefühl des Ausgeliefertseins, der Hilflosigkeit und vielleicht noch der Ergebenheit, aber auch der Angst. Aus der Sicht des Arztes können solche Reaktionen nur unerwünscht sein[319]. Aufgrund ihrer vertakteten[320] Arbeitszeit verwenden vor allem die Klinikärzte ihre Signalsprache auch als eine Art Stenogramm, mit der sie sich zeitsparend verständigen können, ohne allerdings die Rezeptionsfähigkeit des Patienten ausreichend zu berücksichtigen.

Ich halte deshalb fest: Ärzte untereinander sprechen in ihrer Fachsprache zweifellos propositional, d.h. sie können differenzieren und bewerten sowie nach Möglichkeit, Wirklichkeit und Notwendigkeit unterscheiden. Das Arzt-Patienten-Gespräch ist nur dann als propositional zu bezeichnen, wenn das stattfindet, was als „Gesprächsmedizin" im Gegensatz zur „Funktionsmedizin" bezeichnet werden kann. Dabei hängt der Verlauf einer Krankheit „weitgehend von der Erwartung des Patienten und zwar über psychische Wechselwirkungen" ab.[321] Die Erwartung des Patienten wird aber fehlgeleitet, im schlimmsten Fall, je nach seiner psychischen Verfasstheit, negativ akzentuiert, wenn er die Sprache, Gestik und Mimik des Arztes nur als Signale empfindet, die er weder interpretieren noch bewerten kann. Sinn oder Fragwürdigkeit einer ärztlichen Behandlung

317 Steinvorth, Ulrich: Was ist Vernunft? ... A.a.O., S. 25.

318 Rimpau, Wilhelm; Dörner, Klaus: Einführung in Leben und Werk Viktor von Weizsäckers. In: Rimpau, Wilhelm (Hg.): Viktor von Weizsäcker. ... A.a.O., S. 14.

319 Wenn man einmal von der allzu menschlichen Neigung absieht, ein Herrschaftswissen und eine Herrschaftssprache demonstrieren zu wollen.

320 Zum Begriff der Vertaktung von Arbeitsprozessen vgl. Abschnitt 5.1.

321 Schaefer, Hans: Soziale und ethische Probleme der ärztlichen Bildung. In: Schockenhoff, Eberhard u.a. (Hg.): Medizinische Ethik im Wandel. Grundlage, Konkretionen, Perspektiven. Ostfildern 2005, S. 17.

können auf diese Weise dem Patienten nicht mehr erschlossen werden.[322] Die kommunikativen Zeichenvorräte für das Gespräch zwischen Arzt und Patient sind im schlimmsten Falle nicht mehr kompatibel.

Manfred Lütz spricht in diesem Zusammenhang von einem Rückgriff auf „die alte religiöse Orakeltradition“[323], wenn der Chefarzt zum Patienten, Kompetenz ausstrahlend, in einer medizinischen Fachterminologie redet und ihn dann in unruhiger Ratlosigkeit zurücklässt. Hier ist eine der „Grunddimensionen der Sprache“[324] verlorengegangen, nämlich ihre Intersubjektivität zwischen Arzt und Patient.

Zum Patienten aber diese Intersubjektivität wieder herzustellen, eine propositionale Brücke zu bauen, kostet Zeit, die in der Rechnung der Versicherer keine Kostenstelle belegt. Und schließlich ist die Propositionalität der medizinischen Sprache im Curriculum der Arztausbildung auch gar nicht vorgesehen.[325] Das gilt sowohl für den ambulant wie für den stationär tätigen Arzt. Hier stellt sich unmittelbar die Frage nach dem Stellenwert der krankenhausbezogenen Strukturethik. Wird die Struktur der Ausbildung noch dem gerecht, was für das Verhältnis von Arzt und Patient gefordert werden muss oder sinkt – um es krass auszudrücken – das Niveau krankenhausärztlicher Tätigkeit auf das eines hochqualifizierten Technikers in einem Reparaturbetrieb?[326]

---

322 Die „Blütezeit“ einer wortkargen Beziehung zwischen Arzt und Patient sehen Noack und Fangerau im deutschen Kaiserreich des 19. und frühen 20. Jahrhunderts. Dort wurde Kranken nur ein Widerstandsrecht zugebilligt. Ein medizinischer Eingriff war legitim, solange der Kranke nicht ausdrücklich widersprach. Siehe Noack, Thorsten; Fangerau, Heiner: Zur Geschichte des Verhältnisses von Arzt und Patient in Deutschland. In: Schulz, Stefan; Steigleder, Klaus; Fangerau, Heiner; Paul, Norbert W. (Hg.): Geschichte, Theorie und Ethik der Medizin. Frankfurt am Main 2006, S. 81 ff.

323 Lütz, Manfred: Lebenslust ... A.a.O., S. 30.

324 Coseriu, Eugenio: Geschichte der Sprachphilosophie. Tübingen, Basel 2003, S. 15 f.

325 Schaefer stellt fest, dass „in den mir zugänglichen Lehrbüchern der Physiologie das Wort Psyche oder Seele im Register“ überhaupt nicht vorkommt. Schaefer, Hans: Soziale und ethische Probleme der ärztlichen Bildung ... A.a.O., S. 19. Ähnlich äußert sich Johannes Röser, der eine erfahrende Ärztin wie folgt zitiert: „Zum ärztlichen Ethos gehört ein vernünftiger Gebrauch der ärztlichen Kunst und der medizinischen Wissenschaft“. Dazu sei eine intensive ärztliche Gesprächsführung notwendig. Diese allerdings werde an der Universität leider kaum gelehrt. Siehe Röser, Johannes: Die Bühne Mensch, die Bühne Gott. In: Christ in der Gegenwart, Nr. 22/2009, S. 244.

326 Erstaunlicherweise scheinen sogar bei einer industriell organisierten Arbeit im Zuge fortschreitender Technisierung im Umgang mit Maschinen Fähigkeiten wie Gespür, subjektives Empfinden, Intuition, die aus jahrelanger Erfahrung resultieren, wichtige und gesuchte Kompetenzen zu sein. Vgl. dazu Böhle, Fritz: Technik und Arbeit – Neue Antworten auf „alte Fragen“. In: Soziale Welt, Heft 3, 49 Jg. 1998, S. 233–252.

Wir nähern uns wieder der praktischen Vernunft als Bezugspunkt der Ethik, wenn wir der Vernunft das besondere Vermögen zuerkennen, Wahrheit und moralische Richtigkeit als Geltungsansprüche zu erkennen und zu rechtfertigen[327]. Dies gilt selbstverständlich auch für die Strukturethik. Damit ist das eigentliche „Geschäft der Vernunft"[328], nämlich die Fähigkeit zur Unterscheidung von Sinnenwelt und Verstandeswelt, sowie von „richtig" und „falsch" beschrieben. Zweierlei Gesichtspunkte sind dabei von Bedeutung. Zum einen der Gesichtspunkt der Fähigkeit zur kritischen Bewertung einer Handlung, zum anderen der Gesichtspunkt der Fähigkeit, eine Begründung oder eine Rechtfertigung für eine bestimmte Handlung zu artikulieren. In beiden Fällen ist die propositionale Sprache, die nur dem Menschen zu eigen ist, unabdingbar. Insofern ist Vernunft ein vollständiges und nicht nur ein graduelles Vermögen: Entweder sie ist – wie beim Menschen – vorhanden oder sie ist – wie bei allen nicht-menschlichen Lebewesen – nicht vorhanden.

Das nichtsinnliche Erkennen ist nach Steinvorth eine spezifische Leistung der Vernunft. Diese Beschreibung würde aber als Spezifikum nicht genügen, denn ohne Zweifel besitzt auch der Verstand das Vermögen nichtsinnlicher Erkenntnis, wenn man an mathematische oder logische Fähigkeiten des Verstandes denkt.

Auf Umweltreize zu reagieren, Probleme zu lösen, Gedanken, Ideen oder Vorstellungen in Propositionen zu fassen, ist das Geschäft des Verstandes. Steinvorth nennt es Intelligenz.[329] Diese aber ist dem Menschen in je unterschiedlichem Maße gegeben oder wird ihm in je unterschiedlichem Maße anerzogen oder von ihm erworben. Sie hat somit graduellen Charakter.

Kant ist es, der dem Verstand ein Vermögen zuspricht, das dazu dient, die „sinnlichen Vorstellungen unter Regeln zu bringen"[330]. Damit sieht „ein vernünftiges Wesen sich selbst als Intelligenz […] zur Verstandeswelt gehörig" an[331]. So ist die menschliche Intelligenz, weil graduell konstituiert, allen denkbaren inneren Neigungen und äußeren Einflüssen unterworfen, die ihre Konsequenzen auch für die Setzung von Zielen und für die Gestaltung einer zweckrationalen Mittelwahl in der Krankenhausbetriebsführung hat. Dessen ungeachtet ist das Grundprinzip der Anwendung der praktischen Vernunft die formelle Widerspruchsfreiheit einer Argumentation oder einer Handlung, aber auch die formelle Widerspruchsfreiheit in der Zielkonfiguration eines Krankenhauses.

---

327 Steinvorth, Ulrich: Was ist Vernunft … A.a.O., S. 21.

328 Kant, Immanuel: Grundlegung … A.a.O., S. S. 111 f.

329 Steinvorth, Ullrich: Was ist Vernunft? … A.a.O., S. 22.

330 Kant, Immanuel: Grundlegung … A.a.O., S. 111.

331 Kant, Immanuel: Grundlegung … A.a.O., S. 112.

6.2 Die Leistung der praktischen Vernunft

Der Gebrauch der praktischen Vernunft beschränkt sich somit nicht nur auf ethische oder moralische Fragestellungen[332]. Vielmehr sind es praktische Probleme, die in unterschiedlicher Art und Weise im Krankenhausbetrieb anfallen, Die zweckrational gehaltvolle Lösung dieser Probleme ist denn auch die Grundlage, auf der die ethische Bewertung durch die praktische Vernunft aufbauen kann. Fehlt nämlich eine zweckrationale Linie, wird eine Bewertung keinen Ansatzpunkt finden können, weil es sinnlos ist, die Logik der Ethik auf nicht-logische Sachverhalte anzuwenden. Um somit zu verlässlichen ethischen Gesichtspunkten der Ökonomisierung des Krankenhauswesens zu kommen, darf nicht mit der Ethik begonnen werden. Vielmehr muss zunächst der Gegenstand, der ethisch bewertet werden soll, im Mittelpunkt der Betrachtung stehen. Ethische Folgerungen können nur aus der Kenntnis realer Zusammenhänge gezogen werden. Insofern darf von der Ethik erwartet werden, sich zunächst über die Realität der Krankenhauswesens ein Bild zu machen bzw. über das, was phänomenologisch erkannt werden kann oder über das, was die soziologische, epidemiologische und ätiologische Forschung über diese Realität zu sagen haben[333].

Dabei ergeben sich eine Reihe von Fragen. Welche Strukturen und Prozesse bestimmen ein Krankenhaus und dessen systemisches Umfeld? Wie kam es zu diesem Phänomen der Ökonomisierung? Haben sich früher geltende moralische Normen verändert, Ziele gewandelt, Perspektiven verlagert, steht das Bild vom Menschen unter einem anderen Blickwinkel? Welchen gesellschaftlichen Stellenwert hat der kranke und darüber hinaus der alte, therapie- und pflegebedürftige Mensch?

Die konkreten Handlungsbedingungen der relevanten Akteure, d.h. die kulturellen, sozialen, wirtschaftlichen und psychologischen Handlungswirklichkeiten sind es, die es zu untersuchen gilt, bevor eine für die ethische Reflexion brauchbare Definition von Normen und ihre Anwendung auf das Problem der Ökono-

332 Die ausdrückliche Unterscheidung von „ethisch" und „moralisch" geht u.a. auf Habermas zurück, der dem klassischen Begriff von „Ethik" folgt, der auf das Gute abzielt und im Sinne von Aristoteles den Weg zum guten und glücklichen Leben beschreibt. Das „Moralische" kommt dann in Sicht, wenn Handlungen zu Situationen führen, die das Leben und die Interessen Dritter berühren und die gegebenenfalls zu Konflikten führen. Vgl. dazu: Habermas, Jürgen: Erläuterungen zur Diskursethik. 4. Aufl., Frankfurt am Main 2006, S. 100–118. In dieser Arbeit werden aber die Begriffe „ethisch" und „moralisch" nach wie vor synonym verwendet, falls nichts anderes vermerkt ist. Vgl. Abschnitt 1.

333 Kühn, Hagen: Der Ethikbetrieb in der Medizin. Korrektur oder Schmiermittel der Kommerzialisierung. In: Veröffentlichung der Forschungsgruppe Public Health. Wissenschaftszentrum Berlin für Sozialforschung (WZB). März 2006, S. 23.

misierung entwickelt werden kann. Die hochkomplexen Strukturen des Krankenhauswesens bedürfen also besonderer analytischer Aufmerksamkeit, wenn Vorgänge der Ökonomisierung ethisch bewertet werden sollen.

Nachdem oben[334] bereits die systemische und betriebliche Struktur des Krankenhauswesens, somit sein Erscheinungsbild, untersucht wurde, werden im Folgenden Zielkonfigurationen sowie die inner- und außerbetrieblichen Leistungsprozesse des Krankenhausbetriebes, somit Intentionen und Mittel, mit denen die Intentionen realisiert werden können, dargestellt.

6.2.1 Die Zielkonfiguration als sozialethische Markierung

Unter Zielkonfiguration verstehe ich ein aufeinander abgestimmtes System an Zielelementen, die entweder für das Krankenhaus axiomatisch vorgegeben sind oder selbst als Bestandteil eines Entscheidungsprozesses im Bereich der Trägerschaft des Krankenhauses angesehen werden[335]. Dieser Entscheidungsprozess – der einem Konfigurations-Management[336] gleichkommt – dient der Formulierung und Weiterentwicklung der Zielelemente und deren widerspruchfreier Integration vor dem Hintergrund eines den Intentionen des Krankenhauses entsprechenden Leitbildes. Ein Leitbild wiederum ist normativer Bestandteil der Führung eines Krankenhauses. Es beantwortet die Frage nach seiner Identität[337] im Sinne eines „corporate identity“[338] und ist so Ausdruck der Unternehmenscharakteristika und der Unternehmenskultur gegenüber Stakeholdern und der Öffentlichkeit.

Axiomatisch vorgegeben sind Zielelemente in Form von Werten, die aus dem Umystem in das Gesundheitswesen und das Krankenhauswesen bis in jedes einzelne Krankenhaus hineinreichen. Gemeint sind die Werte der christlich-abendländischen Tradition, die Charta der Menschenrechte, des Näheren das

---

334 Abschnitt 4.

335 Auch im Vollzug des Krankenhausbetriebes selbst sind permanent Zielkonfigurationen abzustimmen und diesbezügliche Entscheidungen zu treffen. Dieses Vorgehen ist im Rahmen einer hierarchisch strukturierten Gruppe auch als „management by objectives“ (Führung durch Zielvereinbarung) bekannt.

336 Ich verstehe darunter Verhaltens- und organisatorische Regeln zur Herstellung und Erhaltung von aufeinander abgestimmten Leistungen des Krankenhauses, die auf ein einheitliches Ziel hin orientiert sind.

337 Identität als ein „differenziertes Sinngefüge“. Siehe Droesser, Gerhard: Texturen … A.a.O., S. 143.

338 „corporate identity“ meint eine „Unternehmenspersönlichkeit“ und umfasst die Gesamtheit der Charakteristika eines Unternehmens. Das Konzept beruht auf der Tatsache, dass Unternehmen ähnlich wie Personen, und damit auch ihre positiv wie negativ empfundenen Eigenschaften, wahrgenommen werden.

gesellschaftliche Wertesystem des deutschen Grundgesetzes und darin vor allem der Schutz der Würde des Menschen (Art. 1 Abs. 1 GG), die unveräußerlichen Menschenrechte, wie die Freiheit und Unversehrtheit der Person (Art. 2 GG), die Gleichheit aller Menschen vor dem Gesetz (Art 3 Abs. 1 GG), die Gleichberechtigung von Mann und Frau (Art. 3 Abs. 2 GG) sowie das umfassende Diskriminierungsverbot (Art. 3 Abs. 2 GG).

Unabhängig von der Rechtsform und vom Träger des Krankenhauses und unabhängig von der traditionellen Herkunft des Arztes, kann dieses Wertesystem nicht umgangen oder außer Kraft gesetzt werden, ohne dass dann die Existenz des Krankenhauses oder die berufliche Grundlage des Arztes gefährdet wären. Nicht ganz so grundsätzlich, aber dennoch verpflichtend und aus der Sicht des Krankenhauses axiomatisch zielbestimmend sind die krankenhausspezifischen Gesetze der Legislative, die Verordnungen der Exekutive und gegebenenfalls ihre Interpretation durch die Judikative. In den letzten 30 Jahren wurden eine Vielzahl von Kostendämpfungs-, Struktur- und Neuordnungsgesetzen erlassen, die das Gesundheitswesen und mit ihm das Krankenhauswesen zum Teil veränderte und seine Akteure verunsicherte[339]. Erst in diesem Rahmen, im Rahmen des Wertesystem und der Gesetze, Verordnungen und gerichtlichen Auslegungen kann das einzelne Krankenhaus seine eigene Zielkonfiguration festlegen. Dies geschieht durchaus unterschiedlich.

Nach dem Merkmal der zielbestimmenden Trägerschaft können in Deutschland drei große Gruppen von Krankenhäusern unterschieden werden[340] (ihre relativen Anteile an der Gesamtzahl aller Krankenhäuser stehen in Klammern), nämlich

- die in öffentlicher Hand befindlichen (36 %),
- die freigemeinnützigen[341] (39 %) und die
- erwerbs- oder privatwirtschaftlich geführten Krankenhäuser (24,8 %).

Jede dieser Gruppe entwickelt, neben gruppenunabhängigen Zielelementen, wie z.B. Leistungserstellung, Leistungssicherstellung oder Bedarfsdeckung, ihre je spezifische Zielkonfiguration, die insofern einer ethischen Markierung gleichkommt, als sie die geistige Vorwegnahme eines gewollten bzw. angestrebten Zustandes bedeutet, der von ethischer Relevanz ist.

339 Vgl. Abschnitt 8.3.

340 Quelle: Bundesärztekammer (Hg.): Zunehmende Privatisierung von Krankenhäusern in Deutschland. Berlin 2007, S. 21.

341 Freigemeinnützige Häuser sind solche, die von Kirchen, kirchlichen Organisationen, Religionsgemeinschaften oder Wohlfahrtsverbänden und Hilfsorganisationen geführt werden. Zu ihnen gehören u.a. die Caritas, die Diakonie, das Rote Kreuz, der Paritätische Wohlfahrtsverband, der Arbeitersamariterbund, die Arbeiterwohlfahrt, die Malteser, die Johanniter.

6.2.1.1 Kollektive Intentionalität

Der Zielkonfiguration liegt ein Entscheidungsprozess zugrunde, der in einer Weise unentbehrlich ist, dass ohne ihn jedes Handeln unvollständig oder gar unmöglich wäre. Wer das Ziel nicht kennt, kann nirgendwo ankommen. Wenn es nicht möglich ist, zwei Alternativen zu einer Zielkonfiguration, in der die Zielelemente annähernd auf gleicher Prioritätenebene liegen, zu verbinden, ist eine Entscheidung notwendig. Der Entscheidungszwang ist insofern „in letzter Instanz eine Funktion der Selbsterhaltung und zwar moralisch, politisch und in gewissem Sinne auch physisch".[342] Denn wer keine Entscheidungen trifft, hält sich auf Dauer keine Möglichkeiten offen, sondern er verliert Rationalität und Wirklichkeit.

Die Zielkonfiguration zwingt somit zur Entscheidung. Der zugrundeliegende Entscheidungsprozess kann als „kollektiv intentional" angesehen werden. Dabei bedeutet „Intentionalität" nicht einfach „Absichtlichkeit", sondern ist ein „Merkmal geistiger Zustände, Einstellungen und Prozesse, die auf etwas gerichtet bzw. bezogen sind".[343] Genau diese Gerichtetheit meint der Entscheidungsprozess der Zielkonfiguration eines Krankenhausträgers oder des Trägers einer Klinikkette. Aus dem einvernehmlichen Ergebnis eines Entscheidungsprozesses in Form einer Interaktion zwischen mehreren Personen, die als individuelle Entscheidungsträger fungieren, erwächst dann zwar kollektives Verhalten, aber keineswegs in dem Sinne einer Summierung potenziellen individuellen Verhaltens. Ich-Absichten addieren sich deshalb auch nicht zu Wir-Absichten auf[344]. Vielmehr emergieren sie zu einer neuen Form des auf einen Zustand gerichteten Verhaltens.

Andrerseits meint kollektives Verhalten in diesem Zusammenhang auch kein „Einschmelzen" der Individualität in eine totalitäre Gruppendisziplin. Wäre das tatsächlich so, könnte man nicht von einem Entscheidungsprozess sprechen, an dessen Ende stets ein Kompromiss steht. „Diktatur aber hat Kompromisse nicht nötig. Ihre Entscheidungen sind kompromisslos"[345]. Davon unberührt sind gewisse Vorentscheidungen, die von der Verfasstheit und den Strukturen der jeweiligen Trägerorganisation abhängen. Ein von einer Kommune geführtes Kranken-

342 Lübbe, Hermann: Theorie und Entscheidung. Studien zum Primat der praktischen Vernunft. Freiburg 1971, S. 13.

343 Schmid, Bernhard; Schweikard, David, P.: Einleitung: Kollektive Intentionalität. Begriff, Geschichte, Probleme. In: Schmid, Bernhard; Schweikard, David, P. (Hg.): Kollektive Intentionalität. Frankfurt am Main 2009, S. 39.

344 Searle, John, R.: Kollektive Absichten und Handlungen. In: Schmid, Bernhard; Schweikard, David, P. (Hg.): Kollektive Intentionalität ... A.a.O., S. 100 ff.

345 Lübbe, Hermann: Theorie und Entscheidung ... A.a.O., S. 30.

haus wird schwerlich der Gewinnmaximierung vorderste Priorität einräumen und dadurch die Daseinsvorsorge vernachlässigen. Ebenso wenig wird ein privater Träger zugunsten religiöser oder sozialer Überlegungen seine betriebswirtschaftlich orientierte Positionierung am Markt als nachrangig ansehen. Immer ist es ein politisch (Parlament, Stadtrat, Kreistag), ein vereinsrechtlich (Mitgliederversammlung, Vorstand) oder ein gesellschaftsrechtlich (Gesellschafterversammlung, Aufsichtsrat, Geschäftsführung oder Vorstand) konzipiertes Gremium, dessen Mitglieder aber ihren je eigenen Beitrag zum Zustandekommen einer dann gemeinsam getragenen Zielkonfiguration leisten

6.2.1.2 Konventionelle Zielkonfiguration bei öffentlich-rechtlichen Trägern

Die staatlichen oder kommunalen Krankenhäuser sehen sich häufig noch dem herkömmlichen Verwaltungsdenken verpflichtet, das sich im politisch gestalteten Haushalt widerspiegelt. Das gilt vor allem für Regie- und Eigenbetriebe[346], in gewissem Umfang aber auch für solche in öffentlich-rechtlicher Trägerschaft befindlichen Krankenhäuser, die nur die Rechtsform (z.B. gGmbH, GmbH oder Kommunalunternehmen)[347] und die Rechnungslegung geändert haben. Die Grundsätze dieses öffentlich-rechtlichen Etatdenkens sind im wesentlichen Wirtschaftlichkeit und Sparsamkeit nach den Vorschriften der BHO, der LHOen und der GOen. Ein Konfigurationsmanagement findet in den politischen Gremien, somit weniger auf den administrativen, gesellschaftsrechtlichen oder medizinischen Leitungsebenen statt. Politische Gremien entscheiden aber hauptsächlich nach politischen Kriterien im Rahmen geltender Vorschriften. Das mag in vielen Fällen für ein Krankenhaus von Bedeutung sein, wenn es bspw. darum geht, die kommunale Daseinsvorsorge zuverlässig zu gewährleisten, Trägerzuschüsse für notwendige Investitionen aus Steuermitteln geben zu können oder, wegen Fehlens privater Interessen, nicht auf hohe Eigenkapitalrendite angewiesen zu sein.

346 Ein Regiebetrieb ist eine rechtlich unselbständige Verwaltungseinheit, die nur aufgrund ihrer spezifischen Aufgabe wirtschaftlich von der übrigen Verwaltung getrennt ist, aber im Haushalt der entsprechenden Gebietskörperschaft (Staat oder Kommune) mit allen Einnahmen- und Ausgabenpositionen aufgeführt ist. Auch ein Eigenbetrieb ist rechtlich unselbständig, stellt aber ein aus dem betreffenden Haushalt ausgegliedertes Sondervermögen dar, das nur mit seinem Ergebnis (Saldo) in den Haushalt der Gebietskörperschaft Eingang findet.

347 Eine gGmbH oder GmbH ist zwar rechtlich selbständig, ebenso wie ein Kommunalunternehmen als Anstalt des öffentlichen Rechts. Sie werden aber, wenn diese nur durch eine Umwandlung von einem bisherigen Regie- oder Eigenbetrieb zustande kamen, häufig vom gleichen Personal geführt. Ähnliches gilt auch für die Aufsichts- bzw. Verwaltungsgremien, die sich gleichfalls in aller Regel aus politischen Persönlichkeiten zusammensetzen.

Insofern ist ein politisch akzentuiertes Konfigurationsmanagement durchaus von ethischer Relevanz.

Versucht man diese ethische Erheblichkeit in die Klassifizierung der modifizierten Moralstufen Kohlbergs einzuordnen[348], so scheint die Stufe 4 auf der konventionellen Ebene den moralischen Gehalt der öffentlich geführten Häuser angemessen zu beschreiben. Diese fühlen sich in ihren politischen Entscheidungen, moralisch betrachtet, in erster Linie der Einhaltung von Normen im Sinne von Gesetzen, Verordnungen und anderen verbindlichen Regeln verpflichtet, um den Zusammenhalt und die Stabilität ihrer Klinik sowie der Wohlfahrt der regionalen Gesellschaft sicher zu stellen. Dabei ist eine Verpflichtung allein um der Beachtung der Regeln willen, ohne Ansehen der damit verbundenen Folgen, keineswegs völlig ausgeschlossen. Die Eingliederung in die Stufe 4 wird dabei durch die demokratisch-kollektive Perspektive der parlamentarischen Entscheidungsträger noch unterstrichen. Die instrumentelle Sichtweise, d.h. die Instrumentalisierung des Krankenhauses als politisches Kalkül, spielt dabei aber eine mindestens ebenso entscheidende Rolle.

Auf der anderen Seite können aufgrund fehlenden existenziellen Gefährdungsdrucks des Krankenhauses oder mangelnden Privatinteresses strategische Entscheidungsbedarfe übersehen oder Anpassungsinvestitionen verschlafen werden. So werden Nachteile der Ökonomisierung vermieden, aber deren mögliche Vorteile durch konventionelle Zielsetzungen auch nicht wahrgenommen. Nicht selten sind deshalb steuerfinanzierte Defizite in öffentlich-rechtlichen Krankenhäusern mit dem Fehlen ökonomischer Anreizsysteme verbunden. Das kann bedeuten, dass sich Strukturen verfestigen, die den fachlichen und damit auch den ethischen Anforderungen eines Krankenhauses nicht mehr genügen.

6.2.1.3 Postkonventionelle Zielkonfiguration bei freigemeinützigen Trägern

Die Zielkonfiguration freigemeinnütziger Krankenhäuser verschiebt sich vom Etatismus eines öffentlich-rechtlich geführten Hauses hin zu einer häufig in Leitbildern artikulierten christlich-humanistischen oder sozialen Werteorientierung. Dies belegt auch die Verteilung der obersten Leitungsorgane auf einzelne Qualifikationen: 30,3 % setzen sich aus Theologen und Ordensvertretern zusammen, nur einen etwas höheren Anteil, nämlich 35,1 % besetzen Ökonomen und Juristen, 10,6 % Mediziner und Angehörige von Pflegeberufen. Der Rest von 25,1 % entfällt auf Vertreter anderer Qualifikationsgruppen.[349]

348 Vgl. Übersicht 1.

349 Quelle: Bundesärztekammer (Hg.): Zunehmende Privatisierung .... A.a.O., S. 42.

Der relativ hohe Anteil an religiös und sozialpolitisch gebundenen bzw. dem Gemeinwohl in erster Linie verpflichteten Leitungsorganen weist bereits darauf hin, dass Überschüsse nicht als vordringliche Ziele des freigemeinnützigen Krankenhausbetriebes angesehen werden. Die rechtliche Struktur der häufig angestrebten Gemeinnützigkeit lässt außerdem eine Gewinnorientierung zur Rücklagenbildung größeren Umfangs ohne deren investive Zweckbindung oder zur Gewinnabführung an shareholder gar nicht zu, ohne dass die Gemeinnützigkeit, und damit die steuerliche Privilegierung, gefährdet wäre.

Legt man wiederum die Messlatte des modifizierten Klassifikationsschemas Kohlbergs zugrunde[350], so überschreiten die Freigemeinnützigen die Schwelle zur postkonventionellen Ebene. Die moralischen Inhalte und Perspektiven der dann in Frage kommenden Stufe 5 beinhalten eine Verpflichtung gegenüber Grundwerten, wie sie bei den Freigemeinnützigen in der Tat unterstellt werden können.

Der zunehmende Wettbewerbsdruck und – was die kirchlichen Organisationen betrifft – auch der allmähliche Rückzug der Kirchen aus der Finanzierung dieser Einrichtungen wegen rückläufiger Kirchensteuereinnahmen, wird die Freigemeinnützigen zu Restrukturierungsmaßnahmen veranlassen, die im Rahmen neuer Managementmethoden zumindest zum Teil einer Ökonomisierung gleichkommen[351]. Das muss keinesfalls ein Absenken des moralischen Niveaus bedeuten. Im Gegenteil, es bietet die Chance, in der Zielkonfiguration die Werteorientierung mit den ökonomisierenden Managementmethoden so zu verbinden, dass auch anthropologische Komponenten die ihnen angemessene Priorität erhalten.

Insofern wird es möglicherweise zu einer Störung des sozialethischen Gleichgewichts dergestalt kommen, dass sich die bisher geltenden Wertvorstellungen dem Wandel der ökonomischen und medizinisch-technischen Veränderungen entweder verschließen oder dass die in Leitbildern fixierten Werte auf ihre Belastbarkeit hinsichtlich neuer Lebenswirklichkeiten überprüft werden. Dazu ist allerdings ein höchst anspruchsvolles Konfigurationsmanagement erforderlich.

Auch die Bundesärztekammer stellt die Frage, „ob freigemeinnützige Träger bei zunehmender Rationierung von Leistungen in den Kliniken ihre gemeinnützigen und teilweise religiös geprägten Leitbilder auch in schwierigen Zeiten noch aufrecht erhalten können“[352]. Offensichtlich sind somit die Freigemeinnüt-

---

350 Vgl. Übersicht 1.

351 Die Notwendigkeit solcher Maßnahmen ergibt sich schon aus der Verpflichtung zur Existenzerhaltung und regionalen Bedarfsdeckung bei fehlender Steuerfinanzierung.

352 Quelle: Bundesärztekammer (Hg.): Zunehmende Privatisierung …, a.a.O., S. 44.

zigen in die Phase des sozialethischen evolutorischen, und deshalb instabilen, Gleichgewichts bereits eingetreten oder stehen unmittelbar davor.

6.2.1.4 Präkonventionelle Zielkonfiguration bei privaten Trägern

Völlig anders stellt sich die Zielkonfiguration bei Kliniken in privater Trägerschaft dar. Bei ihnen treten betriebswirtschaftliche Ziele, wie Shareholder-Value und die damit häufig verbundenen relativ kurzfristigen Gewinnmaximierungsstrategien sowie das Erreichen hoher Marktanteile in den Vordergrund. Die Ökonomisierung hat dort bereits auf breiter Front stattgefunden. Sie stehen deshalb in besonderer Weise im Fokus der Ökonomisierungskritiker. Das wundert nicht, wenn der Vorstandsvorsitzende einer der größten Klinikketten in Deutschland, nämlich des Rhön-Klinikums, im Stil eines Konzernchefs für das Jahr 2009 voraussichtliche Umsatzerlöse von 2,3 Mrd. Euro und einen Konzerngewinn von 130 Mio. Euro ankündigt und darüber hinaus eine vom Aufsichtsrat beschlossene und durch die Ausgabe von Aktien bewirkte Kapitalerhöhung von 259,2 Mio. Euro auf 345,58 Mio. Euro bekannt gibt. Darin sieht der Vorsitzende „ein Angebot an die Aktionäre, in unser Geschäftsmodell zu investieren und gemeinsam mit uns das Unternehmenswachstum voran zu bringen". Der Finanzvorstand betont abschließend, dass die Kapitalerhöhung „ausschließlich der Finanzierung des geplanten Konzernwachstums" diene[353].

Neben dem Rhön-Klinikum nach dem Stand des Jahres 2005 haben sich in Deutschland noch weitere große Klinikketten etabliert, nämlich die Asklepios GmbH, die Sana AG, die Helios GmbH (mittlerweile von Fresenius übernommen), die Ameos AG und die Fresenius AG.[354] Allein diese sechs Klinikkonzerne verfügten im Jahr 2005 über 142 Kliniken mit über 40.000 Betten[355]

Zwei Trends zeichnen sich bereits jetzt ab: zum einen nimmt die Zahl der (materiellen) Privatisierungen[356] und die damit verbundene Übernahme durch einen privaten Träger vor allem von Seiten staatlicher und kommunaler Träger

353 Zit, nach der Würzburger Tageszeitung „Main Post" vom 21.Juli 2009: „Kapitalerhöhung aus der Position der Stärke", S. 15.

354 Außerdem gibt es weitere private Klinikunternehmen als Kapitalgesellschaften, wie z.B. die Paracelsus Kliniken Deutschland GmbH, die ModiClin AG, die SRH Kliniken AG und die Medigreif GmbH sowie Klinikketten, die weniger in der Akutversorgung als vielmehr in der Vorsorge und Rehabilitation sowie in den Bereichen der Seniorenwohn- und Pflegeeinrichtungen tätig sind. Dazu Bundesärztekammer (Hg.): Zunehmende Privatisierung ..., a.a.O., S. 36 f.

355 Berechnet nach Bundesärztekammer (Hg.): Zunehmende Privatisierung ..., S. 36.

356 Die materielle Privatisierung ist mit einer Übernahme durch einen privaten Betreiber verbunden. Im Gegensatz dazu stellt die bloß formale Änderung der Rechtsform eines weiterhin in öffentlich-rechtlicher Hand befindlichen Krankenhauses keine Privatisierung im hier gemeinten Sinne dar.

zu. Zum anderen sind im Rahmen der Globalisierung Kooperationen, Anteilsübernahmen und Fusionen mit europäischen und nordamerikanischen Klinikkonzernen auf dem Vormarsch.

Wenn man diese Situation in das Kohlberg'sche Raster einzuordnen versucht, kommt man prima facie über die Stufe 2 der praekonventionellen Ebene nicht hinaus[357]. Das bedeutet als moralische Vorstellung eine Symmetrie der Entschädigung bzw. Entsprechung im Sinne des „do ut des" – Prinzips, somit eine individualistische Perspektive von Eigeninteresse versus Fremdinteresse auf der Basis eines fairen Verhaltens nach Abwägen dieser Interessen.

Die Zielsetzung entspricht eindeutig der von erwerbswirtschaftlich tätigen Kapitalgesellschaften. Ob und mit welcher Priorität in die Zielkonfiguration privater Kliniken oder Klinikketten andere Zielelemente in nennenswertem Umfang Eingang finden, hängt von vielen Faktoren ab, die zu erörtern den Rahmen dieser Arbeit sprengen würde. Festzuhalten ist aber, dass sich das Phänomen der Ökonomisierung als systematisierendes und zielgerichtetes Management mit einer betriebswirtschaftlichen Denkweise, die der medizinischen Behandlung häufig vorgeschaltet ist und mit allen zu diesem Management dazu gehörenden Konkretionen auf breiter Front durchgesetzt hat.

Andererseits ist zu bedenken, dass es gerade die oligopolistische Struktur des privaten Klinikmarktes ist, die den medizinischen Fortschritt rascher vorantreibt als dies selbst in Universitätskliniken der Fall sein kann.[358] Wird damit aber schon diese Art der Ökonomisierung vom ethischen Fehlverhalten freigesprochen? Das ist die Frage, die gestellt werden muss, natürlich auch wegen der Kommerzialisierung und Industrialisierung des Krankenhauswesens, die in den Klinikketten überdeutlich zum Ausdruck kommen, vor allem aber wegen der Technisierung, in der sich der medizinische Fortschritt in diesen Häusern niederschlägt.

---

357 Vgl. Übersicht 1.

358 Die privaten Klinikketten bewegen sich in einem oligopolistischen Markt, d.h. dass relativ wenige große Anbieter von Krankenhausleistungen annähernd gleicher oder ähnlicher Leistungsart miteinander im Wettbewerb stehen. Grundsätzlich ist der Wettbewerb umso intensiver, je niedriger die Zahl der Anbieter und je ähnlicher deren Leistungen sind. Je deutlicher bei einem Anbieter innovative Leistungsvorsprünge werden, desto eher besteht bei konkurrierenden Anbietern die Gefahr, dass sich die Nachfrage nach Krankenhausleistungen zugunsten des Anbieters mit den Innovationsvorsprüngen verschiebt und desto mehr wächst die Bedrohung der Existenz der zurückbleibenden Anbieter. Diese sehen sich deshalb veranlasst, die Innovationsvorsprünge einzuholen. Das ist die typische Situation der den technischen Fortschritt vorantreibenden „oligopolistischen Interdependenz" innerhalb einer modernen industrialisierten Produktionslandschaft. Siehe auch Kantzenbach, Erhard: Die Funktionsfähigkeit … A.a.O., S. 39 ff.

Es ist nicht auszuschließen, dass sich mit einer Überdimensionierung des medizinisch-technischen Fortschritts „die Aufgabenstruktur und das soziale Beziehungsgefüge des medizinischen Systems“[359], und damit auch das Arzt-Patient-Verhältnis, verändert. Konkret bedeutet das eine Verschiebung des Zeitbudgets des Klinikarztes zu Lasten der medizinischen Wahrnehmung des Patienten, seiner Biographie und seiner diachronischen Identität als komplexe Person.

Technischer Fortschritt – so die gängige Meinung – ist ethisch ambivalent, d.h. er kann zum Guten wie zum Schlechten verwendet werden. Aber er trägt, auch wenn er in der besten Absicht zum Wohle kranker Menschen erfolgt, auf längere Dauer den Keim des Elitären und damit auch des Absoluten und in der Folge des Schädlichen in sich. Es ist der Anspruch des „Machbaren“, der auch das Schädliche mit sich führt, wenn er die illusionäre Vorstellung nährt, ein nicht mehr voll funktionsfähiger menschlicher Körpers sei quasi maschinell wieder instandzusetzen,. Das angebliche Grundrecht auf umfassende Gesundheit, das der Patient vom Krankenhaus einfordert, setzt die Medizin zusätzlich unter Erfolgsdruck.

Aber auch in der klinischen Medizin ist der technische Fortschritt nur ein fakultatives, keineswegs ein obligatorisches Ziel und es darf nicht vergessen werden, dass „sein Tempo, so zwanghaft es historisch-faktisch geworden ist, nichts Heiliges an sich ist“[360]. Letztlich kann es nicht der Zweck des medizinisch-technischen Fortschritts sein, die Lebensspanne des Menschen unter allen Umständen zu verlängern oder gar auf unbestimmte Zeit hinauszuschieben. Der Tod wäre dann „nicht mehr als eine zur Natur des Lebendigen gehörige Notwendigkeit, sondern als eine vermeidbare, jedenfalls im Prinzip traktable und lange aufschiebbare organische Fehlleistung“[361]. So scheint es, dass eine von der fortschreitenden Technik faszinierte Medizin den Gedanken verdrängt hat, „dass der Mensch doch eine andere Bedeutung hat, als nur gesund zu werden“[362]

---

359 Feuerstein, Günter: Systemintegration ... A.a.O., S. 45.

360 Jonas, Hans: Technik, Medizin und Ethik. Frankfurt am Main 1987, S. 145.

361 Jonas, Hans: Das Prinzip Verantwortung. Frankfurt am Main 2003, S. 48.

362 Weizsäcker v., Viktor: Warum wird der Mensch krank? Hg.: Rimpau, Wilhelm. Frankfurt am Main 2008, S. 228. Diese eher zurückhaltende Bewertung des technischen Fortschritts in der Medizin sollte nicht mit Technikfeindlichkeit übersetzt werden wie sie mit einem gewissen Recht von Günter Ropohl kritisiert wird. Ropohl, Günter: Die unvollkommene Technik. Frankfurt am Main 1995, S. 35 ff. Die auf den kranken Menschen angewandte, den Menschen somit objektivierende Technik muss unter einem anderen, nämlich einem anthropologischen Blickwinkel betrachtet werden, als eine Technik, die der Mensch auf Objekte richtet, die nicht seinesgleichen sind.

6.2.2 Der innerbetriebliche Leistungsprozess des Krankenhauses

Welche Zielkonfiguration mit welcher kollektiven Intentionalität auch gewählt wurde, ändert nichts daran, dass das Krankenhaus alle formalen Eigenschaften eines Betriebes besitzt. Allenfalls überzeugt noch die Gutenbergsche Unterscheidung von „Betrieb“ und „Unternehmen“[363], nach der das Unternehmen durch das Merkmal der Erwerbswirtschaftlichkeit gekennzeichnet ist. Danach sind Kliniken in privater Trägerschaft, insbesondere die oben geschilderten Klinikketten, Unternehmen im Sinne Gutenbergs.

Ob nun Betrieb oder Unternehmen, es ist in jedem Fall problematisch, die Vorgänge der stationären Aufnahme, der Diagnose und der Therapie und schließlich die Entlassung von Patienten in die ökonomische Terminologie von Beschaffung, Produktion und Absatz pressen zu wollen. Dies gilt auch dann, wenn man – ökonomisch korrekt – unter „Produktion“ auch die Produktion von Dienstleistungen, somit auch von medizinischen Dienstleistungen, im Krankenhaus versteht. Zudem gibt es das Gut „Gesundheit“ nur in abstrakter Form. Als solches kann es gar nicht „produziert“ werden. Gesundheit in realer Form gibt es nur in Verbindung mit einem Lebewesen, im Fall humanmedizinischer Behandlung nur in Verbindung mit einem Menschen. Zudem besteht der Zweck eines Krankenhauses nicht in der Produktion eines Gegenstandes, sondern in der Verbesserung oder Wiederherstellung eines Zustandes.

Sein Ziel ist es, kranke Menschen stationär aufzunehmen, zu behandeln, d.h. ihre Krankheit zu diagnostizieren und operativ, allgemein internistisch, speziell fachmedizinisch oder präventiv zu therapieren und schließlich als geheilt oder mit gemindertem Leiden oder wie es euphemistisch heißt „austherapiert“, somit als unheilbar, zu entlassen.[364]

Die nahtlose Verknüpfung der einzelnen, höchst unterschiedlichen und auch fachlich diversifizierten, individuellen Leistungsprozesse setzen einen hohen Koordinationsaufwand und eine nicht minder hohe Koordinationskompetenz voraus. Letztere ist um so wichtiger, als aufgrund des Spezialisierungsgrades zwangsläufig auch eine hohe Entscheidungsautonomie innerhalb der einzelnen Leistungsprozesse notwendig ist. Werden die Leistungsprozesse noch von einer starren hierarchischen Aufbauorganisation überlagert, kann es im Extremfall sogar zu Fehlentscheidungen, im medizinischen Bereich zu so genannten Kunstfehlern, kommen.

---

363 Gutenberg, Erich: Grundlagen … Band 1. A.a.O., S. 507 ff.

364 Es sei an dieser Stelle darauf hingewiesen, dass Gesundheit nicht produzierbar und auch nicht ständig steigerbar ist, nur weil die naturwissenschaftliche Medizin und die Zellularbiologie glauben, dies tun zu können.

Es ist unmittelbar einsichtig, dass ein „oberster“ Chefarzt, der alles überschauen, regulieren und bestimmen will, mit der Bewältigung dieser Aufgabenvielfalt und den mit ihr verbundenen Implikationen überfordert ist. Seine im oben genannten Sinne verstandene Position ist daher nicht nur entbehrlich, sondern im ethischen Sinne sogar bedenklich, und dies vor allem aus drei Gründen. Erstens werden einzelfachliche Potenziale in ihrer Entfaltung behindert, zweitens ist es schwierig, durch hierarchisch erfolgte Einzelentscheidungen Teilprozesse so miteinander zu verknüpfen, dass keine materiellen und zeitlichen Ressourcen verlorengehen und die ärztlichen und pflegerischen Qualifikationen voll ausgeschöpft werden und drittens besteht, daraus folgend, die Gefahr einer suboptimalen Behandlung der Patienten.

Aus ethischer Sicht sind vielmehr team- und konsensfähige Entscheidungsträger auf der medizinischen und pflegerischen Ebene gefragt, deren Leitbild nicht die hierarchisch abgeleitete Autorität, sondern der eigene Dienst am Patienten in Zusammenarbeit mit fachlich kompetenten Kollegen ist.

Hier erweisen sich Instrumente der Ökonomisierung insofern als hilfreich, als sie in der Lage sind, die herkömmliche Funktion der Chefarztstrukturen zu Gunsten fachlicher Potenziale in vollen Umfang ausschöpfender Entscheidungsträger zurückzudrängen und die erforderliche „Flüssigkeit“ im Übergang von einem Teilprozess zu einem anderen zu garantieren.

Ungeachtet der Problematik, ökonomische Fachbegriffe auf die Vorgänge innerhalb der Leistungsprozesse eines Krankenhauses anzuwenden, soll an dieser Stelle auf eine betriebswirtschaftlich relevante, wenn auch in diesem Kontext ethisch problematische, Unterscheidung zwischen internen und externen „Produktionsfaktoren“ hingewiesen werden. Generell bezeichnet man Produktionsfaktoren als die zur Leistungserstellung notwendigen Mittel. Interne Produktionsfaktoren werden vom Krankenhausbetrieb in Form von materiellen und immateriellen Gütern eingekauft oder in Form von personellen Ressourcen gegen Entgelt beschäftigt. Externe Produktionsfaktoren dagegen werden vom Krankenhausbetrieb nicht zur Verfügung gestellt. Ohne sie können aber Leistungen nicht realisiert werden.[365] Als solche externen Produktionsfaktoren gelten in betriebswirtschaftlicher Hinsicht Patienten. Ohne Patienten ist ein Krankenhaus nutzlos, weil ein wesentlicher Faktor für die Leistungserstellung fehlt.

In ökonomischer Terminologie, die schließlich auch die Sprache der Ökonomisierung ist, bedeutet das die funktionale Verknüpfung des Ergebnisses der Krankenhausleistung mit den erforderlichen internen und externen Produktionsfaktoren in Form einer so genannten Produktionsfunktion der Gestalt

365 Gornas, Jürgen: Grundzüge … A.a.O., S. 45 ff.

$$E = f(MP, MT, IT, P, V) \text{ wobei}$$

E	=	Behandlungsergebnis des medizinischen und pflegerischen Einsatzes,
MP	=	Zahl und Qualität des medizinisch-pflegerischen Personals,
MT	=	Menge und Beschaffenheit der medizinisch-technischen Mittel,
IT	=	Einsatz von Informationstechnologie,
P	=	Art und Schwere der Erkrankung des Patienten (externe Produktionsfaktoren),
V	=	sonstige zur Behandlung des Patienten erforderliche Faktoren,
f	=	die Art der funktionalen Beziehung zwischen dem Behandlungsergebnis E als abhängige Variable einerseits und den eingesetzten unabhängigen Variablen andererseits.

Das Besondere und ethisch Problematische an dieser Produktionsfunktion ist die Tatsache, dass auch der Patient als „Produktionsfaktor“ bewertet und dadurch in eine objektspezifische Position gebracht wird.[366]

Dabei birgt der medizinisch–technische Maximalgedanke der Produktionsfunktion (maximal mögliches Behandlungsergebnis unter Einsatz aller verfügbaren Ressourcen in geeigneter Kombination) immerhin noch eine Auswahl effizienter Verfahren, die der Bewertung und Anwendung durch das medizinische und pflegerische Personal unterliegen.

Der ökonomische Optimierungsgedanke dagegen reduziert das medizinisch–technische Verfahren innerhalb der Produktionsfunktion auf das kostengünstigste Verfahren. Zu diesem Zweck wird aus den technisch – funktionalen Zusammenhang der Produktionsfunktion die günstigste Kostenfunktion abgeleitet. Die Bewertung und Anwendung dieser Funktion und die sich daraus ergebende Auswahl des Behandlungsverfahrens unterliegt – und das ist der Trend insbesondere im oben geschilderten präkonventionellen Bereich – nicht mehr ausschließlich dem ärztlichen und pflegerischen Personal. Krankenhausintern werden Kostenrechner und Controller neben dem Arzt sich immer stärker in Entscheidungen einbringen, in welchem Umfang bestimmte Behandlungsmodifikationen angewandt werden sollten. Krankenhausextern haben die Kostenträger bereits eine ähnliche Rolle übernommen.

Der Gedanke des günstigsten monetären Ergebnisses, somit der Gesichtspunkt der Überschussmaximierung, reduziert das kostengünstigste Verfahren nochmals auf ein Verfahren mit dem günstigsten Aufwands- und Ertragsverhältnis, das

366 Diese objektspezifische Betrachtung des Patienten in der Reduktion auf seine Krankheit ist allerdings nicht nur von Großkliniken bekannt. Gängig sind allerorten saloppe Bezeichnungen wie „die Galle auf Zimmer xyz“ o.ä.

sich letztlich in der Gewinn- und Verlustrechnung des Krankenhausträgers widerspiegelt.

Ein solches Prozedere ist betriebswirtschaftlich natürlich sinnvoll. Seine Wirkung wird noch verstärkt durch die Vorteile von Klinikketten oder sehr großen Krankenhäusern, die den Anteil der Fixkosten an den krankheitsspezifischen Stückkosten erheblich senken. Zudem können dadurch Rationalisierungspotentiale in einem viel größeren Ausmaß als in kleineren Krankenhäusern frei gesetzt werden.

Das Ergebnis der geschilderten Erscheinungsformen macht vor allem die Klinikketten, aber auch Großkliniken zu interessanten Objekten für Kapitalanleger. Hier wird eine Verschiebung in den Prioritäten deutlich. Der stakeholder-value[367], insbesondere die ausschließliche Patientenorientierung, unabhängig von der Rentabilität der Behandlung, mutiert zum shareholder-value[368] und zu einer rentabilitätsorientierten Auswahl von Behandlungsmethoden und Patientenklientel – letztlich auch zu einer Spezialisierung hochmoderner, hotelartig geführten Kliniken.

Die Gefahr einer so gearteten Ökonomisierung besteht aber gerade darin, dass durch die geschilderten ökonomischen Zusammenhänge, deren formale Richtigkeit und betriebswirtschaftliche Effizienz gar nicht angezweifelt werden sollen, anthropologische Perspektiven der medizinischen und pflegerischen Arbeit, des weiteren des Krankenhausbetriebes, aus dem Blickfeld geraten.

Um dies zu verhindern, ist nicht nur von der Fakten schaffenden ökonomischen Terminologie im Leistungsprozess des Krankenhauses abzusehen. Es ist auch eine andere inhaltliche Beschreibung des Leistungsprozesses vorzunehmen. Ich verwende zu diesem Zweck den Begriff der „interaktiven personenbezogenen Dienstleistung“[369], dessen Basismerkmal der Umgang mit kranken Menschen

367 Stakeholder-value bezeichnet das Interesse von Anspruchsgruppen auf bestimmte Leistungen eines Unternehmens. Als erste Anspruchsgruppe in einem Krankenhaus muss dabei die Gruppe der Patienten angesehen werden. Vgl. u.a.: Tiebel, Christoph: Strategisches Controlling in Non Profit Organisationen. München 1998, S. 84 ff.

368 Der shareholder–value ist das Ergebnis einer am Geldwert orientierten Unternehmensführung. Die Grundlage dafür ist der Free Cash Flow, was diejenigen freiwerdenden Mittel sind, die nicht mehr für Investitionen in das Anlage- und Nettoumlaufvermögen oder für Steuerzahlungen verwendet werden müssen. Vgl. u.a.: Fiedler, Rudolf: Einführung in das Controlling. 2. Auflage. München, 2001, S. 192 f.

369 Dieser Begriff wurde u.a. von André Büssing und Jürgen Glaser im Rahmen eines Verbundprojektes „Interaktionsarbeit“ als ein zukunftsweisender Ansatz zur qualitätsorientierten Organisation von Dienstleistungsprozessen verwendet. Büssing, André; Glaser, Jürgen: Interaktionsarbeit in der personenbezogenen Dienstleistung. In: Büssing, André; Glaser, Jürgen (Hg.): Dienstleistungsqualität und Qualität des Arbeitslebens im Krankenhaus. Göttingen, Bern, Toronto, Seattle 2003, S. 131–148.

und gerade nicht die gewerbliche oder industrielle „Produktion“ von Gesundheit ist, ohne dass dabei von den erforderlichen formalen Basismerkmalen eines Betriebes abgewichen wird.

Der Begriff enthält zwei anthropologische Komponenten, die ihn von der industriell-medizinischen Produktionstechnik, wie sie offensichtlich von großen Klinikketten favorisiert wird[370], unterscheidet. Es sind dies die Komponenten „interaktiv“ und „personenbezogen“. Die Interaktion mit Patienten gehört zu den Primäraufgaben[371] eines Krankenhauses. Sie bedeutet ein interdependentes Aufeinandereinwirken von Akteuren oder auch Systemen. Der Schwerpunkt liegt dabei auf der intensiven Kommunikation und Kooperation zwischen Arzt und Patient. Die Personenbezogenheit wird durch die subjektivierende gegenseitige Akzeptanz von Arzt und Patient deutlich. Der Patient ist im Rahmen seiner Behandlung nicht nur Objekt, sondern gleichzeitig „Co-Akteur in einer komplexen Beziehung“[372].

Das führt wiederum zurück auf den betriebswirtschaftlichen Begriff des externen Produktionsfaktors. Die medizinische Leistung kann grundsätzlich nur dann erbracht werden, wenn Arzt und Patient, somit betriebsinterner und betriebsexterner Akteur, nach dem „uno-actu-Prinzip“ gleichzeitig anwesend sind[373]. Dies genügt jedoch nicht, um den Pfad der reinen betriebswirtschaftlichen Überlegung zu verlassen. Der Patient benötigt nicht nur passiv Hilfe, sondern vor allem Motivation, die ihn in die Lage versetzt, aktiv an der Verbesserung seines krankheitsbedingten Zustandes mitzuarbeiten und ggf. entsprechende Kompetenzen zu erlernen. Dies bedeutet eine dialogische und explorative Vorgehensweise im innerbetrieblichen Leistungsprozess. Dies bedeutet aber auch die Umsetzung einer manchmal vergessenen Erfahrung, dass der Arzt nur der Regisseur des Heilungsprozesses, nicht aber der primär Heilende ist. Der wesentliche Impuls zur Heilung, somit der Heilungswille, muss vom Patienten ausgehen.

---

370 Vgl. bspw. Münch, Egon: Krankenhäuser auf dem Weg ... A.a.O.

371 Die Arbeitspsychologie unterscheidet zwischen Primär- und Sekundäraufgaben eines soziotechnischen Systems. Während sich die Primäraufgabe auf der Grundlage der Interaktion auf die Minderung des Leidens und/oder der Wiederherstellung der Gesundheit des Patienten richtet, bezieht sich die Sekundäraufgabe auf sächliche Leistungen und auf die Erhaltung des Arbeitssystems. Vgl. Büssing, André; Glaser, Jürgen: Interaktionsarbeit ... A.a.O., S. 132.

372 Büssing, André; Glaser, Jürgen: Interaktionsarbeit ... A.a.O., S. 133.

373 Ausnahmen in sehr eingeschränktem Umfang gibt es bei der so genannten Telemedizin, bei der räumliche und zeitliche Distanzen durch elektronische Kommunikationsmedien überbrückt werden. Beispiele sind in der Raumfahrt, bei militärischen Einsätzen und in dünnbesiedelten großflächigen Gebieten zu finden.

6.2.3 Der außerbetriebliche Leistungsprozess des Krankenhauses

Die „Innenansicht" des Krankenhauses ist nur ein Teil der Handlungswirklichkeit, mit der seine Akteure täglich konfrontiert sind. In seiner „Außenansicht" ist das Subsystem Krankenhaus mit vielen horizontal oder vertikal gelagerten (Sub)-Systemen und mit dem Umsystem „Gesellschaft" wechselseitig personell, sachlich, institutionell, finanziell und informativ verbunden. Daraus ergibt sich, wie wichtig ein Denken und Handeln in Systemen für das Krankenhauswesen ist. Die Verbindungen zwischen dem Krankenhaus und anderen Subsystemen qualifizieren sich als außerbetriebliche Leistungsprozesse mit Stakeholdern, die ihre verschiedenen Wirkungen auf den Krankenhaussektor entfalten und dessen Entwicklung maßgebend beeinflussen. Allein die monetären Ströme bringen den Krankenhaussektor mit staatlichen Planungs- und Genehmigungsinstanzen, gesetzlichen und privaten Krankenkassen als Kostenträger, Medizinern als Klinik- und Vertragsärzten und Versicherten in einen untrennbaren Leistungszusammenhang. Weitere Stakeholder sind die Patienten, die Krankenhausbeschäftigten, vorgelagerte Zulieferer aus der Pharmazie, der Medizintechnik, öffentliche Einrichtungen und andere Gesundheitsbetriebe, wie physiotherapeutische Praxen ambulante und teilstationäre Pflegedienste und dgl. mehr[374].

Aus der Vielzahl an Varianten des außerbetrieblichen Leistungsprozesses, will ich drei der wichtigsten und ethisch am relevantesten Bereiche im Krankenhauswesen herausgreifen, nämlich den Bereich der Finanzierung, des Wettbewerbs und der integrierten Versorgung.

Die seit 1972 existierende so genannte duale Finanzierung[375] hat neben den betriebsinternen noch zusätzliche, im Wesentlichen institutionelle, Differenzierungen geschaffen. So werden die Krankenhäuser finanziell aus zwei Quellen gespeist. Für die Investitionskosten kommen auf der Grundlage einer (hohen) staatlichen Förderung die Bundesländer und als Ergänzung die jeweiligen Träger auf, vorausgesetzt das betreffende Krankenhaus ist im länderspezifischen Krankenhausbedarfsplan aufgenommen. Für die laufenden Betriebskosten sind die Krankenkassen über die DRGs und als Ergänzung die Selbstzahler zuständig.

Damit sind für das Krankenhauswesen zwei Steuerungsinstrumente relevant, die von ihrem Wesen her nicht konsistent sind. Denn wie sich eine staatliche Angebotsplanung mit der wettbewerblichen Vergütung durch die Kostenträger

374 Vgl. Abb. 3.

375 Nach dem KHG vom 29. Juni 1972. Vgl. dazu die pauschale Investitionsförderung nach § 9 Abs. 1 und 2 KHG und die Einzelförderung nach § 9 Abs. 3 KHG. Für die Reha-Kliniken gilt noch die monistische Finanzierung durch die Krankenkassen, die sich im Zuge der Pflegesatzverhandlungen über die Pflegesätze refinanzieren.

vereinbaren soll, bleibt offen. Eigentlich müssten sich die staatlichen Investitionen nach dem tatsächlichen Bedarf und die Abschätzung des Bedarfs nach der Nutzungsdauer richten. In Wirklichkeit aber sind es politische Entscheidungen, die meist vor einer Landtagswahl getroffen werden oder Entscheidungen nach der Haushaltslage. Nur selten kann auf diese Weise eine effiziente Investition erwartet werden. Durch die duale Finanzierung kam es deshalb auch zu wenig bedarfsgerechten Investitionsentscheidungen.

Das Auseinanderklaffen von Angebot und Nachfrage ist ein typisches Merkmal zentral verwalteter Wirtschaften mit den damit verbundenen sozialethischen Defiziten[376]. Investitions- und Betriebskosten lassen sich nicht streng voneinander trennen. Zu eng hängen amortisierbare Investitionen und deren Erträge mit den Kosten für den Betrieb zusammen als dass beide Komponenten, ertragsbringende Investitionen und Kosten des Betriebes von zwei grundsätzlich verschiedenen Entscheidern gesteuert werden können.

So wundert es auch nicht, dass für das Jahr 2009 und die folgenden Jahre neue ordnungspolitische Rahmenbedingungen diskutiert und beschlossen werden sollen, die u.a. eine Rückkehr zu einer monistischen Finanzierung bedeuten. Investitionen würden dann ebenso wie die Betriebskosten über die dann erhöhten DRGs finanziert werden. Erklärtermaßen soll die monistische Finanzierung auch zu einer Verstärkung des Wettbewerbs führen.

Auch hier bleiben zunächst einmal viele Fragen offen: Welcher Wettbewerb im streng ökonomischen Sinne ist gemeint und welche Ziele soll dieser Wettbewerb verfolgen? Zwischen welchen Antagonisten soll Wettbewerb überhaupt stattfinden, zwischen den Kostenträgern als Preiswettbewerb, zwischen den Krankenhäusern als Qualitätswettbewerb oder eventuell auch als Wettbewerb nach beiden Kategorien oder gar zwischen den Bundesländern oder zwischen den Metropolen und dem ländlichen Raum? Kann ein funktionsfähiger Wettbewerb mit den allenthalben erwünschten Wirkungen einer besseren und effektiveren Versorgung in Fällen von massiven Interventionen durch Budgetdeckelung[377] und Preisobergrenzen[378] verbunden mit so genannten prospektiven Budgets[379]

376 Vgl. Abschnitt 4.2.2.

377 Die Budgetdeckelung begrenzt die von den gesetzlichen Krankenkassen in einem Haushaltsjahr abgeforderten Einnahmen auf eine bestimmte Obergrenze, unabhängig von den tatsächlichen Krankenhausleistungen und deren Kosten.

378 Preisobergrenzen sind durch die DRGs definiert.

379 Prospektive Budgets (oder „flexible Budgets“) werden vor Beginn des betreffenden Haushaltsjahres zwischen dem jeweiligen Krankenhaus und den gesetzlichen Krankenkassen ausgehandelt. Bei Überschreitung des Budgets durch Leistungssteigerung verbleibt dem Krankenhaus nur ein Teil der erzielten Erlöse. Bei Unterschreitung durch Leistungsreduzierung wird dem Krankenhaus wiederum nur ein Teil der Mindererlöse von den Kassen ausgeglichen.

überhaupt stattfinden? Bergen vielmehr solche Interventionen nicht den Keim eines gesetzlichen Auftrags zur Rationierung medizinischer Leistungen in sich?[380]

Und schließlich setzt Wettbewerb Handlungsfreiheit der Marktteilnehmer voraus. Diese ist aber im jetzigen Gesundheitssystem durch die geschilderten Restriktionen nur in sehr eingeschränktem Umfang gegeben.

Und dann die weiterführende Frage: Ist ein Wettbewerb überhaupt geeignet, die Ziele Kostensenkung, größere Effizienz, mehr Bedarfsgerechtigkeit, weniger Bürokratie und nicht zuletzt stärkere Patientenorientierung zu realisieren oder ist er nicht vielmehr ein Wettbewerb um „erwünschte" Patienten, deren Aufwands- und Ertragsverhältnis am günstigsten ist? Bleiben dann die schwer und chronisch kranken und alten Menschen mit geringen Möglichkeiten der Selbsthilfe bei hohen Behandlungskosten auf der Strecke?[381]

Das dritte Thema, das im Rahmen des außerbetrieblichen Leistungsprozesses zu betrachten wäre, ist die so genannte integrierte Versorgung[382], die die ausufernde und kostenintensive institutionelle Differenzierung zu mindern versucht. Sie bedeutet eine interdisziplinäre und sektorenübergreifende Vernetzung von präventiven, ambulanten, stationären und rehabilitativen Behandlungsformen und deren Koordination und Kooperation[383]. Eine besondere Bedeutung für ältere und pflegebedürftige oder kranke Menschen hat eine solche Vernetzung, wenn sie zusätzlich noch andere Leistungssektoren, darunter ambulante, teilstationäre und stationäre Pflegeeinrichtungen, Therapeuten und Seelsorger in die Integration mit einbezieht[384].

Die Intentionen der Integrierten Versorgung sind vielfältig. Sie sollen u.a. der Verbesserung der Kommunikation und des Qualitätsmanagements, der Genese von Innovationen, dem Ausbau des ambulanten Operierens und der Kurzzeitchirurgie dienen[385] Patienten können auf diese Weise in einen organisierten Behandlungsablauf eingebunden werden und ersparen sich, wenn sie das wollen, die oft schwierige Suche nach einem geeigneten Spezialisten. Auch die Übergänge

380 Scheld, Hans, H.: Ausblick 2009. Vortrag an der Klinik und Poliklinik für Thorax-, Herz- und Gefäßchirurgie an der Universität Münster im Dezember 2008. Nachbearbeitung am 10. März 2009. In: www.tgh.uni-muenster.de vom 06.Februar 2010.

381 Kühn, Hagen: Wettbewerb im Gesundheitswesen … A.a.O.

382 § 140 a ff SGB V.

383 Heduschka, Katrin: Ist die Integrierte Versorgung für Krankenhäuser und Rehabilitationskliniken das Modell der Zukunft? In: Wismarer Diskussionspapiere. Heft 24. Wismar 2005, S. 6 f.

384 Henke, Klaus Dirk: Ökonomische Grundlagen der Krankenhausreform in der Bundesrepublik Deutschland. Schriftliche Fassung eines Referats der 3. Speyerer Gesundheitstage am 23./24. April 2001 an der Deutschen Hochschule für Verwaltungswissenschaften Speyer. Erschienen in der Blauen Reihe des Berliner Zentrums Public Health. August 2001, S. 15.

385 Heduschka, Katrin: Ist die Integrierte Versorgung …? A.a.O., S. 10.

zwischen den Leistungssektoren sind besser zu koordinieren.[386] Längere Wartezeiten werden seltener. Vor allem aber werden Doppel- und Mehrfachuntersuchungen, die nicht nur den Patienten zusätzlich und völlig überflüssigerweise belasten, vermieden, es werden auch Kosten in einem durchaus nennenswerten Umfang gespart. Wenn sich die integrierte Versorgung auch bei weitem nicht für alle Krankheitsbilder eignet, so scheint sie doch die Nachteile eines stark differenzierten medizinischen und pflegerischen Behandlungsablaufs zu mindern.[387]

Die vom Gesetzgeber gleichfalls geschaffene Möglichkeit der Gründung von medizinischen Versorgungszentren (MVZ)[388] geraten nicht immer zum Vorteil des Patienten, vor allem dann nicht, wenn sie sich auf der Ebene eines Betriebes oder einer Unternehmensgruppe etablieren. Ihr Ziel ist, „eine zusätzliche Erlösmöglichkeit“[389] zu schaffen und den Patienten in einen fragmentierten Behandlungsprozess einzuschleusen, der sich zwar „patientenorientiert“[390] nennt, im Ergebnis jedoch einer industriellen Verfahrensweise doch sehr nahe kommt und die ganzheitliche Sicht auf den kranken Menschen verliert.

So entspricht also die Struktur der Leistungsprozesse im Krankenhauswesen nur zu einem mehr oder weniger geringen Teil überhaupt der Logik der Vernunft. Denn nur die sich aus dieser Logik ergebenden Zusammenhänge und eine aus der Erfahrung erschlossene Praxis, die sich durch erfolgreiche Wiederholung bewährt hat und instrumentell weiter entwickelt werden kann, geben dem spezifisch Moralischen seine Basis.

---

386 Das so genannte Überleitungsmanagement zwischen Krankenhaus einerseits und Pflege- oder Reha-Einrichtungen andererseits gibt es schon seit mehreren Jahren. Es ist vor allem für ältere, alleinstehende Menschen von Bedeutung, die – nicht zuletzt unter dem Diktat der DRGs – als austherapiert aus dem Krankenhaus entlassen werden müssen und dringend einer nichtklinischen Betreuung, d.h. einer „Überleitung“ in eine andere stationäre, teilstationäre oder ambulante Betreuungsform, bedürfen.

387 Das scheint auch die Bundesärztekammer so zu sehen, wenngleich sie aus nicht ganz nachvollziehbaren Gründen der integrierten Versorgung einen Beitrag zur Kompensation der „Verengung der betriebswirtschaftlichen Betrachtung“ zuweist. Bundesärztekammer (Hg.): Zunehmende Privatisierung ... A.a.O., S. 33.

388 § 95 SGB V.

389 Klauber, Jürgen u.a. (Hg.): Krankenhaus-Report 2008/2009. Stuttgart, New York 2009 ... A.a.O., S. 10 f.

390 Klauber, Jürgen u.a. (Hg.): Krankenhaus-Report 2008/2009 ... A.a.O., S. 9.

6.3 Die Qualität der praktischen Vernunft

Während die so genannte theoretische Vernunft danach fragt, „was etwas ist und wie es funktioniert“[391], verständig sich die praktische Vernunft reflexiv über den Wert und die Bedeutung sachrationalen Handelns. In ihrer Anwendung fragt sie danach, welche Mittel im Krankenhauswesen konkret eingesetzt werden müssen, um faktisch vorgegebene Ziele, z.B. eine Kostensenkung bei unveränderter medizinischer und pflegerischer Qualität, erreichen zu können. Sie kann dann als pragmatischer oder instrumenteller Gebrauch der praktischen Vernunft bezeichnet werden. Die Frage nach der Moralität einer solchen Mittel-Ziel-Kette ist damit noch nicht beantwortet. Sie taucht erst dann auf, wenn zusätzlich nach der Legitimität dieser Kette gefragt wird. Erst wenn diese Frage beantwortet ist, kann von einem moralischen Gebrauch der praktischen Vernunft gesprochen werden. Im aristotelischen Sinne ist außerdem von einem eudaimonistischen Gebrauch der praktischen Vernunft die Rede, dann nämlich, wenn die Vernunft auch dazu verwendet wird, „dass man gut lebt und gut handelt.[392]

Die unterschiedlichen Verwendungsweisen der Vernunft stehen in einem inneren Zusammenhang. Sie können zwar analytisch getrennt betrachtet, nicht aber in der Praxis getrennt angewandt werden. Um ein Beispiel zu nennen: Der Chirurg muss über die Struktur und die Funktion des menschlichen Organismus in allen Details Bescheid wissen. Erst auf dieser Grundlage kann er einen Eingriff vornehmen. Ob dieser Eingriff moralisch zu rechtfertigen ist, kann ihm weder der Gebrauch der theoretischen noch der Gebrauch der praktischen Vernunft beantworten. Dazu benötigt er die Legitimation aller von seinem Handeln Betroffenen und darüber hinaus aller vernunft- und freiheitsbegabten Personen, somit eine universalisierbare Norm, die allen gesetzten Normen vorausgeht.

Die verschiedenen Qualitäten der Vernunft sind formaler Natur. Damit sind noch keine inhaltlichen Normen bestimmt. Erst wenn Wissen und Erfahrung diese Qualitäten füllen, können daraus konkrete Handlungsoptionen erkennbar werden.

6.3.1 Der pragmatische Gebrauch der praktischen Vernunft

Zunächst aber geht es um die „Logik der Praxis“,[393] im Sinne Kants um den hypothetischen Imperativ, der besagt, dass eine Handlung zu irgendeiner mög-

391 Hausmanninger, Thomas: Ethik. Was ist das eigentlich? … A.a.O., S. 36.

392 Aristoteles; Nikomachische Ethik… A.a.O., S. 46. NE I 2.1 a 1095 a 15–20.

393 Hausmanninger, Thomas: Ethik. Was ist das eigentlich?… A.a.O., S. 27.

lichen oder wirklichen Absicht gut sei[394] . Es geht somit um die Widerspruchsfreiheit von funktionalen und deterministischen Handlungs- und Wirkungszusammenhängen, die für das Krankenhauswesen und seine Akteure auf jeder Systemebene[395] und im interaktiven Verkehr zwischen den Systemebenen und den Subsystemen von Bedeutung sind. Denn „es ist unmöglich, dass denselbigen dasselbe und in derselben Hinsicht zugleich zukomme und nicht zukomme[396].

An dieser Stelle ist erneut die Frage aufzuwerfen, wie es in der geschilderten Situation der Leistungsprozesse mit der Logik der Praxis, somit der Logik des Handelns der politischen, auto-administrativen und medizinischen Akteure bestellt ist. Jedes Handeln richtet sich nach Normen. Das Handeln aber wird unmöglich oder absurd, wenn es nach Normen erfolgen soll, die in sich widersprüchlich sind.

Das ist dann der Fall, wenn der Patient einerseits als Teil eines „Wertschöpfungsprozesses“ und damit als zu reparierender Mechanismus oder als „Gliedermaschine“ im cartesianischen Sinne[397] behandelt wird, andererseits aber als untrennbare Leib-Seele-Einheit mit personalem Charakter angesehen werden muss, was ja von kompetenten Vertretern der Medizin keineswegs geleugnet wird. Des weiteren kann ein Qualitätsmanagement auf Dauer nicht Ressourcen binden und gleichzeitig dazu beitragen, Kosten zu sparen[398]. Und schließlich widerspricht es der ökonomisch-logischen Praxis, wenn in großem Umfang in medizinisch-technisches Equipment investiert wird, obgleich doch feststeht, dass der „return on investment“, also der medizinische Ertrag im Sinne eines Heilungserfolgs sehr bescheiden ausfällt.[399] Die Diskrepanz zwischen einem aufgrund von Investitionen erwarteten hohen und einem tatsächlich eher bescheidenen Ertrag wird auch als „Fortschrittsfalle“ bezeichnet[400]. Was also treibt die Krankenhausmedizin, außerhalb von Forschungseinrichtungen, zu solchen Investitionen, die weder

394 Kant, Immanuel: Grundlegung ... A.a.O., S. 59.

395 Gemeint sind die Makro-, Meso- und Mikroebene. Siehe dazu Abschnitt 1.2.

396 Aristoteles: Logik. In: Rainer Beer (Hg.): Elemente der aristotelischen Logik. Zusammengestellt von Trendelenburg, Adolf. München 1967, S. 15. Dort wird Aristoteles wie angegeben zitiert.

397 Descartes, Réne: Meditationes de Prima Philosophia ... A.a.O., S. 81.

398 Die Wunschvorstellung ist, dass durch das Qualitätsmanagement in späteren Jahren Kosten eingespart werden und die Qualität erhöht wird. Das mag in gewissem Umfang zutreffen. In der Regel ist aber die Ressourcenbindung einschließlich der durch das Qualitätsmanagement erforderlich gewordenen Ausgaben unverhältnismäßig größer als die Kosteneinsparung und die Qualitätsverbesserung eher interpretationsbedürftig. Vgl. dazu Abschnitt 3.2.3.

399 Vgl. dazu u.a. Feuerstein, Günter: Systemintegration ... A.a.O., S. 48.

400 Krämer, Walter: Die Fortschrittsfalle in der modernen Medizin. In: Köbberling, Johannes: Die Wissenschaft in der Medizin. Stuttgart 1992, S. 115 ff.

diagnostisch noch therapeutisch notwendig und ökonomisch widersprüchlich oder unsinnig sind?

Und wenn im innerbetrieblichen Leistungsprozess die (Muster-)Berufsordnung für die deutschen Ärztinnen und Ärzte einerseits das Ziel verfolgt, „das Vertrauen zwischen Arzt und Patient zu erhalten und zu fördern"[401], ist dies zwar ein erstrebenswertes Ziel. Wenn aber ein Arzt-Patient-Verhältnis im Krankenhaus gar nicht zustande kommen kann, weil nämlich der Arzt durch eine Vielzahl von Dokumentationspflichten, Dateneingaben, Datenauswertungen und durch die geschilderte Fragmentierung der Behandlung daran gehindert wird, ein Vertrauensverhältnis aufzubauen, dann ist das ein Widerspruch zu der Forderung der o.g. Berufsordnung. Vielmehr wird der Arzt durch High-Tech-Apparaturen so präokkupiert, dass ihm Zeit und Kraft für die Zuwendung zum Patienten fehlt. Dies ist dann formal ein exemplarischer Fall der aristotelisch definierten Unmöglichkeit, dass nämlich dem Patienten gleichzeitig Zuwendung und Nicht-Zuwendung zuteil werden soll.

Außerbetrieblich ist die offensichtlich mangelhafte Analyse von externen Effekten an dem politischen Schlingerkurs der dualen und monistischen Finanzierung[402] beispielhaft abzulesen. Denn es steht außer Frage, dass ein Investitionsstau diesen Ausmaßes, im Gegensatz dazu Bettenüberhänge sowie die Aufgabe vor allem öffentlich geführter Krankenhäuser, und dies häufig in ländlichen Gebieten, nicht nur wegen der Fehlleitung von Ressourcen, mithin – man darf es wohl so nennen – einer miserablen Allokationspolitik, sondern auch wegen des Fehlens flächendeckender stationärer Versorgung von ethischer Problematik ist. Es ist deshalb keineswegs erstaunlich, dass sich aus dem gegenwärtig bestehenden „Bermuda-Dreieck" aus Versicherten/Patienten, Krankenkassen und Krankenhäusern/Leistungserbringer, in dem fehlgeleitete Geldströme verschwinden, gravierende Versorgungsmängel, Qualitätsdefizite und Finanzierungsprobleme ergeben haben[403].

---

401 Bundesärztekammer: (Muster-) Berufsordnung für die Deutschen Ärztinnen und Ärzte. In: Wiesing, Urban (Hg.): Ethik in der Medizin. Stuttgart 2000, S. 63 ff. Die dort abgedruckte Berufsordnung ist auf mehreren Deutschen Ärztetagen, zuletzt im Jahr 2007, beschlossen worden und bedarf zu ihrer Rechtswirksamkeit noch der Zustimmung der Kammerversammlungen der Ärztekammern und der Genehmigung durch die Aufsichtsbehörden.

402 Duale Finanzierung (gegenwärtige Regelung): Investitionskosten tragen die Länder, Betriebskosten tragen die gesetzlichen bzw. die privaten Krankenkassen und die Eigenzahler. Monistische Regelung (erneut in der Diskussion): Investitions- und Betriebskosten tragen die Krankenkassen, die die Kosten dann in die Basis- und Abteilungssätze sowie in die DRGs einbauen.

403 Cassel, Dieter: Wettbewerb in der Gesundheitsversorgung, Funktionsbedingungen, Wirkungsweise und Gestaltungsbedarf. In: Arnold, Michael (Hg.): Krankenhaus-Report 2002. Schwerpunkt: Krankenhaus im Wettbewerb. Zusammenfassung. Berlin 2002, S. 1.

Erstaunlich ist andererseits aber das rhetorische Festhalten am Wettbewerb im Gesundheitswesen und die gleichzeitig verordnete Einführung wettbewerbsschädlicher, zentralverwaltungswirtschaftlicher Bestandteile in die Preisstruktur und in das Budgetverhalten der Krankenhäuser.

Werden die inner- und außerbetrieblichen Leistungsprozesse, somit die Handlungswirklichkeiten, die mit der Ökonomisierung verbunden sind, nicht analysiert und im Zusammenhang mit anderen Systemelementen, somit ohne Beachtung externer Effekte, auf ihre Logik hin untersucht, besteht die Gefahr von Fehldeutungen, Fehlempfehlungen und ethischen Fehlbewertungen.

Dies wird besonders deutlich durch das Missverständnis einer Übertragung gewerblicher, produktionstechnischer Abläufe auf den Leistungsprozess in einem Krankenhaus im Verhältnis eins zu eins ohne Berücksichtigung einer grundsätzlich anderen als technischen Bewertung des so genannten externen Produktionsfaktors, also des Patienten.

6.3.2 Der moralische Gebrauch der praktischen Vernunft

Aus widerspruchsfreien Ist-Aussagen können keine moralisch normativen Ansprüche abgeleitet werden können. Das bedeutet: Auch wenn die Rahmenbedingungen des Wettbewerbs im Gesundheitswesen, ordnungspolitisch korrekt, einen Wettbewerb auch tatsächlich zuließen und auch wenn die High-Tech-Medizin im Krankenhaus nicht zu einem Verlust an individueller Patientenorientierung oder zu einer „Aufmerksamkeitsverschiebung medizinischen Handelns“[404] führen sollte, wenn also das Arzt-Patienten-Verhältnis „gut“ gelingt, wäre das, wegen des inneren Zusammenhangs der verschiedenen Verwendungsweisen der Vernunft, nur eine Voraussetzung ethischen Handelns, nicht aber dessen Nachweis.

Denn ein „gutes“ Gelingen heißt noch nicht, dass es sich dabei um ein „Gutsein“ im moralischen Sinne handelt. Würde man das annehmen, wäre das ein naturalistischer Fehlschluss oder wie es Moore ausdrückt, ein „naturalistic fallacy“[405]. Die moralische Qualität der praktischen Vernunft kann also nicht aus widerspruchfreien Aussagen, Gesetzmäßigkeiten, technische Abläufen oder Funktionsweisen abgeleitet werden. Häufig geschieht dies aber unbemerkt. So wurde David Hume bei der Beschreibung von „Beobachtungen über menschliche Dinge“[406] dadurch überrascht, dass ihm „anstatt der üblichen Verbindungen von

404 Feuerstein, Günter: Systemintegration … A.a.O., S. 45.

405 Moore, George: Principia ethica. Stuttgart 1970, S. 74 ff.

406 Hume, David: Ein Traktat über die menschliche Natur. III. Buch. 1. Abschnitt (Hg.: Brandt, Reinhard). Hamburg 1973, S. 211 (Original: A Treatise of Human Nature. Vol. III, Erstausgabe London 1740)

Worten mit ‚ist' und ‚ist nicht' kein Satz mehr begegnet" sei, „in dem sich nicht ein ‚sollte' oder ‚sollte nicht' sich fände"[407]

Die Moralität praktischen Handelns liegt aber auch nicht in der Befolgung heteronomer Normen, seien sie von einem Vorgesetzten, von der Geschäftsführung einer Klinikkette oder von einer Religionsgemeinschaft gesetzt. Was aber ist dann das Prinzip des spezifisch Moralischen?

6.3.2.1 Die Suche nach einem obersten moralischen Prinzip

In der postmodernen Welt und damit auch in der heutigen, von naturwissenschaftlichem und kybernetischem Denken beherrschten Medizin sind die Grenzen zwischen artifiziellem Sein und Personsein nicht immer klar zu erkennen. Die vor allem von Wolf Singer, Gerhard Roth und Wolfgang Prinz[408] vertretene Form des radikalen Reduktionismus führen nicht nur mentale Zustände auf physische Kausalketten zurück, sie denaturieren auch den Personenbegriff auf eine rational-mechanistische Architektur. Dies berührt auch die moralische Verantwortbarkeit menschlicher Entscheidungen und die persönliche Zurechenbarkeit von Schuld.

Bei John Locke ist die personale Identität noch als moralische Identität zu verstehen.[409] Dies ergibt sich bereits aus seiner Darstellung über den Zustand, in dem „sich der Mensch von Natur aus befindet", nämlich im „Zustand vollkommener Freiheit, [...] seine Handlungen zu lenken und über [...] seine Person zu verfügen", der aber gleichzeitig „niemandem, seinem Leben, seiner Gesundheit, seiner Freiheit oder seinem Besitz Schaden zufügen soll[410]. Gerade die personale Identität ist ein konstitutives Merkmal der sittlichen Existenz des Menschen. Auch für Hegel „erscheint in der einfachen Identität mit der Wirklichkeit der Individuen [...], das Sittliche [...] als eine zweite Natur, die [...] Bedeutung und Wirklichkeit ihres Daseins ist." Diese „Wirklichkeit ist das dem Geist der Freiheit Angehörende"[411] Die Bestimmung des Menschen liegt darin, dass er schul-

407 Hume, David: Ein Traktat ... A.a.O., S. 211.

408 Vgl. dazu bspw.: Singer, Wolf: Verschaltungen legen uns fest. Wir sollten aufhören, von Freiheit zu sprechen. In: Geyer, Christian (Hg.): Hirnforschung und Willensfreiheit. Frankfurt am Main 2004. Roth, Gerhard: Wir sind determiniert. Die Hirnforschung befreit von Illusionen. In: Geyer, Christian (Hg.): Hirnforschung ... A.a.O. Prinz, Wolfgang: Der Mensch ist nicht frei. Ein Gespräch. In: Geyer, Christian (Hg.): Hirnforschung ... A.a.O.

409 Dazu Hauser, Christian: Selbstbewusstsein und personale Identität: Positionen und Aporien ihrer vorkantianischen Geschichte. Stuttgart, Bad Cannstatt 1994

410 Locke, John: Über die Regierung (The Second Treatise of Government). Übersetzt von Dorothee Tidow. München 1966, S. 9 und 11.

411 Hegel, Georg Wilhelm Friedrich: Die Sittlichkeit. Aus: Grundlinien der Philosophie des Rechts. In: Werke. 20 Bände. Band 7. Frankfurt a.M. 1970,S. 155.

dig werden kann.[412] Schuldig kann nur Jemand werden, der verantwortungsfähig ist. Verantwortungsfähig kann er nur sein, wenn er frei ist.

Der Reduktionismus, d.h. die Rückführung der menschlichen Existenz auf rein kausal-deterministische Zusammenhänge und Abläufe, fördert somit den auch an anderer Stelle beobachtbaren Verfall des Personenbegriffs[413], der in der christlichen Tradition des „ens morale" steht und der für eine mitmenschliche Welt unverzichtbar ist. Durch den Reduktionismus werden schließlich auch die Bewertung menschlicher Handlungen nach den ethischen Kategorien von gut und böse oder von human und inhuman und in Verbindung damit auch die Gültigkeit der allgemeinen Menschrechte zu Fall gebracht.

Es ist dann überhaupt die Frage, ob neben moralischen Normen irgendwelche anderen Verhaltensregeln utilitaristischer, hedonistischer oder eudaimonistischer Art sinnvoll gedacht werden können. Das menschliche Verhalten wäre dann nur noch kybernetisch zu erklären. Das erinnert an den Determinismus und Mechanismus von Thomas Hobbes, einem der Vorläufer des Comte'schen Positivismus, der den Menschen als nichts grundsätzlich anderes als eine Maschine ansah und seinen Willen von einer Kette von Ursachen bestimmt sah.[414]

Die kausale Geschlossenheit der Welt verhindert damit – so Singer – zwar nicht die Bewertung von Fehlverhalten durch die Gesellschaft, aber sie zwinge doch zu einer fundamentalen Reform des Strafrechts, denn „Keiner kann anders, als er ist."[415]

So ist nicht ganz zu Unrecht bereits seit längerem von einer „Krise des Begriffs der Person" die Rede[416]. Man beachte nur die unverhohlene Begeisterung, mit der die Erfindung des „virtuellen Patienten" geschildert wird[417]. Die reale, nicht eine virtuelle, Existenz der Person ist aber unabdingbar, wenn von einem praktischen Handeln gesprochen werden soll. Nur eine reale Person kann im

---

412 Siehe Theo Kobusch: Die Entdeckung der Person ... A.a.O., S. 268

413 So z.B. bei Derek, Parfit: Reasons and Persons. Oxford 1984, S. 445: „Persons are not, as we mistakenly believe, fundamental".

414 Eigentlich sah Hobbes alles als mechanistisch erklärbar an, sowohl im Bereich der Physik als auch der Anthropologie, ja auch im Bereich der Gesellschaft, die er als „sozialen Körper" bezeichnete. Vgl. Röd, Wolfgang: Thomas Hobbes. In: Höffe, Otfried (Hg.): Klassiker der Philosophie. 3. Aufl., München 1994, S. 282. Dazu auch Hobbes, Thomas: Short Tract of First Principles. London 1637. Dennoch sah er den freien Willen und deterministische Bestimmtheit offensichtlich nicht als Widerspruch an, denn in seinen Ausführungen zu einer Staats- und Rechtstheorie spricht er von Individuen als Adressaten von Normen und von dem subjektiven Willen, sich so oder anders zu entscheiden. Vgl. Röd, Wolfgang: Thomas Hobbes ... A.a.O., S. 296.

415 Wolf Singer: Verschaltungen legen uns fest ... A.a.O., S. 63

416 Kobusch, Theo: Die Entdeckung der Person ... A.a.O., S. 263.

417 Münch, Eugen: Krankenhäuser auf dem Weg ... .A.a.O., S. 4.

eigentlichen Sinne handeln, denn Handeln heißt Entscheidungen treffen zwischen Handeln und Nicht-Handeln oder zwischen verschiedenen Handlungsalternativen auswählen. Um aber Entscheidungen treffen oder auswählen zu können, ist die Freiheit des Willens der Person unaufgebbare Voraussetzung. Nur dann nämlich ist die Entscheidung dem Entscheidungsträger auch unmittelbar zurechenbar.

Die Zurechenbarkeit weist die menschliche Person schließlich als „ens morale“ aus. Das allein genügt aber nicht, den moralischen Gebrauch der praktischen Vernunft zu verifizieren. Dies ist erst möglich, wenn auch die Freiheit – wie die Vernunft – mit dem Nichtwiderspruchs-Prinzip übereinstimmt. Wenn eine Person ihre Freiheit so ausübt, dass die Freiheit anderer Personen dadurch nicht aufgehoben oder ohne deren Zustimmung nicht eingeschränkt wird, ist dieses Prinzip erfüllt. Es geht somit um die einvernehmliche „Widerspruchsfreiheit der praktischen Koexistenz von Freiheiten“[418]. Die moralische Qualität der praktischen Vernunft ist so letztlich an die menschliche Person als personales Vernunft- und Freiheitswesen gebunden.

Wir haben oben[419] festgestellt, dass Vernunft ein jeder Person gleichermaßen zukommendes und vollständiges Vermögen darstellt. Insofern grenzt sie sich zum Verstand oder zur Intelligenz ab, die jeder Person in nur gradueller und höchst individueller Weise zukommen. Aus diesem vollständigen Vermögen der Vernunft folgt die grundsätzliche Gleichrangigkeit aller Menschen und damit die Bedingung der Möglichkeit der Universalisierbarkeit moralischer Normen, soweit diese von den Betroffenen her gesehen zustimmungsfähig sind. Gleichrangigkeit so verstanden bedeutet allerdings nicht eine funktionale Äquivalenz. Diese würde den Menschen zu einem Etwas machen, das durch ein anderes Etwas ersetzt werden könnte. Die hier gemeinte Gleichrangigkeit ist vielmehr ontologischer, somit seinshafter Natur. Sie beinhaltet deshalb den Begriff der gegenseitigen Achtung der Menschen untereinander. Die Vernunft selbst ist es, die zu dieser Auffassung nötigt. Denn würde sie den Status der Gleichrangigkeit nicht anerkennen, käme sie mit sich selbst in Widerspruch, indem sie sich zwangsläufig selbst die Achtung versagen müsste.

Deshalb ist es im Bereich des Krankenhauses – um nur ein Beispiel zu nennen – nicht unproblematisch, wenn auch weitgehend üblich, in einer verkürzten, ökonomisch zweckdienlichen Sprache, im Fachgespräch unter Ärzten von „der Galle auf Zimmer XY“ zu sprechen, die morgen operiert werden müsse. Auch wenn dabei natürlich Jedem bewusst ist, dass mit „der Galle“ ein Mensch gemeint ist, so scheint der Zweifel berechtigt, ob es auch Jedem bewusst ist, dass

418 Hausmanninger, Thomas: Ethik, Was ist das eigentlich? … A.a.O., S. 29.

419 Siehe Abschnitt 6.1

der Patient gegenüber dem behandelnden Arzt den Status der Gleichrangigkeit einnimmt und deshalb allein durch sein Menschsein Achtung einfordert. Die sprachliche Reduzierung eines Menschen auf seine Galle ist deshalb nicht unproblematisch, weil Sprechen Handeln bedeutet. „Die Philosophen haben jetzt lange genug angenommen, das Geschäft von ‚Feststellungen' oder ‚Aussagen' [...] sei einzig und allein, einen Sachverhalt zu beschreiben oder ‚eine Tatsache zu behaupten' und zwar entweder zutreffend oder unzutreffend"[420] In diesem Fall der zu operierenden Galle handelt es sich nicht in erster Linie um eine Beschreibung, sondern um einen Sprechakt, dem nicht nur ein propositionaler Gehalt anhaftet, sondern der eine illokative Kraft entfaltet. Dabei entscheidet die Handlungsdimension über den Bedeutungsgehalt. Keinesfalls dient Sprache also nur der Deskription, sondern sie gestaltet Beziehungen und vollzieht Handlungen. Sie hat als illokativer Akt somit Folgen, hat Ergebnisse, wird wirksam[421]. Gerade im Krankenhaus wird so im Gespräch zwischen den Akteuren der Verdinglichung des Leidens Vorschub geleistet.

Ähnlich realitätsgestaltend und zweifellos Ausdruck der Ökonomisierung ist die Übertragung des Begriffs des Kunden auf den Patienten. Der Patient ist in seinem Zustand relativer Hilflosigkeit häufig gar nicht in der Lage als Kunde im ökonomischen Sinne zu agieren oder den Klinikarzt gewissermaßen als seinen Geschäftspartner zu betrachten. Vielmehr ist es der Arzt, der die Interessen des Patienten treuhänderisch gegenüber Dritten vertreten muss. Der Kundenbegriff führt eher dazu, dass der Arzt vermehrt die Interessen seines Arbeitgebers, nämlich des Krankenhauses, vertritt. Wegen der Asymmetrie im Verhältnis von Arzt und Patient in Bezug auf Information und medizinisches Fachwissen befindet sich der Patient als „Kunde" dann in einer eindeutig benachteiligten Situation. Von der ökonomisch an sich sinnvollen Souveränität des Kunden kann keine Rede mehr sein.

Die Forderung gegenseitiger Achtung führt schließlich zum Begriff der Würde. Wenn nun Gleichrangigkeit und im Gefolge von ihr die gegenseitige Achtung und die sich daraus ableitende Würde des Menschen aus der Vernunft folgen und wenn sich daraus ebenso die Bedingungen der Möglichkeit der Universalisierbarkeit moralischer Normen ergeben, so könnte man der Vernunft die unabdingbare Grundlage eines obersten moralischen Prinzips zuerkennen. Zur Realisierung eines Prinzips ist aber Handeln erforderlich und Handeln setzt einen Willen in Freiheit voraus. Freiheit verlangt die Möglichkeit der Selbstbestimmung. Darum kann Kant folgern, dass die Autonomie des Willens als oberstes

420 Austin, John, Langshaw: Zur Theorie der Sprechakte. (How to do Things with Words). Ditzingen 1986, s. 25.

421 Austin, John, Langshaw: Zur Theorie der Sprechakte. ... A.a.O., S. 133.

Prinzip der Sittlichkeit gelten müsse[422], die Heteronomie des Willens dagegen die Quelle aller unechten Prinzipien der Sittlichkeit sei[423].

Der von Kant daraus abgeleitete kategorische Imperativ erklärt eine Handlung für objektiv notwendig, wenn deren Maxime jederzeit zur Grundlage einer allgemeinen Gesetzgebung taugt und zwar ohne Bezug auf irgendeine noch so gute Absicht und ohne irgendeinen noch so guten Zweck. Es ist unschwer einzusehen, dass die Mitarbeiter einer Organisation, des Krankenhauswesens oder eines einzelnen Krankenhauses mit dieser Art eines obersten Prinzips überfordert sein dürften. Zum einen, weil dieses Prinzip rein formaler Natur ist und jeglicher inhaltlicher Bestimmtheit entbehrt, zum anderen, weil es einen so hohen Abstraktionsgrad besitzt, dass es zwar für die Universalisierbarkeit von Nutzen sein kann, aber als Handlungsorientierung im Einzelfall und zur sozialethischen Bewertung der doch sehr ausdifferenzierten Ökonomisierung im Krankenhauswesen große Schwierigkeiten bereiten dürfte.

6.3.2.2 Der Patient als Zweck an sich

Die Suche nach einem obersten moralischen Prinzip, dem sich die Ökonomisierung im Krankenhauswesen unterordnen könnte, dürfte dann von Erfolg gekrönt sein, wenn wir noch einmal Bezug auf den Menschen als moralische Person zu sprechen kommen. Zuvor sei angemerkt, dass es zur Eigenart der ökonomischen Wissenschaften neuerer Prägung gehört, dass sie – wenngleich weitgehend übereinstimmend als „social science […] concerned with human activities“[424] definiert – ihren Gegenstand aus einer stark funktionalistisch-deterministischen Perspektive analysieren. Die herkömmlichen Lehrbücher der Ökonomie sind durchsetzt mit mathematischen Formeln. Das zeigt seine Wirkung auch auf das Phänomen der Ökonomisierung im Krankenhauswesen und bestätigt die Vereinseitigung medizinischen Handelns in Richtung auf Messbarkeit und Wägbarkeit menschlichen Leidens. Ökonomisierung hat viel mit Marktwert, Sachwerten, Wettbewerb und Preisen zu tun.

Kant dagegen unterscheidet in seinem „Reich der Zwecke“ den Preis von der Würde. Unter einem Reich meint Kant „die systematische Verbindung verschiedener vernünftiger Wesen durch gemeinschaftliche Gesetze“[425]. Als Zwecke

422 Kant, Immanuel: Grundlegung … A.a.O., S. 95.

423 Auf die grundsätzliche Problematik eines individuell bestimmten obersten Prinzips ohne Einbeziehung der Betroffenen, gegebenenfalls im Rahmen einer Diskursethik, wird später eingegangen. Vgl. Abschnitt 12.3.2.4.

424 Nevin, Edward: Textbook of Economic Analysis. London 1972, S. 35.

425 Kant, Immanuel: Grundlegung … A.a.O., S. 85.

bezeichnet er das „was dem Willen zum objektiven Grund seiner Selbstbestimmung dient“ und „dieser muss für alle vernünftigen Wesen gleich gelten“[426].

In seiner „Grundlegung zur Metaphysik der Sitten“ schreibt er: „Was einen Preis hat, an dessen Stelle kann auch etwas anderes als Äquivalent gesetzt werden; was dagegen über allen Preis erhaben ist, mithin kein Äquivalent verstattet, das hat eine Würde“.[427] Nur ein Handeln, das der Gleichrangigkeit, der gegenseitigen Achtung und der Würde des Menschen auf der Grundlage der allen Menschen inhärenten Vernunft und Freiheit entspricht, kann als moralisches Handeln bezeichnet werden. Jeder handelnde Mensch verfolgt Zwecke. Denn handeln können, heißt Zwecke verfolgen. Beides gehört konstitutiv zum Menschsein. Somit ist das Krankenhauswesen nichts anderes als ein Reich der Zwecke im Sinne Kants. Jeder Akteur, ob er nun im gesundheitspolitischen (Regierung und Administration) oder im Sicherheits- (Kassen) und Versorgungsbereich (Krankenhaus, Ärzte), auf der Makro-, Meso- oder Mikroebene tätig ist, verfolgt als verantwortlich Handelnder bestimmte Zwecke, die in einem gesetzlichen oder Ordnungsrahmen eingebettet sind. Diese Zwecke aber können nur jeweils relativer Natur und „nur auf Grund von hypothetischen Imperativen sein“[428]

Einen Zweck absoluter Natur kann nur etwas haben, was einen Zweck an sich selbst trägt. Diesen nicht mehr hintergehbaren Zweck aber kann nur der Mensch und somit auch der Patient eines Krankenhauses als vernünftiges und mit Freiheit begabtes Wesen beanspruchen. Dies ist insofern von besonderer Bedeutung als der Patient in ökonomischer Sichtweise Bestandteil einer Produktionsfunktion und damit einer Kosten-Ertrags-Funktion, näherhin einer Gewinn- und Verlustrechnung ist und somit über die Art und Schwere seiner Erkrankung und die Dauer seines Aufenthalts im Krankenhaus auch mit Kosten und mit einem Preis bewertet werden muss. Sichtbarer und krankenhaustäglicher Ausdruck sind die oben beschriebenen Diagnosis Related Groups (DRG), die den Kranken zu einem kalkulierbaren Objekt im Rechnungswesen des Krankenhauses und der Versicherer machen.

Umso mehr ist auf das moralische Defizit hinzuweisen, wenn der Kostenfaktor „Patient“ nur noch als Mittel erscheint und im Behandlungsgeschehen seine Würde als Selbstzweck übersehen wird. So könnte die Selbstzweckformel Kants in die Sprache des Krankenhauses wie folgt übertragen werden: „Handle als Arzt und als Pfleger stets so, dass du alle Patienten zu jeder Zeit zugleich als Wert an sich und niemals nur als Mittel betrachtest“. Übertragen auf das Krankenhauswesen könnte die Formel wie folgt lauten: „Handle stets so, dass du als Akteur in

---

426 Kant, Immanuel: Grundlegung ... A.a.O., S. 77.

427 Kant, Immanuel: Grundlegung ... A.a.O., S. 87.

428 Kant, Immanuel: Grundlegung ... A:a.O., S. 77.

den Bereichen der Gesundheitspolitik, der Gesundheitssicherung und der Gesundheitsversorgung jeden Patienten zu jeder Zeit als Wert an sich betrachtest und niemals ausschließlich als Bestandteil einer betrieblichen Kalkulation“[429].

Auch dies ist ein rein formales Prinzip, dem aus Vernunftgründen nicht widersprochen werden kann, wenn man unterstellt, dass die Vernunft allen Menschen in gleicher Weise und in gleichem Umfang zukommt. Aber auch dieses Prinzip entbehrt der inhaltlichen Bestimmtheit, die der je konkreten Situation zuzuordnen ist.[430] Dennoch kann es bereits eine Atmosphäre schaffen, die der Verdinglichung der Patienten und der Mitarbeiter im Krankenhauswesen zumindest nicht förderlich ist und der ökonomischen Zwecksprache im hypothetischen Sinne Kants entgegensteht. Dazu kommt, dass spezielle Normen, die auf eine besondere Situation angewandt werden sollen, allgemeine Normen oder gar ein allgemein anerkanntes oberstes sittliches Prinzip niemals aufheben können. Wenn also der Gedanke des „Zweckes an sich“ im Krankenhauswesen bewusste Verbreitung fände, könnten sich Verhaltensweisen, die dem Patienten nicht angemessen sind und von der Ökonomie verstärkt werden, bei den Akteuren nicht länger verinnerlichen.

Damit wäre bspw. die Selektion von „unrentierlichen“ Patienten ausgeschlossen, die durch lange Liegezeiten dem Krankenhaus ungleich teurer kommen als „rentierliche“, deren Behandlung über DRGs gut refinanziert werden. Denn durch die Selektion wird der „unrentierliche“ Patient als „Zweck an sich“ nicht mehr anerkannt und der „rentierliche“ nur noch als „Mittel“ (der besseren Refinanzierung wegen) gewertet werden. Ein solches Handeln würde keinem kategorischen, sondern nur noch einem hypothetischen Imperativ gehorchen – im Übrigen mit erheblicher ethischer Schieflage.

Somit besteht der moralische Gebrauch der praktischen Vernunft in einer auf Vernunft gegründeten Anerkennung eines „Wertes an sich“, den jeder einzelne Mensch für sich in Anspruch nehmen kann oder besser: für sich in Anspruch nehmen muss, wenn er sich selbst nicht als Vernunft- und Freiheitswesen ver-

---

429 Die Kant'sche Selbstzweckformel lautet wörtlich: „Handle stets so, dass du die Menschheit, sowohl in deiner Person als in der Person eines jeden anderen, jederzeit zugleich als Zweck, niemals bloß als Mittel brauchest.“ Kant, Immanuel: Grundlegung … A.a.O., S. 79.

430 Damit ist nicht einer „Situationsethik“ das Wort geredet, die sich ausschließlich an individuellen Lebenssituationen und Umwelt-Gegebenheiten orientiert, ohne oberste sittliche Prinzipien zu beachten. Vielmehr steht das Handeln stets unter dem Vorbehalt der Übereinstimmung mit dem formalen Prinzip der menschlichen Würde. Ähnlich, nur vor dem Hintergrund einer biblisch pointierten Ethik, allerdings insofern auch nicht universalisierbar, sieht die Enzyklika „Veritatis splendor“ einen „wesenhaften Zusammenhang zwischen dem sittlichen Wert einer Handlung und dem letzten Ziel des Menschen“. Joannes Paul II.: Veritatis splendor. Kapitel II, Abschntt IV. Die sittliche Handlung. Teleologie und Teleologismus.

leugnen und in seiner „selbst verschuldeten Unmündigkeit“[431] verharren will. Die Unterordnung moralischer Verhaltensweisen im Krankenhauswesen unter dieses Prinzip kann deshalb auch als eine „humanistische Vernunftethik“[432] bezeichnet werden, die durch die „normative Logik der Zwischenmenschlichkeit“[433] einsichtig gemacht werden kann.

Der sich aus der Ökonomisierung ergebende Einfluss betriebswirtschaftlicher Ziele des Krankenhausträgers und damit im gewissen Sinne auch der Ärzte auf patientenbezogene Entscheidungen, die unter dem Druck des Budgetergebnisses und der damit zusammenhängenden Sicherheit des Arbeitsplatzes als leitende Handlungsorientierung Schritt für Schritt verinnerlicht werden, kann dadurch – wenn nicht völlig verhindert – doch wenigstens relativiert werden.

7. Anthropologische Überlegungen

7.1 Minimalanthropologische Konstanten

Zu einer solchen Relativierung trägt die minimalanthropologische These bei, die besagt, dass der Chefarzt und der „Kassenpatient“ nicht nur Beide den „character indelebilis“ eines „Wertes an sich“ besitzen, sondern dass diese Werthaftigkeit auch gleichen Ranges ist. Ich bezeichne diese These deshalb als minimalanthropologisch, weil ich sie für den kleinsten gemeinsamen Nenner halte, auf den sich wohl die meisten Menschen, die sich ihrer Freiheit und autonomen Vernunft bewusst geworden sind, einigen können. Das Gleiche gilt für die Offenkundigkeit menschlicher Kontingenz, die ihrerseits die These der Gleichrangigkeit stützt. Sie vermag bei religiösen Menschen durch das Bewusstsein ihrer Kreatürlichkeit ebenso einsichtig zum Ausdruck kommen, wie bei weniger religiösen oder Agnostikern. Denn bei aller Anerkennung der menschlicher Autonomie kann auch empirisch nicht geleugnet werden, dass sich der Mensch durch eine essentielle „Konstitutionsschwäche“[434] auszeichnet und dass er, wenn nicht von

431 Kant, Immanuel: Beantwortung der Frage: Was ist Aufklärung? In: Königlich Preußische Akademie der Wissenschaften. (Hg.): Werke. Band VIII. Berlin 1903/11. Nachdruck Textausgabe. Bearbeitet von Maier, Heinrich. Berlin 1968, S. 34–42. Das „sapere aude“ stammt allerdings aus den Episteln des Horaz (Epist. I 2,40) und lautet dort: „Dimidium facti qui coepit, habet: sapere aude, incipe“.

432 Ulrich, Peter: Führungsethik. In: Korff, Wilhelm u.a.(Hg.): Handbuch der Wirtschaftsethik, Band 4. Gütersloh 1999, S. 233.

433 Ulrich, Peter: Integrative Wirtschaftsethik. Grundlagen einer lebensdienlichen Ökonomie. Bern, 4. Aufl., 2007, S. 44.

434 Böckle, Franz: Fundamentalmoral. München 1977, S. 265.

Gott, dann von anderen transzendenten, numinosen oder deterministischen Kräften abhängt, letztlich auch als „ζοῶν πολιτικόν“ von einer Gruppe oder von der Gesellschaft. Gerade die Komplementarität von Individualität und Sozialität zeigt die Abhängigkeit vom Anderen auf, ohne dass damit allerdings die Autonomie als Freiheitsperspektive ausgeschlossen wäre. Im Gegenteil, sie ist geradezu die Voraussetzung für soziale interaktive Relationen. Ohne die Autonomie des Patienten kann das Arzt-Patienten-Verhältnis, das einen solchen Namen verdient, überhaupt nicht zustande kommen.

Das „Teilhaben-am-Anderen ist ein anthropologisches Essentiale“[435] und eine unaufgebbare Bedingung menschlichen Lebens. Ohne den leiblichen und geistigen Bezug zum Anderen kann das individuelle Leben gar nicht gelingen. Wer somit „ich“ sagen kann, hat bereits eine Beziehung zum Anderen aufgebaut, deren Art und Umfang je verschieden ist. Vom Patienten wird ein Grundvertrauen in die Kunst des Arztes erwartet werden können, vom Arzt ein Wahrnehmen des Patienten als Mensch und zwar nicht nur dessen Reduktion auf einen mehr oder weniger gut funktionierenden Mechanismus.

Mit diesen Grundeinsichten ist auch die menschliche Gleichrangigkeit und gleiche Anspruchswürdigkeit von Chefarzt und „Kassenpatient“, von Geschäftsführer und Klinikpförtner, von Alt und Jung, von „rentablen“ und „unrentablen“ Patienten begründet. Sie liefern für ein gelingendes Zusammenleben und Zusammenarbeiten innerhalb und außerhalb von Organisationen und natürlich auch im Krankenhauswesen und im Krankenhaus selbst die entscheidenden Voraussetzungen.

Man muss nicht wie Paracelsus behaupten, dass man den Patienten lieben müsse, wenn man ihn heilen wolle.[436] Aber Grundeinstellungen, wie Einfühlungsvermögen, Geduld, die Fähigkeit zuzuhören und Mut zuzusprechen, sollten die Persönlichkeit des Arztes ebenso prägen wie fachliches Können. Wenn dagegen Angst, Hoffnungslosigkeit und depressive Verstimmungen des Patienten kurzerhand somatisiert und medikamentös behandelt werden, sind solche Vorgehensweisen nicht nur kostensteigernd, sondern degradieren den Arzt zudem zu einem „Einsatzleiter von Apparaten“ und einzusetzendem Material[437]. Vom Arzt ist deshalb „weniger naturwissenschaftlich-technisches Wissen und Können als vielmehr menschliche Begleitung und Beratung“ gefordert; vom Patienten anstatt einer nahezu „religiösen Heilserwartung an die Medizin eine stärkere Aus-

435 Droesser, Gerhard: Demokratische Verantwortung und politische Partizipation. In: Heimbach-Steins, Marianne (Hg.): Christliche Sozialethik Band 2. Konkretionen … A.a.O., S. 18.

436 Höffe, Otfried: Medizin ohne Ethik? Frankfurt a.M. 2002, S. 10.

437 Höffe, Otfried: Medizin ohne Ethik? A.a.O., S. 10.

einandersetzung mit Krankheit und Leid sowie mit der eigenen Endlichkeit und Sterblichkeit"[438].

Um es auf eine einfache lebensalltägliche Ebene zu bringen: Wenn der Chefarzt persönlich bei Kassenpatienten „vorbeischaut" und ein paar Alltagsworte mit ihnen wechselt und ihnen damit das Gefühl gibt, dass sie wertgeschätzt sind – unabhängig von ihrem sozialen oder Einkommensstatus, so ist dies ein sichtbares Zeichen, nicht der funktionalen, sondern der ontologisch fundierten Gleichrangigkeit. Ein solches regelmäßiges und zur Gewohnheit gewordenes Verhalten hat die Kraft des Faktischen und wird die Klinik-Atmosphäre und damit die Kultur dieser Institution zwar langsam, aber unaufhaltsam ändern und das sachzentrierte Objekthafte der Ökonomisierung durch ein interaktives Miteinander ergänzen. In diesem Fall wirkt nicht die Struktur formend auf das Verhalten des Individuums, sondern Letzteres wird – getragen von einem anthropologischen Phänomen – festgefahrene Strukturen aufzuweichen in der Lage sein. Zudem haben „jenseits von Effizienz und Evidenz [...] Mitgefühl und Verständnis oft schon enorme Heilkraft"[439].

Freilich braucht es zuweilen langdauernde Erfahrungsprozesse, damit eine solche Umformung nachhaltige Wirkung zeigt. Nicht nur „der Appell des Herrn setzt [...] voraus, dass der Knecht sich als Adressat begreift"[440]. Auch der Herr, um in diesem Bild zu bleiben, braucht Zeit, um aus der Sackgasse seines vorgegebenen und eingeübten Rollenverhaltens herauszufinden. Wenn ihm das nicht gelingt, wird ihn die Ökonomisierung u.U. dazu zwingen. Denn sie ist in ihren prozess- und steuerungsorientierten Varianten funktional bestimmt, grundsätzlich hierarchiefremd und zielbezogen, weniger „emineznbasiert"[441].

Die These vom „character indelebilis" eines Wertes an sich ist deshalb anthropologischer Natur, weil sie sich nicht normativ setzend, sondern die „Objektivationen des Menschen" phänomenologisch beschreibend[442] darstellt. Insofern ist Anthropologie keine Ethik. Sie kann nur über das Wesen des Menschen, also über das, was ihm charakteristisch zu eigen ist, über seine Potenziale und seine Grenzen etwas aussagen, nicht aber über das, was er tun soll, um glücklich leben

---

438 Ernst, Stephan; Engel, Ägidius: Christliche Ethik konkret. 2. Aufl., München 2007, S. 253.

439 Rendenbach, Ulrich: Werden wir Hausärzte zu Medizinrobotern degradiert? In: Münchener Medizinische Wochenschrift. Nr. 33–34, 148. Jg. 2006, S. 32.

440 Droesser, Gerhard: Texturen ... A.a.O., S. 144.

441 Wortspiel! Man spricht von evidenzbasierter Medizin und meint damit eine medizinische Behandlung, die ausschließlich auf der Grundlage empirisch nachgewiesener Wirksamkeit erfolgt. Aktuell findet sich der Begriff noch in § 137 f SGB V in der Form „evidenzbasierter Leitlinien".

442 Günzler, Claus: Anthropologische und ethische Dimensionen der Schule. Freiburg, München 1976, S. 28.

zu können oder im moralischen Sinne gut zu werden. Aber Anthropologie vermag der Ethik eine Bandbreite für Verhaltensweisen vorzugeben, deren Grenzen nicht leicht überschritten werden können, wenn menschenunmögliche Forderungen oder der Hang nach realitätsfernen Utopien vermieden werden sollen.

Wenn der Chefarzt in dieser Bandbreite handelt, die Gleichrangigkeit so versteht und sie alltäglich praktiziert und wenn der Kassenpatient dieses Verhalten akzeptiert, ohne dass Beide aus Gewohnheit oder ängstlich in ihrem Rollenverhalten und in ihrer Rollenidentität verweilen, treten sie aus sich heraus und befreien sich aus ihrer zentrischen Position, in der sie in „präreflexiver Vertrautheit“[443] mit sich lebten. Diese ist zwar bei vielen „alltäglichen Verrichtungen, aber auch im Zustand sachbezogener Konzentration“[444] nicht nur vorhanden, sondern auch notwendig. Aber erst in einer exzentrischen Position können Chefarzt und Kassenpatient sich selbst und den jeweils Anderen wahrnehmen.

Damit wird die Grundlage für das Bewusstwerden der eigenen Identität geschaffen, die im Unterschied zur Kompaktheit einer anorganischen Substanz ein „differenziertes Sinngefüge“[445] darstellt, das sich in einer Innen- und Außenperspektive[446] realisiert. Aus der Innenperspektive heraus denkt der Mensch über sich selbst nach, schafft und erkennt so den Unterschied zwischen Subjekt und Objekt. In der Außenperspektive dagegen überschreitet der Mensch sich selbst, er distanziert sich von sich selbst und von Anderen in vielfältigen und ständig wechselnden Zusammenhängen.

Eine christlich-theologische Anthropologie greift weiter aus und führt u.a. die Glaubensinhalte der Gottebenbildlichkeit und der Gotteskindschaft an. Sie widerspricht damit nicht den angeführten minimalanthropologischen Konstanten der philosophischen Anthropologie, sondern unterstreicht sie vielmehr in ihrer Bedeutung, ohne zu verkennen, dass eine ausdrücklich christliche Anthropologie in einer offenen Gesellschaft wegen der dort herrschenden Pluralität der Weltanschauungen kaum universalisierbar sein dürfte. Eben weil aber eine christlich-theologische Anthropologie die Basiskriterien einer philosophischen Anthropologie eher verstärkt, ist es einem Arzt in einem Krankenhaus nicht verwehrt, sie als seinen persönlichen Glaubensakt (fides qua) zur Grundlage seines moralischen Handelns zu machen.

In diesem Zusammenhang ist allerdings Klaus Demmer zu widersprechen, der eine Wirkung von Glaubensätzen (fides quae) auf die nichtgläubige Vernunft postuliert: „Das augenscheinliche Nebeneinander von Glaubenssätzen und Ver-

443 Thies, Christian: Einführung ... A.a.O., S. 44.
444 Thies, Christian: Einführung ... A.a.O., S. 44.
445 Droesser, Gerhard: Texturen ... A.a.O., S. 143.
446 Thies, Christian: Einführung ... A.a.O., S. 43.

nunftsätzen verweist auf unterirdische Verbindungskanäle"[447] Der Glaube, so Demmer, „als das Zuinnerste des Menschen" übe „eine Wirkungsgeschichte auf die sittliche Vernunft" aus. „Wer glaubt, setzt damit die Vernunft in ihr Eigensein frei"[448]. Mit Recht weist Christof Mandry auf ein Missverständnis hin, denn ohne Glauben (fides qua) könne es auch kein Geglaubtes geben (fides quae).[449] In der praktischen Konsequenz der Demmer'schen These liefe das darauf hinaus, dass ein nach verbindlichen christlichen Grundsätzen geführtes Krankenhaus ein höheres Potential an medizinischer Erkenntnis hätte als alle übrigen Krankenhäuser, die kein ausdrückliches Glaubensbekenntnis zu eigen hätten. Ebenso müsste man einem gläubigen Arzt ein grundsätzlich höheres medizinisches Wissen und Können zusprechen als einem nichtgläubigen Mediziner. Dies ist aber aus offensichtlichen Vernunftgründen nicht nachvollziehbar.

7.2 Konsequenzen für medizin-anthropologische Perspektiven

Über die philosophische und theologische Anthropologie hinaus versteht die medizinische Anthropologie „das Wesen des Menschen unter den Bedingungen seines Krankseins"[450]. Das impliziert, dass der Arzt nicht nur die Krankheit, sondern auch und zuvörderst den kranken Menschen wahrnimmt und ihn damit aus der Rolle des Objekts herausholt und in die des Subjekts entlässt[451].

Der Patient seinerseits nimmt sich nicht mehr nur als Objekt wahr, dessen sich nun der Experte annehmen muss, um seine organischen Determinismen wieder zum Funktionieren zu bringen, sondern er sieht sich in einer biographischen Szenerie, die mit einem Gespräch auf Augenhöhe mit dem Arzt beginnt. Diese Szenerie ist insofern von Bedeutung, als es durch sie dem Arzt gelingen kann, den Patienten in eine exzentrische Position zu bringen, aus der heraus er sein Ich

447 Demmer, Klaus: Die autonome Moral – eine Anfrage an die Denkform. In: Holdegger, Adrian (Hg.): Fundamente der Theologischen Ethik. Bilanz und Neuansätze. Fribourg 1996, S. 263.

448 Demmer, Klaus: Die autonome Moral – eine Anfrage an die Denkform … A.a.O. S. 262.

449 Mandry, Christof: Ethische Identität und christlicher Glaube. Theologische Ethik im Spannungsfeld von Theologie und Philosophie. Mainz 2002, S. 64.

450 Rimpau, Wilhelm: Kapiteleinleitung. In: Rimpau, Wilhelm; Dörner, Klaus (Hg.): Viktor von Weizsäcker: Warum wird man krank? … A.a.O., S. 113.

451 Es ist in diesem Zusammenhang bemerkenswert, dass die „gegenwärtige Medizin eine eigene Lehre vom kranken Menschen nicht besitzt. Sie lehrt Erscheinungen des Krankseins […], aber sie lehrt nicht den kranken Menschen". Siehe: Weizsäcker von, Viktor: Der Arzt und der Kranke. In: Rimpau, Wilhelm; Dörner, Klaus (Hg.): Viktor von Weizsäcker. Warum wird man krank? … A.a.O., S. 120.

deskriptiv betrachten und normativ bewerten kann[452]. Dadurch wird es dem Patienten ermöglicht, sich so zu sehen, wie er ist oder wie er sein möchte. Damit verbunden ist das Offenlegen seiner Krankheitsgenese, das den Arzt vor der Gefahr einer Fehleinschätzung oder eines reinen Kurierens an Symptomen bewahrt und den Patienten in die Lage versetzt, sich selbst und seine Krankheit besser zu verstehen, biographisch Nicht-Aufgearbeitetes zu bewältigen und sein Selbstbewusstsein zu fördern. Auf diese Weise kann das potenziell vorhandene dialektische Verhältnis zwischen dem Ich und dem Selbst des Patienten aktualisiert und verstärkt werden. Erst jetzt kann sein Selbst „Ich" sagen, was sein kranker Körper nicht sagen konnte[453].

Ein solches Arzt-Patient-Verhältnis ist vor allem im gerätebestückten und behandlungsfragmentierenden Krankenhaus nicht ganz einfach zu realisieren. Praktiziert doch der Arzt eine vom naturwissenschaftlich-technischen Denken beherrschte Medizin, die „den menschlichen Körper als äußere Natur, d.h. als einen Naturgegenstand wie andere auch"[454] behandelt. Damit bleibt der Patient als Mensch zunächst einmal fremd und gegenständlich. Er wird durch probabilistische und mengentheoretische Implikationen der zu diagnostizierenden Krankheit zu einem Fall unter vielen Fällen. Diagnosen und Prognosen funktionieren nach dem Muster: „In x% der Fälle haben Menschen mit den Symptomen s die Krankheit k mit dem Verlauf v"[455]. Das ist eine analytisch-empirische Methode, der sich auch die Ökonomie bedient. Sie vermag jedoch weder eine individuell vorliegende Krankheit zu begründen, noch deren Verlauf zu erklären oder sie gar einer Sinngebung zuzuordnen.[456] Die Medizin, insbesondere die Medizin im Krankenhaus, bietet der objektivierenden und regulierenden Kraft der Ökonomisierung keinen Widerstand. Im Gegenteil, beide Handlungsmodi verstärken sich gegenseitig.

Der Patient dagegen befindet sich in einem Zustand der Hilfsbedürftigkeit. Er sieht sein angeblich „höchstes Gut", nämlich seine Gesundheit, bedroht. Der Arzt ist der einzige, von dem er annimmt, dass er ihm helfen kann, aus seiner existenzbedrohenden Situation herauszukommen. Das erzeugt ein Verhältnis der Über- und Unterordnung. Der Patient ist insofern nicht mehr autonom. Er wird

---

452 Thies, Christian: Einführung ... A.a.O., S. 45.

453 Die Bedeutung der Biographiearbeit für die Erhaltung und Stärkung des Selbstbewusstseins ist in der Altenpflege längst erkannt und wird dort auch regelmäßig in der Praxis umgesetzt, was leider in der medizinischen Behandlung nicht in gleichem Maße der Fall ist.

454 Böhme, Gernot: Natürlich Natur ... A.a.O., S. 17 f.

455 Paul, Norbert W.: Diagnose und Prognose. In: Schulz, Stefan; Steigleder, Klaus; Fangera, Heiner; Paul, Norbert W. (Hg.): Geschichte, Theorie und Ethik der Medizin. Frankfurt am Main 2006, S. 151.

456 Paul, Norbert W.: Diagnose und Prognose ... A.a.O., S. 151.

zum Fall[457] und sieht sich selbst als Fall. Insgesamt eine schlechte Voraussetzung für ein Gespräch „in Augenhöhe".

Dazu kommt der aus der Sicht der Ökonomie zunächst verständliche Einwand, dass eine Gesprächsmedizin dieser Art viel zu zeitaufwändig, deshalb viel zu teuer und weder vom Gesundheitssystem noch vom Krankenhaus selbst zu finanzieren sei. Bei genauerer Betrachtung überzeugt allerdings dieser Einwand nicht.

Zum einen erscheint es zweifelhaft, ob der Gewinn an Nutzen für den Patienten, also der Heilungserfolg, durch den Einsatz technischer und fragmentierender Verfahren einer High-Tech-Medizin im Verhältnis zu einem finanziell und zeitlich aufwändigen Behandlungsverfahren noch angemessen ist. In vielen Bereichen medizinischer Versorgung sind Arzt und Patient mit einem abnehmenden Grenznutzen konfrontiert.

Zum anderen gaukeln Labor und apparative Untersuchungen dem Kranken und dem, der ihn behandelt, eine Wirklichkeit vor, die mit dem eigentlichen Problem, dem Grund, warum ein Krankenhaus aufgesucht wurde, oft wenig zu tun hat[458]. Dabei kann ein Gespräch, das nach Qualität und nicht nach Minuten bemessen ist, mehr zur Heilung eines Kranken beitragen, als aufwändige High-Tech-Medizin. Findet es wirklich statt, dann sind seine Kosten um ein Vielfaches niedriger als Verzinsung und Abschreibung für hochmoderne medizinische diagnostische oder therapeutische Apparaturen.

„Erfahrene Ärzte" – so Otfried Höffe – „die sich von den faszinierenden Bildern der diagnostischen Großgeräte noch zu distanzieren vermögen, verzichten darauf, jede Behandlung mit einem großen Schleppnetz an diagnostischen Versuchen zu beginnen. Denn sie verstehen noch immer, einen Großteil aller Diagnosen durch Untersuchung mit den natürlichen fünf Sinnen zu stellen. Dazu kommt ein sechster Sinn, das einfühlsame Gespräch."[459]

Zudem ist die Versorgung mit allen verfügbaren Leistungen der präventiven, kurativen, palliativen und rehabilitativen Medizin ökonomisch nicht vertretbar und ethisch problematisch[460]. Problematisch, von ihrer Wirksamkeit einmal ab-

---

457 Paul, Norbert, W.: Medizintheorie. In: Schulz, Stefan; Steigleder, Klaus; Fangerau, Heiner; Paul, Norbert, W. (Hg.): Geschichte, Theorie und Ethik der Medizin … A.a.O., S. 70.

458 Dörner, Klaus; Rimpau, Wilhelm: Vorwort zu: Die Krise der heutigen Medizin. In: von Weizsäcker, Viktor: Warum wird man krank? … A.a.O., S. 9.

459 Höffe, Otfried: Maximal oder optimal. Zur Ethik der Hochleistungsmedizin. Festvortrag auf dem Jubiläumssymposium: 20 Jahre Onkologischer Schwerpunkt Stuttgart. „Hochleistungsmedizin, Gesundheitsmarkt und Humanität". Stuttgart, 10. Mai 2006, S. 5

460 Marckmann, Georg: Verteilungsgerechtigkeit in der Gesundheitsversorgung. In: Schulz, Stefan; Steigleder, Klaus; Fangerau, Heiner; Paul, Norbert (Hg.): Geschichte, Theorie und Ethik in der Medizin. Frankfurt a.M. 2006, S. 186 f.

gesehen, auch deshalb, weil die in einem überproportionalen Ausmaß in medizinische Innovationen gelenkten Mittel anderen wichtigen öffentlichen Aufgaben, wie z.B. der Pflege älterer Menschen oder der Bildung, nicht mehr in ausreichendem Maße zur Verfügung stehen würden.

Abb. 5: Darstellung der These einer Abhängigkeit des Nutzens für den Patienten im Sinne eines Heilungserfolgs von zunehmend eingesetzter High-Tech-Medizin

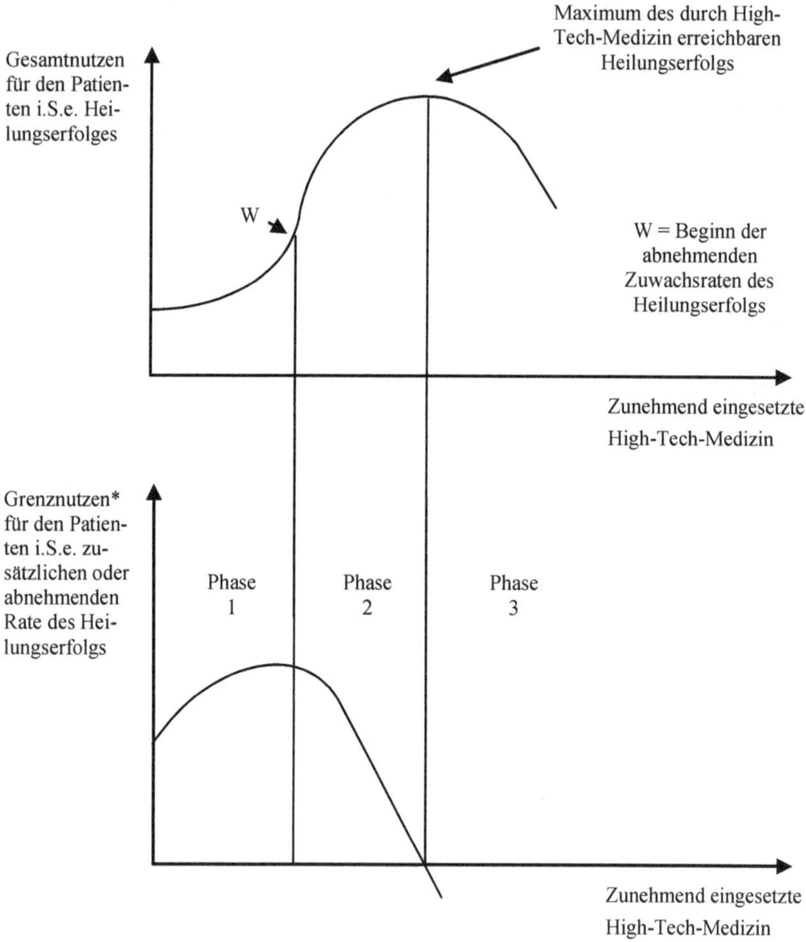

*Zur Definition des Grenznutzens vgl. Abschnitt 3.1, Fußnote 55

Abb. 5 zeigt systematisch, nicht empirisch-numerisch, die Relativität einer High-Tech-Medizin in Bezug auf ihren Heilungserfolg. In der Phase 1 der in zunehmendem Maße eingesetzten High-Tech-Medizin steigt der Grenznutzen für den Patienten aufgrund dieses Einsatzes, und damit der Heilungserfolg, zwar noch an. In der Phase 2 verringert sich jedoch die Zunahme des Nutzens im Vergleich zu einer „Einheit“ eingesetzter High-Tech-Medizin, d.h. der Grenznutzen, stetig bis er in der Phase 3 sogar negativ ausfällt. Das würde bedeuten, dass die High-Tech-Medizin sich ab einem gewissen Mehreinsatz als schädlich auf das Befinden des Patienten und damit auf seinen Heilungserfolg auswirkt.[461] Dieser negative Grenznutzen der Apparatemedizin, aber auch die Anwendung immer neuer, auf dem Markt auftauchender Innovationen von Medikamenten mag Ivan Illich zu der provozierenden These geführt haben, dass „sich die etablierte Medizin [...] zu einer ernsten Gefahr für die Gesundheit entwickelt hat“[462].

Die Präferenz von naturwissenschaftlich-technischen Behandlungsverfahren im Vergleich zu psychosomatischen Konzepten, u.a. der so genannten Gesprächsmedizin, hat in einem gewissen Umfang sicher ihre Berechtigung, wenn man die unübersehbaren und für die Patienten segensreichen medizinischen Fortschritte in Betracht zieht. Hier ist an den Bereich der Anästhesie, an Narkoseverfahren zu denken, die schmerzfreie Operationen ermöglichen, besonders aber an überzeugende Leistungen naturwissenschaftlich geprägter Forscher wie Emil Du Bois-Reymond und Ernst Brücke (Physiologie), Rudolf Virchow (Zellularpathologie), Emil von Behring (Humoralpathologie), Louis Pasteur und Robert Koch (Mikrobiologie) oder Paul Ehrlich (Immunologie)[463].

Sie hat aber dort ihre Grenzen, wo die Heilungserfolge hinter dem Eros der medizinisch-technischen Wissenschaft zurückstehen müssen. Dabei soll nicht der Eindruck einer fortschrittsfeindlichen Medizin entstehen. Mit einer behutsameren Anwendung medizinisch-technischer Diagnose- und Therapiemethoden wäre schon viel gewonnen. Die Gesellschaft würde dadurch nicht gefährdet,

---

461 Nach § 135 SGB V dürfen neue Untersuchungs- und Behandlungsmethoden nur erbracht werden, wenn der „Gemeinsame Bundesausschuss“ (als oberstes Beschlussgremium der medizinischen Versorgung) eine Empfehlung über die Anerkennung u.a. des diagnostischen und therapeutischen Nutzens der neuen Methode abgegeben hat.

462 Illich, Ivan: Die Nemesis der Medizin. Von den Grenzen des Gesundheitswesen. Zit. nach Beinert, Wolfgang: Heilkunde und Heilskunde. In: Schockenhoff, Eberhard; Buch, Alois Johannes; Volkenandt, Matthias; Wetzstein, Verena (Hg.): Medizinische Ethik im Wandel. Ostfildern 2005, S. 56.

463 Vgl. Rattner, Josef; Danzer, Gerhard: Medizinische Anthropologie. In: Bohlken, Eike; Thies, Christian (Hg.): Handbuch Anthropologie. Der Mensch zwischen Natur, Kultur und Technik. Stuttgart, Weimar 2009, S. 183.

wohl aber durch die Preisgabe anthropologischer Erkenntnisse, die immer noch die Grundlage allgemein begründbarer moralischer Normen bilden[464].

Bemerkenswert ist in diesem Zusammenhang das Ergebnis einer Langzeitstudie des Arztes und Historikers Thomas McKeown über die Ursachen der seit Ende des 18. Jhs. gestiegenen Lebenserwartung in den industrialisierten westlichen Ländern. Danach haben ökonomische Entwicklung und sozialer Wandel einen wesentlich größeren Anteil an der Reduzierung von Krankheit und früher Sterblichkeit als „targeted public health or medical interventions“[465]. Selbstverständlich ist diese erfreuliche Tendenz nicht auf die Ökonomie als solcher oder auf strukturelle Änderungen per se zurückzuführen. Vielmehr liegen die Gründe im allgemein verbesserten Lebensstandard, in der gesünderen Ernährung und in den besseren hygienischen Verhältnissen, die durch den sozialökonomischen Wandel erst möglich wurden. Zu einem ähnlichen Ergebnis kommt eine Untersuchung von John Knowles[466] und Thomas Mc Keown, die besagt, dass sich die in den vergangenen 100 Jahren gestiegene Lebenserwartung in den westlichen Industrieländern nur zu 8 % auf Einflüsse der Schulmedizin zurückführen lässt[467].

Wenngleich diese Analysen zum Teil heftigen Widerspruch von Seiten der etablierten Medizin erfuhr, muss zumindest die Frage erlaubt sein, ob der, zwar grundsätzlich notwendige, naturwissenschaftlich-technische Weg wirklich der einzig gangbare Weg ist, der zu Fortschritten in der diagnostischen und therapeutischen Behandlung führt, die letztlich dem Patienten zugute kommen.

---

464 Siehe dazu auch Jonas, Hans: Technik, Medizin und Ethik … A.a.O., S. 145.

465 Colgrove, James: The McKeown Thesis: A Historical Controversy and Its Enduring Influence. In: American Journal of Public Health. 5/2002. Vol. 92, Nr. 5, S,.725.

466 John Knowles war vormalig Präsident der Rockefeller Foundation.

467 Zitiert nach Shealy, Norman, C.: Alternative Heilmethoden. (Originaltitel: The Directory of Complementary Therapies. Übersetzt aus dem Englischen von Spiegl, Walter). Köln 2000, S. 6.

Teil D: Anpassung oder Widerspruch

8. Wandel der Prioritäten im Krankenhaussektor

Dass die Konsequenzen aus den Erkenntnissen der philosophischen und medizinischen Anthropologie im Krankenhauswesen noch nicht gezogen wurden, dass also ein Umdenken in der medizinischen Versorgung noch nicht stattgefunden hat und wohl auch noch lange nicht stattfinden wird, liegt sicher an der grundsätzlich naturwissenschaftlich orientierten Ausbildung der Ärzte und an der Faszination des technisch-medizinisch und pharmazeutisch Machbaren. Es liegt aber auch daran, dass die gesetzlichen Krankenkassen nur das als entgeltwürdig ansehen, was eine naturwissenschaftliche Grundlage hat und sich gleichzeitig als „evidenzbasiert“[468] erweist. Dazu kommt, dass seit der Krankenhausfinanzierungsreform des Jahres 1972 und vermehrt seit der erneuten Reform des Jahres 1993 ein wachsender Druck auf die Krankenhäuser lastet, der die umfassende Anwendung ökonomischer Methoden mit dem Ziel der ökonomischen Rationalisierung von Strukturen und Abläufen geradezu herausforderte.

Mittlerweile versucht die Medizin selbst eigene Wege zu gehen, die auf der Erkenntnis beruhen, dass nicht alle Diagnose- und Therapieverfahren wirksam und nützlich und somit notwendig sind. Diese Wege führen über die Rationalisierung hinaus in die Rationierung medizinischer Leistungen mit erheblicher sozialethischer Relevanz[469].

Zunächst aber ist der Frage nachzugehen, welche Ursachen den Kostensteigerungen zu Grunde liegen und welche Voraussetzungen die Dynamik der Ökonomisierung in Gang setzten. Dazu erscheint ein Vergleich der derzeitigen Prioritätenlage im Krankenhaussektor mit dem Prioritätenwandel seit dem Aufkommen von Einrichtungen der Krankenversorgung hilfreich.

468 Zum Begriff „evidenzbasiert“ siehe Abschnitt 7.1 in der entsprechenden Fußnote. Zur Kritik einer evidenzbasierten Medizin, die sich gerade nicht auf das Offenkundige stützt, das aus sich selbst heraus ersichtlich ist, sondern naturwissenschaftliche Beweise fordert, siehe Rendenbach, Ulrich: Werden wir Hausärzte zu Robotern degradiert? In: MMW Münchener Medizinische Wochenschrift – Fortschritte der Medizin, Nr. 33.34, 2006, 148. Jg., S. 30–36.

469 Vgl. Abschnitt 10.

8.1 Von der Tempel- und Klosterheilkunde zur Hochleistungsmedizin

Im Laufe einer vielhundertjährigen Geschichte haben sich nicht nur die Strukturen der Krankenhäuser, sondern auch deren Aufgaben und Ziele gewandelt. In den archaischen und antiken Gesellschaften bildeten Medizin und Mystik, Arzt und Priester noch eine Einheit.[470] Die Trennung medizinisch-wissenschaftlicher Lehren von populärer oder mystisch unterlegter Medizin vollzieht sich erst im Laufe des 19. Jhs. mit dem Aufkommen der Biomedizin, also der Einführung von Erkenntnissen der Biologie und anderer naturwissenschaftlicher Disziplinen als Grundlage der Heilkunde.

Aus einer Vielzahl von einander im Wesentlichen ähnelnden Beispielen seien einige nur kurz gestreift. Dieser Blick zurück auf die antiken, früh-, mittel- und hochmittelalterlichen Refugien heilungssuchender Kranker und auf die Betonung spiritueller Heilungsfaktoren ist insofern von Bedeutung, als er einen Teil der Defizite der modernen Krankenhausmedizin vor Augen führt, der häufig genug einem seelenlosen Reparaturbetrieb gleicht. Und schließlich wird dadurch der fundamentale Wandel der Prioritäten deutlich, der mit dem Aufkommen der modernen Naturwissenschaften zu Tage trat.

In Ägypten der Pharaonen erfolgte die Ausbildung der Ärzte in Tempelschulen als „Häuser des Lebens“. Priorität hatte durch die enge Verbindung von Heilkunst und Religion die Heilung des ganzen Menschen, seines Körpers und seiner nicht-körperlichen Existenzweise. Im antiken Griechenland realisierte sich die Affinität des Heilens und des Heiligen im Heilgott Asklepios. Die Behandlung fand in großen Tempelanlagen, den so genannten Asklepieien, statt, von denen es seit dem 6. Jh. v. Chr. rund 400 Einrichtungen gab, die teilweise über ein Jahrtausend Bestand hatten. Es handelte sich dabei um Therapiezentren, die aufgrund ihrer klimatisch und hygienisch günstigen geographischen Lage, ihrer spirituellen Atmosphäre, ihrer Heilmethoden und ihrer kultischen Traditionen ideale Möglichkeiten boten, Leib und Seele umfassend zu erneuern.

Eine ganz andere, sehr pragmatisch anmutende Priorität verfolgten die Römer zur Zeit des Kaisers Augustus. Zur medizinischen Versorgung ihrer Legionäre bauten sie so genannte Valetudinarien, also Krankenhäuser, die in Bezug auf ihre Bauweise (bis zu 60 Krankenzimmer, Nasszellen, Badeabteilung) bereits an

470 Die Ausführungen zu den vorchristlichen Einrichtungen beziehen sich im Wesentlichen auf Messing, Norbert: Das Vermächtnis der großen Ärzte, 2. Teil. In: Natur und Heilen. 04/2008, S. 40–45 sowie im Übrigen auf: Geschichte des Krankenhauses. In: http://de.wikipedia.org/wiki/.

Kliniken im moderneren Sinne erinnern. Ähnliche Einrichtungen gab es auch für reiche römische Familien.

In den frühchristlichen Jahrhunderten in Europa nach den Christenverfolgungen bis über das Hochmittelalter hinaus entstanden von antiken und christlichen Tugenden und von Werken der Barmherzigkeit geprägte Einrichtungen, in denen wiederum Heil und Heilung „auf tiefe Weise miteinander verbunden" waren.[471] Orientierung gab der „Christus medicus" und die „passio Christi". Im 4. Jh. gründete Basilios der Große in der Nähe von Caesarea eine große Krankenanstalt, ein so genanntes Xenodochium, in dem neben Kranken auch Arme, Alte und Reisende aufgenommen wurden.

Allerdings wurden auch – gleichfalls biblisch inspiriert – Leprakranke von der Gesellschaft abgesondert. Im besten Fall konnten die Leprösen gegen Ende des 6. Jhs. außerhalb der Klöster und Städte in so genannten Leprosorien ihr Dasein fristen. Der Orden des Hl. Lazarus befasste sich ab dem 12. Jh. speziell mit der Pflege von Leprösen in so genannten Lazaretten.

Übersicht 2: Schematische Darstellung des Wandels der Prioritäten im Krankenhauswesen[472]

Einrichtungen zur Behandlung und Versorgung von Kranken	**Ungefährer Zeitraum**	**Besondere Merkmale**	**Hauptmotive und Prioritäten**
Tempelschulen und „Häuser des Lebens" in Ägypten der Pharaonen	4. Jhts. – 4. Jh. v. Chr.	Besondere geographische Lage; Verbindung von Magie, Mystik, Kult, Heilkunde	Ganzheitliche Heilung und Reinigung
Asklepeien im antiken Griechenland	6. Jh. – 3. Jh. v. Chr.	Methoden des Heilschlafs (Inkubation)	Ganzheitliche Heilung und Reinigung
Valetudinarien im antiken Rom	1. Jh. n. Chr.	Krankenzimmer, Nasszellen, Badeabteilungen	Versorgung und Pflege römischer Legionäre
Xenodochien	4. Jh. n. Chr.	Mischanstalten für Kranke, Arme, Alte und Reisende	Orientierung an dem Christus medicus und der passio Christi
Leprosorien, Pesthäuser, Lazarette	6. Jh. n. Chr.	Außerhalb der Stadt- und Klostermauern gelegen	Pflege von Leprösen und Pestkranken

471 Engelhardt von, Dietrich: Zur historischen Entwicklung in der Medizin – Prinzipien, Theorien, Methoden. In: Frewer, Andreas; Winau, Rolf (Hg.): Geschichte und Theorie der Ethik in der Medizin. Erlangen, Jena, 1997, S. 39.

472 Die Darstellung (eigene Zusammenstellung) erhebt keinen Anspruch auf Vollständigkeit.

Einrichtungen zur Behandlung und Versorgung von Kranken	Ungefährer Zeitraum	Besondere Merkmale	Hauptmotive und Prioritäten
Hospitales pauperum	6. – 12. Jh. n. Chr.	Krankenhaus für Arme. Finanzierung durch Stiftungen, mildtätige Zuwendungen und eigene Bewirtschaftungen (Wein- und Ackerbau)	Starke gottesdienstliche Akzente in der Krankenversorgung.
Hospitia, Proxenien	Antike – Mittelalter	Häuser für Gäste, aber auch für Kranke. Finanzierung wie oben	
Infirmarium	Hochmittelalter	Krankenhaus für Mönche. Finanzierung wie oben.	
Islamische Einrichtungen	9. Jh. n. Chr.	Versorgung auf der Basis der Überlieferung der arabischen und byzantinischen Medizin	Krankenversorgung ohne Entgelt als religiöse Pflicht
Von Laien und weltlichen Orden (Johanniter, Deutscher Orden) geführte Einrichtungen	12. Jh. n. Chr.	Häufig von Klöstern übernommen nach dem Konzil von Clermont	Christliche Caritas
Standesgebundene Selbsthilfeorganisationen	Aufkommen der Zünfte	Wahrung gemeinsamer Interessen	Solidarität
Beginn eines grundlegenden Prioritätenwandels			
Gemeindekrankenhäuser	Beginn 19. Jh.	Erste Krankenhäuser heutiger Prägung	Grundversorgung nach dem Muster: Diagnose, Therapie, Pflege.
Gründung großer Kliniken auf Universitätsbasis	2. Hälfte 19. Jh.	Große Entdeckungen und Erfindungen, u.a. Anästhesie, Röntgen, Endoskopie	Forschung und Entwicklung vorwiegend naturwissenschaftlich-technische Behandlungsmethoden
Krankenhäuser in verschiedenen Rechtsformen und mit unterschiedlichen Eigentümern	Ende 20. Jh. Beginn 21. Jh.	Tendenzen zur Privatisierung und industrieartigen Zusammenschlüssen, duale Finanzierung und zu einem hohen Anteil Finanzierung über ein Solidarsystem, hochkomplexe Abrechnungs-, Buchführungs- und Dokumentationsvorschriften	Sicherung des Bestands und der Weiterentwicklung des Krankenhauses, Herstellen der Wettbewerbsfähigkeit, Einführung von High-Tech-Medizin, nicht selten Gewinnerzielungsabsicht u.a. auch mit Hilfe einer latenten Patientenauswahl

Ähnlich wie den Leprakranken erging es den Pestkranken, die in gefängnisähnlichen Pesthäusern gleichfalls zumeist weit außerhalb der Stadtmauern ihre Unterkunft fanden. Aus den Pesthäusern gingen in der beginnenden Neuzeit erste Nerven- und Krankenanstalten hervor[473].Aber auch weniger infektiöse oder epidemische Krankheiten waren im christlichen Milieu des Hochmittelalters mit dem Stigma der Sünde behaftet. Wer daher an einer als schwer oder infektiös anerkannten Krankheit litt, musste bis zu seiner Genesung oder „Reinigung" von Anderen isoliert werden.[474] Dennoch waren Krankheiten oder Sterben keinesfalls abgesonderte oder private Ereignisse; bei den Mönchen war das Sterben das vielleicht am wenigsten private Ereignis in ihrem Leben.[475]

Die Mönchsregel des Benedikt von Nursia machte die Krankenpflege zur Pflicht eines jeden Mönchs. Damit begann die so genannte Klostermedizin und mit ihr verschiedene Formen von entsprechenden Einrichtungen, insbesondere die Häuser für Arme und Reisende (Hospitales pauperum), die Gästehäuser für die Reichen (Hospitia) und schließlich Häuser für die Versorgung kranker Mönche (Infirmarien). Die von wenig wissenschaftlicher Tradition geprägte Klostermedizin ging mit dem Konzil von Clermont im Jahr 1130 zu Ende, das ein Praxisverbot für Geistliche aussprach.

Mit den Motiven christlicher Krankenpflege durchaus zu vergleichen waren islamische Krankenhäuser, die um 800 n. Chr. entstanden. Fürsorge für die Kranken galt als religiöse Pflicht. Die Behandlung der Kranken war kostenlos.

Aus der Reform von Cluny in der Wende vom 1. zum 2. Jhts. n. Chr. entwickelte sich eine „Verweltlichung" der Krankenversorgung. Viele ursprünglich klösterliche Krankenhäuser gingen in die Hände von Laien oder von weltlichen Orden (Johanniterorden, Deutscher Orden) über. Im vorindustriellen Wirtschafts- und Sozialsystem entstanden kollektive, großenteils standesgebundene, Selbsthilfeorganisationen in der Bergarbeiterschaft (Knappschaften), bei den Zünften und den Gesellenverbänden. Ähnliche Aufgaben der solidarischen Hilfe bei der finanziellen und existenziellen Absicherung in den Fällen von Krankheit, Not oder Tod übernahmen im kleinräumigen Gefüge der städtischen und dörflichen Gemeinschaften die Familien, die Nachbarschaften, die Kirchen und die Ordensgemeinschaften.[476] Wenn die Ökonomie als Hauswirtschaft in den antiken, mittelalterlichen und neuzeitlichen Krankenhäusern auch eine gewisse Rolle spielte, so ist doch eine Ökonomisierung im heutigen Sinne nicht erkennbar.

473 So z.B. die Charité in Berlin.

474 Duby, Georges: Gemeinschaftsleben. In: Philippe Ariès, Georges Duby (Hg.): Geschichte des privaten Lebens, 2. Band, Augsburg 1999.

475 Duby, Georges: Gemeinschaftsleben … A.a.O., S. 64 f.

476 Vgl. dazu u.a. Schirbel, Eugen: Geschichte der sozialen Krankenversorgung vom Altertum bis zur Gegenwart. Berlin 1929, S. 78 ff.

8.2 Die Pleonexie in der Medizin

Zweifellos waren auch in vergangenen Jahrhunderten das Streben nach Gesundheit und einem Leben ohne nachhaltigen Schmerz in jedem Menschen als starke Antriebskräfte vorhanden. Was fehlten waren medizinische Kenntnisse, die heute selbstverständlich sind, es fehlten pharmazeutische Wirkstoffe und qualifiziertes technisch-medizinisches Gerät, nicht zuletzt aber auch eine breite Krankenhausinfrastruktur. Als diese Defizite im Verlauf des 20. Jahrhunderts allmählich beseitigt werden konnten und sich daraufhin der pharmazeutische und medizinische Fortschritt exponenziell erweiterte, trat ein Phänomen zutage, das durchaus als Pleonexie, im aristotelischen Sinne als ein Mehrhabenwollen, bezeichnet werden kann[477].

Die Bedingungen für die Möglichkeit, dass Pleonexie in die medizinische Versorgung Eingang finden konnte, wurden zu Beginn des 19. Jh. grundgelegt. Nach der Säkularisation (1803) fielen die meisten Krankenhäuser in die Zuständigkeit der Gemeinden. In der zweiten Hälfte des 19. Jahrhunderts kam dann der große Aufschwung des Krankenhauswesens, hervorgerufen sowohl durch große staatliche Universitätskliniken in Berlin, Wien, Leipzig und Halle als auch durch bahnbrechende Erfindungen (Narkose, Asepsis, Antisepsis, Endoskopie, Elektrokardiographie und die Entdeckung der Röntgenstrahlen). Hierbei stand wohl als Hauptmotiv der Gesundheitsversorgung die Idee des medizinischen und wissenschaftlich-technischen Fortschritts im Vordergrund.

Unter Kaiser Wilhelm I. wurden die Finanzierungsbedingungen durch das „Gesetz betreffend die Krankenversicherung der Arbeiter“ vom 15.Juni 1883 grundlegend geändert. Seit diesem Zeitpunkt wich allmählich der Eindruck der sozialen Deklassierung bei denjenigen, die ein Krankenhaus aufsuchen mussten[478]. Die Krankenhäuser wurden mehr und mehr unabhängig von Stiftungen und Zuschüssen. Dennoch war die damals durchaus vorbildliche Bismarck'sche Sozialgesetzgebung eher auf politischen und gesellschaftlichen Druck, als aus ethischen Beweggründen zustande gekommen[479].

Mit dem Ausbau der Sozialversicherung konnten sich die Krankenhäuser weiter entwickeln. Das System der Krankenversicherung führte in Bezug auf staatli-

477 πλεονεξία von πλεόν = mehr (adv.) und = ἔχῶ haben. Aristoteles bezeichnet jemand, der immer mehr haben will, als einen Menschen, der „eine Einstellung zur Ungleichheit hat“, der also ungerecht ist. Aristoteles; Nikomachische Ethik ... A.a.O., S. 161. NE V 2 1129 b 10. Dazu auch Platon: Der Staat. Übersetzt und herausgegeben von Vretika, Karl. Stuttgart 2000. Politeia. Buch II, S. 372 e.

478 Geschäftsstelle der Fachvereinigung der Verwaltungsleiter (Hg.): Betriebswirtschaftliche Aspekte in der Krankenhausfinanzierung. Berlin 1988, S. 52.

479 Vgl. Abschnitt 1.2.

che Interventionen bis ins Jahr 1936 hinein zu reglementierungsfreien Rechtsbeziehungen zwischen den Krankenkassen und den Krankenhäusern. Im Rahmen dieser Beziehungen wurden regelmäßig Pflegesätze vereinbart, die die Kosten von Investitionen, des Betriebs und die Finanzierung des betriebsnotwendigen Kapitals zum Inhalt hatten.

Im Zuge der durch das Solidar- und Umlageprinzip erleichterten Gesundheitssicherung und die Erweiterung des medizinischen und naturwissenschaftlichen Wissens sowie durch die Vertiefung eines postmodernen Fortschrittsglaubens, brach sich das Streben nach einer maximalen Gesundheitsversorgung mit Gütern (Medikamente und medizinische Geräte) und Leistungen (ambulante, teilstationäre und stationäre Versorgung) endgültig Bahn.

Zwar ist dem Menschen eine tendenzielle Unersättlichkeit angeboren, die einen starken Motor für jede kulturelle Entwicklung bedeutet. Sie gefährdet aber diese Entwicklung dann, wenn sie andere Faktoren, die ebenso zur conditio humana gehören, vernachlässigt. Das ist der Fall, wenn sie sich anschickt, die grundsätzliche Leidensbestimmtheit und Endlichkeit des Menschen versucht aufzuheben.

Die Pleonexie nimmt die Medizin gleich von zwei Seiten in die Zange. Einmal bringt sie, begleitet von den naturwissenschaftlichen Erkenntnissen und technischen Neuerungen des 19. und 20. Jhs. eine atemberaubende Leistungssteigerung hervor. Beflügelt von der mechanistischen Physik René Descartes, für den der menschliche Körper eine „Gliedermaschine" (membrorum machinam; machine composée d'os et de chair), ist[480], entwickelte die Medizin „evidenzbasierte" Diagnose- und Therapieverfahren, die nahezu ausschließlich auf kausalanalytisch-naturwissenschaftlichen Grundlagen beruhen.[481] Obwohl das mechanistische Weltbild Descartes' mittlerweile durch die moderne Physik überholt ist, und damit auch die Auffassung, dass sich in der Objektwelt alles durch Druck und Stoß ergibt, ist sie heute in der Medizin immer noch Grundlage von Diagnose und Therapie. Die so genannte Schulmedizin wurde durch eine aufwändige Apparatemedizin mit digitalen, hochkomplexen Messverfahren und zweifellos großen Erfolgen ergänzt. Niemand würde beispielsweise den Operationssaal des beginnenden 20. Jh. einem des beginnenden 21. Jh. vorziehen, der minimalinvasiven Chirurgie den schonenden Eingriff verweigern oder sich gar mit Chlorophorm narkotisieren lassen. Mit Recht kann daher Rainer Specht sagen: „Selten

480 Descartes, René: Meditationes ... A.a.O., S. 81.

481 Vgl. dazu René Descartes, der niemals eine Sache als wahr akzeptieren will, „die ich nicht evidentermaßen als solche erkenne" („... que je ne la connusse évidemment être telle". Descartes, René: Discours de la Méthode / Bericht über die Methode. Französisch / Deutsch. Übersetzt und herausgegeben von Gerhard Schmidt. Stuttgart 2001, S. 39.

waren Irrtümer so fruchtbar: der Fortschritt der Medizin hat über den Cartesianismus geführt"[482].

Dennoch hat der ungebrochene Glaube an den medizinischen Fortschritt eine Kehrseite. Sie besteht darin, dass sich die Medizin der Gefahr aussetzt, ihre einst selbst gesetzten Grenzen, nämlich Krankheiten vorzubeugen, sie gegebenenfalls zu heilen und Schmerzen zu lindern, überschreitet und der Arroganz des Machbaren verfällt. Der Arzt mag ein exzellenter Wissenschaftler sein, er ist aber damit noch nicht Herr der Schöpfung. Das wäre zumindest eine Illusion, im schlimmsten Fall eine groteske Selbstüberschätzung, die bereits auf dem Kongress der Molekularbiologen in London 1962 deutlich zu Tage trat: „Jetzt können wir den Menschen definieren". Das Leben unserer Art besteht „aus einer 180 Zentimeter langen bestimmten molekularen Folge von Kohlenstoff-, Wasserstoff-, Sauerstoff und Phosphoratomen"[483]. Eine der Ursachen solcher Fortschrittsillusionen geht gleichfalls auf Descartes zurück, der von der Medizin erwartete, dass sie „vor einer Unzahl von Krankheiten [...] und vielleicht selbst Altersschwäche bewahren könnte (d'une infinité des meladíes [...] et même aussi peut-être de l'affaiblissement de la vieilesse"), wenn „man nur genug Erkenntnisse über ihre Ursachen und alle Heilmittel [...] besäße"[484].

Hier deutet sich bereits eine Allmachtsphantasie an, die im 17.Jh. noch verständlich gewesen sein mag, sich heute aber in einer geradezu schwärmerischen Weise artikuliert, die den Biochemiker Erwin Chargaff von einer „Dummheit der Schlauen"[485] sprechen lässt, wenn er sich zu den Diskussionen renommierter Wissenschaftler auf dem oben genannten Kongress der Molekularbiologen äußert. Dort wurden vier Ziele für erreichbar gehalten: erstens eine von Infektionskrankheiten befreite Welt, zweitens eine leidensfreie Gesellschaft, drittens ein dank Organtransplantationen endloses Leben, viertens ein durch genetische Selektion bewirkte verbesserte genetische Ausstattung des Menschen[486].

Diese Vorstellungen erinnern an den Transhumanismus, der eine Veränderung der menschlichen Spezies mittels Wissen und Technik anstrebt, die so weit geht, zu behaupten, alle Begrenzungen des menschlichen Lebens einmal beseitigen zu können, seien diese kultureller, politischer, biologischer oder psychologischer Natur einschließlich der Grenzen, die gegenwärtig der menschliche Körper

482 Specht, Rainer: Descartes. 10. Aufl., Hamburg 2006, S. 112.

483 Lederberg, Joshua zitiert nach Südwest Presse vom 18. Dezember 1999: Das Ersatzteillager ist noch Zukunftsmusik.

484 Descartes, René: Discours ... A.a.O., S. 117.

485 Lederberg, Joshua zitiert nach Südwest Presse vom 18. Dezember 1999: Das Ersatzteillager ... A.a.O.

486 Dazu auch Höffe, Otfried: Medizin ohne Ethik? ... A.a.O., S. 141.

setzt[487]. Francis Fukuyama nennt den Transhumanismus eine der gefährlichsten Ideen der Menschheit.[488]

In Deutschland – so mag man annehmen – wird diese heile Zukunftswelt bereits etymologisch vorbereitet. Verräterisch deutlich ist nämlich der Versuch, den Begriff der Krankheit durch Umbenennungen aus dem allgemeinen Sprachgebrauch zu verdrängen. Beispiele dafür sind neue Bezeichnungen wie „Gesundheitskasse" statt „Krankenkasse", „Gesundheitszentrum" statt „Krankenhaus" oder „Gesundheitspfleger"[489] statt „Krankenpfleger" bzw. „Krankenschwester". Die Vermutung liegt nahe, dass Krankheit durch eine Art „Massensuggestion" in absehbarer Zukunft als quasi nicht mehr existent betrachtet werden soll. Die Vision einer allmächtigen Medizin wird vorweggenommen, ohne zu realisieren, dass sich eine solche Vision niemals wird verwirklichen lassen. Dennoch versucht die moderne Medizin mit allen ihr zur Verfügung stehenden naturwissenschaftlichen und technischen Möglichkeiten sich an dieser Vision zu orientieren, ohne sich den Sinn ihrer Tätigkeit klar zu machen.

Die Pleonexie wird aber auch auf der Seite der Patienten deutlich. Ihr unüberbietbarer Ausdruck ist die Vorstellung, Gesundheit sei das summum bonum. In Wirklichkeit ist sie zwar ein fundamentales, aber kein höchstes Gut. Wäre es das, so müsste alles Streben darauf ausgerichtet sein, dieses Gut zu erwerben. Es wäre dann kein Gut mehr, das erforderlich wäre, andere Güter zu erreichen. Es wäre ein Gut, das die Menschen um seiner selbst willen erstreben[490]. Wenn eine solche abwegige Begehrlichkeit der Nachfrager auf die Pleonexie der Leistungsanbieter stößt, steigen die Kosten. Der Appell zur Zurückhaltung geht in der Regel ins Leere, weil bei rund 90 % der deutschen Bevölkerung das persönliche Einkommen infolge des Solidarprinzips der Finanzierung bei der Leistungsabfrage keine entscheidende Rolle spielt.[491]

---

487 Vgl. dazu Müller-Zähringer, Erik: Was ist Auferstehung. In Christ in der Gegenwart. Nr. 14/2010, S. 158.

488 Fukuyama, Francis: The End of History. In: Ó Tuathail, Gearóid; Dalby, Simon; Routledge, Paul (Hg.): The Geopolitics Reader. Second Edition. New York 2006, S. 107 ff sowie Ders.: The world's most dangerous ideas: transhumanism. New York 2004.

489 Fast schamhaft wurde dann doch die neue Berufsbezeichnung für den Krankenpfleger offiziell in „Gesundheits- und Krankenpfleger" umgewandelt. Ein Rest an Realitätssinn blieb also doch erhalten.

490 Aristoteles: Nikomachische Ethik ... A.a.O., S. 44. NE I 3 a 1094 a, 15–20.

491 Dabei geht es natürlich nicht um die von Hagen Kühn polemisch gesellte Frage, ob denn „der Mensch tatsächlich so beschaffen ist, dass er seinen Konsum an Krankenhaustagen, Röntgenaufnahmen und Herzoperationen bedenken- und maßlos maximieren will". Siehe Kühn, Hagen: Der Ethikbetrieb in der Medizin ... A.a.O., S. 22.

Dazu kommt eine „wunscherfüllende Medizin“[492], die mittlerweile – befördert durch überzogene Präsentation in den Medien und durch entsprechende Einkommenserwartungen von Ärzten – eine relativ große Nachfrage auf den Gebieten der Vitaloptimierung, des Anti-Aging, der Life Style Medizin, der Schönheitschirurgie und nicht zuletzt der „individuellen Gesundheitsleistungen (IGeL)“[493] entfaltet. Sie hat zwar häufig keine unmittelbare Auswirkung auf die Ausgaben der GKV, zieht aber medizinische und pflegerische Kapazitäten ab, die dann nicht mehr in vollem zeitlichen Umfang für die medizinischen Kernaufgaben zur Verfügung stehen. Inwieweit strukturbedingte Ursachen, wie z.B. der größer werdende Anteil älterer Menschen an der Zahl der Bevölkerung, für medizinische Leistungs- und Kostensteigerungen eine maßgebliche Rolle spielen, ist umstritten. Jedenfalls scheinen die bisher vorliegenden empirischen Daten keine belastbare Bestätigung für derartige Annahmen zu geben[494].

Dafür sind andere Daten für den Hinweis auf Begehrlichkeiten auf der medizinischen Angebots- und Nachfrageseite in Deutschland durchaus relevant. Trotz des Abbaus von Personal und Kapazität der Krankenhäuser ist die Zahl der vollstationär versorgten Patienten von 15,2 Mio. im Jahr 1993 auf 17,3 Mio. im Jahr 2003 gestiegen. Das sind innerhalb von 10 Jahren rund 13,8 %. Legt man den Zeitraum von 1993 bis 2005 zugrunde, so beträgt die Zunahme nur noch rund 10,5 % – möglicherweise bereits eine Auswirkung von Kostendämpfungsgesetzen und des dadurch mit verursachten Bettenabbaus.[495] Auch die Bettendichte, d.h. die Zahl der Betten in Krankenhäusern[496] pro 1.000 Einwohner ist in Deutschland immer noch höher als in anderen westlichen Industrieländern obwohl die Zahl der Krankenhausbetten zwischen 1993 und 2005 von 628.700 auf

492 Kettner, Matthias: „Wunscherfüllende Medizin“. Zwischen Kommerz und Patientendienlichkeit. In: Genethischer Informationsdienst (GID), GID-Spezial Nr. 6, Witten/Herdecke 2010, S. 2–6.

493 IGeL (= **I**ndividuelle **Ge**sundheits-**L**eistungen) sind Zusatzleistungen, die von den GKV-Versicherten selbst bezahlt werden müssen. Dazu gehören u.a. spezielle Vorsorgeuntersuchungen, die Bestimmung von Sexualhormonen, sportmedizinische Fitnesstests oder Ozontherapien. Im Jahr 2004 hat jeder vierte GKV-Versicherte eine solche IGe-Leistung erhalten. Dazu: Der Hausarzt, Heft Nr. 4/2005.

494 Kühn, Hagen: Demographischer Wandel und demographischer Schwindel. Zur Debatte um die gesetzliche Krankenversicherung. In: Blätter für deutsche und internationale Politik. Nr. 6, 2004, S. 742–751.

495 Bundesärztekammer (Hg.) Zunehmende Privatisierung … A.a.O., S. 15.

496 Das sind nach der Definition des Statistischen Amtes der Europäischen Gemeinschaft (Eurostat) „all public and private hospitals“, ob belegt oder nicht belegt. Hospitäler sind nach der Klassifikation des „Systems of Health Account (SHA)“ definiert.

523.600 reduziert wurde.[497]. So entfielen im Jahr 2005 in Deutschland auf 1.000 Einwohner rund 8,5 Klinikbetten, in der Europäischen Union rund 5,9, in Frankreich rund 7,3, in England rund 3,7 und in den Niederlanden rund 4,3 Klinikbetten[498].

Das Immer-Mehr-Machen- und Immer-Mehr-Haben-Wollen wird verstärkt durch eine medizinisch-technische und pharmazeutische Industrie, die in der Pleonexie längst die Ursache für einen nachhaltig wachsenden Markt erkannt hat. Sie sorgt mit einer teilweise aggressiven Angebotsstrategie dafür, dass die Nachfrage im Verhältnis zum fallenden Grenznutzen ihrer Produkte in gesamtwirtschaftlich unsinniger und ethisch nicht vertretbarer Weise verstärkt wird. Wenn dann noch die Selbstheilungskräfte des Menschen und seine Eigenverantwortung unterschätzt, überflüssige Diagnosen, Doppel- und Dreifachdiagnosen sowie unnötige Operationen[499] durchgeführt, Vorsorgeuntersuchungen mit einem geradezu missionarischen Eifer empfohlen[500] und Medikamente verabreicht werden, deren Heilungserfolg zweifelhaft ist[501], dann wird der aufsteigenden Spirale von Angebot und Nachfrage eine zusätzliche Dynamik verliehen.

An dieser Dynamik wird sich vor allem dann nichts ändern, wenn der Patient sich seiner Eigenverantwortung in Bezug auf seine Gesundheit weiter so wenig bewusst ist wie bisher. Einer repräsentativen Studie der Kölner Sporthochschule zufolge leben nur knapp 14 % der Deutschen gesund, Die meisten Defizite ergaben sich bei der Ernährung, der Bewegung, der Vermeidung von Stress, dem Nikotingenuss und dem Alkohol.[502] Es scheint für viele Menschen immer noch „bequem, unmündig zu sein. Habe ich […] einen Arzt, der für mich die Diät

---

497 Robert Koch Institut in Zusammenarbeit mit dem Statistischen Bundesamt (Hg.): Gesundheitsberichterstattung des Bundes. Gesundheit in Deutschland. Berlin 2007, S. 11 sowie Bundesärztekammer (Hg.): Zunehmende Privatisierung … A.a.O., S. 14.

498 Statistisches Amt der Europäischen Gemeinschaft (Eurostat), Abschnitt Gesundheit, hier: hospital beds. Luxemburg, 2007.

499 So bekundete der Kniespezialist Prof. Dr. med. Hans, H, Pässler in einer Sendung des Südwestdeutschen Rundfunks am 18.Oktober 2007, dass etwa die Hälfte der Kniegelenkarthroskopien überflüssig, wenn nicht sogar schädlich seien. Weit über 100.000 Arthroskopien in Deutschland würden den Patienten nichts nützen, sondern schaden. Gefunden bei Imhof, Michael: Operation Gesundheit … A.a.O., S. 136 f.

500 Dazu u.a. Bartens, Werner; Vorsicht Vorsorge! Wenn Prävention nutzlos oder gefährlich wird. Frankfurt a.M. 2008, S. 15 ff.

501 Jährlich sterben rund 16.000 Menschen In Deutschland deshalb, weil verordnete Medikamente nicht zueinander passen, so z.B. bei medikamentöser Umstellung von der stationären in die ambulante Behandlung. Gefunden bei Imhof, Michael: Operation Gesundheit. Über Risiken und Nebenwirkungen der modernen Medizin. München 2009, S. 131

502 So ein Bericht in der Würzburger Tageszeitung „Volksblatt" vom 11. August 2010: „Nur 14 Prozent leben gesund.

beurteilt, […] so brauche ich mich ja nicht selbst zu bemühen“[503]. Wenn in diesem Zusammenhang Hagen Kühn von „blaming the victims“ spricht und „Staat und Ökonomie“ der Entsolidarisierung und der Beschuldigung von Patienten bezichtigt[504], so übersieht er dabei die gesundheitliche und gesundheitspolitische Bedeutung einer vernünftigen Lebensweise in Ernährung und Verhalten.

Dies alles aber hat mit Ökonomisierung im Krankenhaus nichts zu tun. Eher liegen die Ursachen dieser Art von Kostenentwicklung in den Marketingstrategien der medizinischen und pharmazeutischen Industrie, in der Inkompetenz oder der Einkommensmaximierung medizinischer Leistungsanbieter oder schlicht auch in der Angebots- und Informationsdominanz von Ärzten gegenüber den hilfesuchenden Patienten.

Überdies wird in den Medien unaufhörlich darauf hingewiesen, was alles an Krankheiten passieren kann, wenn dieses oder jenes Symptom nicht beachtet wird. Das kann sich zu unterschwelligen Bedrohungsszenarien entwickeln, mit denen ohnehin besorgte und verunsicherte Menschen eingeschüchtert werden und sich am liebsten in den „Schutzbunkern des Gesundheitswesens vor der bösen und krankheitsverseuchten Welt da draußen verkriechen möchten“[505]. Auf diese Weise wird nicht nur ein Heer von Hypochondern herangebildet, die keinerlei Lebenskrisen mehr auf sich zu nehmen bereit und in der Lage sind, sondern die im Schutz der Solidargemeinschaft der Volkswirtschaft jährlich überflüssige Milliardenbeträge aufbürden, die anderswo sinnvoller und deshalb ethisch vertretbarer eingesetzt werden könnten.

8.3 Die Pleonexie in der Gesetzgebung

Die sich aus medizinischen Leistungs- und Kostensteigerungen ergebenden zusätzlichen Ausgaben der gesetzlichen Krankenversicherung (GKV) machten sich bereits zu Beginn der 70er Jahre des vorigen Jh. bemerkbar. In den Jahren 1973 und 1974 steigen die Ausgaben der GKV für die Krankenhausbehandlung um über 25 %[506]. Der Gesetzgeber musste deshalb schon aus zwei Gründen reagieren. Zum einen wuchsen die Sozialausgaben der Arbeitnehmer und Arbeitgeber

503 Kant, Immanuel: Beantwortung der Frage: Was ist Aufklärung? In: Ders.: Werke in sechs Bänden. Hg.: Weischedel, Wilhelm. Band VI. Darmstadt 1983, S. 53.

504 Kühn, Hagen: Der Ethikbetrieb in der Medizin … A.a.O., S 22.

505 Imhof, Michael: Operation Gesundheit … A.a.O., S. 130.

506 Tuschen, Karl Heinz; Quaas, Michael: Bundespflegesatzverordnung. Kommentar. 4. Aufl., Stuttgart 1998, S. 9.

und riefen deren Unmut hervor, zum anderen bestand die Gefahr, mit Steuermitteln aushelfen zu müssen, was die öffentlichen Kassen zusätzlich belastet hätte.

Die Antwort des Gesetzgebers bestand aus einer Flut von Gesetzen und Verordnungen, die auch wegen der raschen Folge innerhalb weniger Jahre vielfach zu Verunsicherungen in den Krankenhäusern führten. Im Zeitraum zwischen 2002 und 2004 wurden allein die Fallpauschalen (DRGs) betreffend acht Bundesgesetze und Bundesverordnungen erlassen. Das sind im Durchschnitt 2,7 Gesetze und Verordnungen pro Jahr, die nur einen ganz bestimmten Bereich betreffen[507], von den entsprechenden Begründungen, Katalogen und Kommentaren einmal ganz abgesehen. Nachdem eine ähnliche Fülle an gesetzgeberischen Aktivitäten auf den übrigen Gebieten des Gesundheits- und des Krankenhauswesens zu beobachten war (vgl. Übersicht 3), scheint es nicht übertrieben zu sein, auch im gesetzgeberischen Bereich von einer Pleonexie zu sprechen, die auch aus ethischer Sicht problematisch ist, als in dieser Gesetzesfolge nur schwer eine nachvollziehbare Stringenz, viel mehr aber ein hektischer, tagespolitisch orientierter Aktionismus zu erkennen ist.

Dazu kommt, dass das Bundesministerium für Gesundheit nur die ökonomischen Auswirkungen der Ablösung des von 1972 bis 1996 geltenden Selbstkostenprinzips[508] durch einen Forschungsauftrag untersuchen ließ, nicht jedoch die ethisch wesentlich bedeutsameren Auswirkungen auf die Patientenversorgung. Damit blieben auch die Folgen für die krankenhausmedizinische Qualität außer Betracht.

Man kann auch nur sehr eingeschränkt von „geänderten Rahmenbedingungen“[509] sprechen, denn die Gesetze und Verordnungen, die man gerne mit dem Begriff „Rahmenbedingungen“ verbindet, greifen teilweise massiv in die betriebswirtschaftliche Autonomie der einzelnen Krankenhäuser ein. So enthält das am 01. Januar 1993 in Kraft getretene Gesundheitsstrukturgesetz (GSG) einen größeren krankenhausspezifischen Teil, der u.a. neben der Einführung der DRGs eine Limitierung der Zuwachsraten für das Budget der Krankenhäuser (Budgetdeckelung) für 1993 bis einschließlich 1995 vorsah.

507 www.Gesundheitspolitik.net vom 08.Dezember 2005: Artikel „Fallpauschalen“.

508 Die Krankenhäuser durften in diesem Zeitraum diejenigen Kosten mit den GKVs abrechnen, die im abgelaufenen Jahr tatsächlich entstanden waren.

509 Berliner Forschungsverbund Public Health (Hg.): Forschungsbericht: Anpassungsprozesse der Krankenhäuser an die prospektive Finanzierung (Budgets, Fallpauschalen). Abschlussbericht. Bearbeitung: Kühne, Hagen; Simon, Michael. Berlin 2001, S. 13.

Übersicht 3: Die Pleonexie in der Gesetzgebung (Auswahl)

Jahr	Gesetz	Jahr	Gesetz
1983	Haushaltsbegleitgesetz	2001	Arzneimittelbudgetablösegesetz
1989	Gesundheitsreformgesetz	2002	Fallpauschalengesetz
1993	Gesundheitsstrukturgesetz	2002	Arzneimittelausgabenbegrenzungsgesetz
1996	Gesetz zur Stabilisierung der Krankenhausausgaben	2002	Krankenhausentgeltgesetz
1997	Beitragsentlastungsgesetz	2003 2003	Beitragssatzsicherungsgesetz Erstes Fallpauschalenänderungsgesetz ohne die entsprechenden Verordnungen
1997	GKV-Krankenkassen-Neuordnungsgesetz	2003	GKV-Modernisierungsgesetz
1997	Abgrenzungsverordnung	2004	Zweites Fallpauschalenänderungsgesetz ohne die entsprechenden Verordnungen
1999	GKV-Solidaritätsstärkungsgesetz	2006	Arzneimittelversorgungs-Wirtschaftlichkeitsgesetz
2000	GKV-Gesundheitsreformgesetz	2007	GKV-Wettbewerbsstärkungsgesetz
2001	Festbetragsanpassungsgesetz	2009	Krankenhausfinanzierungsreformgesetz

Quelle: nach Tuschen, Karl Heinz; Trefz, Ulrich: Krankenhausentgeltgesetz. Kommentar. 2. Aufl., Stuttgart 2010, S. VII ff.

Das Zweite GKV-Neuordnungsgesetz setzt die Limitierung über das Jahr 1995 hinaus fort. Die geplanten und verordneten Änderungen der Zuwachsraten gegenüber den Vorjahren waren so erheblich, dass Krankenhausträger negative Konsequenzen für die medizinische Leistung und Qualität der Krankenhausversorgung befürchteten[510]. Dass die Folgen nicht so dramatisch waren, wie zunächst angenommen, lag an den vielen Ausnahmeregelungen, die sich nicht immer aus der Logik der Budgetdeckelung ergaben. Dies umso mehr, als dann doch in den o.g. Referenzjahren die tatsächlichen, von den GKV auch finanzierten Zuwachsraten und damit die ursprünglich geplanten Ausgaben der GKV für

510 Ries, Roland: Budgetdeckelung führt zu massiven Defiziten, Leistungseinschränkungen und Qualitätsminderung. In: Das Krankenhaus, 84. Jg., 1992, Heft 6, S. 271–275.

die Krankenhausbehandlung um teilweise das Doppelte übertrafen[511]. Trotz der Budgetdeckelung kam es somit zu einem „deutlichen Anstieg des prozentualen Anteils der Gesamtaufwendungen am Bruttoinlandsprodukt[512].

Der eigentliche Kern der Reformen aber war die Umstellung auf ein neues Entgeltsystem, das letztlich die Vergütung der individuellen Selbstkosten eines jeden einzelnen Krankenhauses durch ein System einer pauschalen, bundeseinheitlichen Vergütung für bestimmte medizinische Leistungen ablöste.[513] Nachdem jedoch im Jahr 1996 und in den folgenden Jahren eine Reihe weiterer Gesetzesvorlagen erfolgte, die es erschwerten, ein widerspruchsfreies gesundheitspolitisches Konzept zu erkennen, vertieften sich die Unklarkeiten in Bezug auf die Rechtslage und bei den Krankenhausträgern machten sich Unsicherheiten breit, was schließlich einen Verlust an Planungssicherheit und Innovationsbereitschaft bedeutete. Die Ökonomisierung des Krankenhauswesens war die logische Folge dieser Situation. Sie schien vielen Krankenhausträgern eine wirksame Waffe im befürchteten oder tatsächlichen Existenzkampf der Krankenhäuser zu sein.

Hatten selbst Experten auf den Gebieten des Rechts und der Finanzierung mit der „kaum noch durchschaubaren Kompliziertheit“[514] und teilweisen Widersprüchlichkeit aufeinander folgender Vorschriften größte Schwierigkeiten, so waren die wichtigsten Handlungsträger der Krankenhäuser, die Ärzte, mit dieser Materie völlig überfordert. Da aber Gesetze für die Öffentlichkeit erlassen werden, somit lesbar, einfach und transparent sein müssen, erscheint es unmoralisch, Gesetze zu erlassen, die diesen Anforderungen nicht genügen. Auf diese Weise gewann betriebswirtschaftliches Denken und Handeln immer mehr die Oberhand. Die Ökonomisierung nahm Fahrt auf. Denn zusätzlich zum Kostendruck, der auf den Krankenhäusern lastete, kam der Druck durch einen unerhört kontraproduktiven Gesetzes- und Verordnungswirrwar[515]. Nach der Einschätzung eines

---

511 Berliner Forschungsverbund Public Health (Hg.): Forschungsbericht: Anpassungsprozesse ... A.a.O., S. 22.

512 Berliner Forschungsverbund Public Health (Hg.): Forschungsbericht: Anpassungsprozesse ... A.a.O., S. 22.

513 Auf die sehr komplexe Struktur des neuen Entgeltsystems mit Fallpauschalen (DRGs) einerseits und Abteilungspflegesätzen, Sonderentgelten und Basispflegesätzen andererseits, kann hier nicht eingegangen werden.

514 Berliner Forschungsverbund Public Health (Hg.): Forschungsbericht: Anpassungsprozesse ... A.a.O., S. 40.

515 Dies schlug sich selbst bei anerkannten Experten in bissigen Kommentaren nieder: „Monströses Rechenwerk“ (Regler), „Fall für die Psychopathologie“ (Dreßler), „Schilda lässt grüßen“ (Bruckenberger). Zitiert nach: Berliner Forschungsverbund Public Health (Hg.): Forschungsbericht: Anpassungsprozesse ... A.a.O., S. 40.

der führenden Wirtschaftsprüfungsgesellschaften, der KPMG[516], werden „in den kommenden Jahren [...] neue Gesetze das Krankenhauswesen in Deutschland weiter prägen“[517]

Es ist deshalb nicht von der Hand zu weisen, dass die Instrumente der Ökonomisierung Strukturen schufen, die nicht selten an der gerade aktuellen Gesetzeslage vorbei ein Überleben vieler Krankenhäuser sicherte. Andererseits führt die Erfahrung, „dass Gesetze oft nur wenige Monate Bestand haben und damit zu rechnen ist, dass bereits im folgenden Jahr zentrale Regelungen wieder anders lauten werden“[518], leicht zu einer grundsätzlichen, ethisch sehr problematischen Geringschätzung des Rechts überhaupt.

Wie immer man die Lage beurteilen mag, es bleibt festzuhalten, dass nicht allein die Ökonomisierung den Impuls für einen Prioritätenwandel im Krankenhauswesen setzte, sondern dass der Gesetzgeber selbst durch seine legislative Pleonexie eine Situation schuf, die eine Ökonomisierung geradezu herausforderte. Damit wandelte sich fundamental die Struktur des Krankenhauswesens und häufig auch die ärztliche Perspektive innerhalb des einzelnen Krankenhauses.

9. Strukturelle Konsequenzen im Krankenhaussektor

Das vom Gesetzgeber beabsichtigte Hauptziel seiner Reformbemühungen, nämlich die Begrenzung der Ausgaben der GKV auch für das Krankenhaus wurde bis heute nicht erreicht. Im Gegenteil, die Ausgaben stiegen weiter, sodass die seit 2009 im Amt befindliche Koalition sich nunmehr in Verhandlungen mit der pharmazeutischen Industrie zum Zwecke einer mäßigeren Preisentwicklung für Medikamente begibt und im Fall eines Misserfolgs der Verhandlungen an einen gesetzlich verordneten interventionistischen Preistopp für pharmazeutischen Produkte denkt, nachdem frühere Versuche der Kostendämpfung weitgehend fehlgeschlagen waren. Dies würde allerdings den immer wieder beschworenen Wettbewerb als „deus ex machina“ und generelles Mittel der Ausgabendämpfung endgültig ad absurdum führen. Mittlerweise beginnen jedoch Begriffe wie „Effizienz in der krankenhausärztlichen Versorgung“, „Rentabilität des Ressourceneinsatzes“, „Kunden statt Patienten“, „Markt“ und „Wettbewerb“ eine immer

516 Der Name KPMG steht für die Namen der Firmengründer **K**lynfeld, **P**eat, **M**arwick und **G**oerdeler.

517 KPMG (Hg.): Der Krankenhausmarkt im Umbruch. In: http://www.kpmg.de/Themen/8334.htm, vom 12. März 2010, S. 1

518 Berliner Forschungsverbund Public Health (Hg.): Forschungsbericht: Anpassungsprozesse ... A.a.O., S. 40.

größere Rolle zu spielen, Begriffe also, die der ökonomischen Fachsprache entnommen sind und die ihr ausgewogenes Verhältnis zur Medizin im Rahmen eines sozialethischen Gleichgewichts erst noch finden müssen.

9.1 Verlagerung des finanziellen Risikos

Dabei spielt ein Paradigmenwechsel vom reprospektiven Selbstkostenprinzip bei der Abrechnung der Krankenhausleistungen mit den GKV hin zur Abrechnung auf der Grundlage des prospektiven Budgets eine entscheidende Rolle. Damit nämlich wurde das finanzielle Risiko, das bisher bei den GKVs lag, auf die Krankenhäuser übertragen. Leistungserbringer ist, wie bisher, das Krankenhaus, Leistungsempfänger ist nach wie vor der Patient, aber Finanzierer ist mit der gesetzlich legitimierten Angebotssteuerung die GKV. Damit besteht zumindest die Möglichkeit, dass die Krankenhausbehandlung, wie in anderen westlichen Ländern[519] längst üblich, über die Finanzierung gelenkt und gesteuert wird. Mit dieser Konstruktion trägt allerdings das Krankenhaus das Risiko einer Unterfinanzierung, welche Ursachen diese Unterfinanzierung darüber hinaus auch noch haben mag. Der Patient als Leistungsempfänger, somit als Nachfrager, muss das nehmen, was ihm angeboten oder zugewiesen wird. Will er mehr oder anderes, muss er das selbst bezahlen.

Aber auch die Versorgungsstandards haben sich durch den Paradigmenwechsel verschoben. Während zur Zeit des Selbstkostenprinzips die Gefahr einer Mengenausweitung und damit einer Überversorgung bestand, droht nunmehr durch die prospektiven Budgets und die Fallpauschalen sowie den damit verbundenen Angebotsbeschränkungen eine Unterversorgung[520], ggf. auch eine Risikoselektion bei der Aufnahme von Patienten oder Qualitätsminderungen. Denn der wirtschaftliche Erfolg eines Krankenhauses hängt jetzt vom Ausmaß der Minimierung des Ressourceneinsatzes und natürlich auch davon ab, ob und inwieweit die Klinikärzte bereit sind oder dazu von der Klinikleitung veranlasst werden können, ihr ärztliches Handeln auch nach ökonomischen Kriterien zu steuern oder ggf. sogar betriebswirtschaftlichen Anforderungen unterzuordnen.

Ernst zu nehmen sind deshalb Befürchtungen, dass die sehr persönliche Beziehung zwischen Arzt und Patient im Rahmen einer „interaktiven personenbe-

---

519 In Großbritannien und Schweden über die Regierungen, in Kanada über die soziale Krankenversicherung und in den USA über die „Managed Care Organisations“. Vgl. Kühn, Hagen: Ethische Probleme der Krankenhausarbeit … A.a.O., S. 86.

520 Im Übrigen besteht über das Risiko der Unterversorgung in der internationalen Debatte Konsens. Vgl. dazu Kühn, Hagen: Ethische Probleme der Ökonomisierung … A.a.O., S. 82.

zogenen Dienstleistung“[521] zu einer vorwiegend nach betriebswirtschaftlichen Kriterien gesteuerten Relation mutiert, eben weil die Existenz eines Krankenhauses nach den neuen Steuerungsinstrumenten wesentlich von Strategien der Kostenminimierung abhängt. Zu diesen Strategien gehören Maßnahmen der Personaleinsparung ebenso wie Verkürzung der Patienten-Verweildauer oder eine gerade noch verantwortbare Minimalpflege. Der nicht immer in intelligentem Zusammenhang gebrauchte Begriff „Zeit ist Geld“, erlebt in einem kostenminimierenden Krankenhaus eine Bestätigung zu Lasten des Patienten. Dieser wird in seiner Eigenschaft als „Kunde“ zu einer marktwirtschaftlichen „Stellschraube“, mit der das Kostenniveau im Vergleich zum Umsatz austariert werden kann.

Während man früher gelegentlich in einer drastischen Ausdrucksweise glaubte, annehmen zu müssen, dass jeder Arzt sich den Patienten in seiner Praxis „als einen Dollarbetrag vorstellt, der mit einem Symptom ausgestattet ist“[522], so ist in der gegenwärtigen Situation im deutschen Krankenhauswesen die Gefahr einer Institutionalisierung des Kostendenkens und Gewinnimpulses relativ hoch. Das ist deshalb ethisch bedenklich, weil auch in diesem Fall die Versuchung groß ist, die persönliche Verantwortung des Arztes für seine Patienten dem Kosten-Ertrags-Denken des Krankenhausträgers nachzuordnen. Eine solche Verschiebung der ärztlichen Perspektive wird durch die digitalisierte Verknüpfung individueller patientenbezogener Krankheitsdaten mit krankenhausbezogenen betriebswirtschaftlichen Daten gefördert. Arzt und Controller können in jedem einzelnen Fall die finanziellen Folgen ärztlicher Entscheidungen in allen Phasen des Krankenhausaufenthalts eines Patienten nachlesen. So ist es durch das krankenhausinterne Datenmanagement jederzeit möglich, Patienten nach ihrer „Ergiebigkeit“ und Ärzte nach ihrer „Profitabilität“ zu beurteilen.

9.2 Zentralisierungs- und Industrialisierungstendenzen

Es ist nur konsequent, dass der Zwang zur Kostenminimierung im Krankenhaussektor auch zu Strategien führt, die als Zentralisierungs- und Industrialisierungsprozesse bezeichnet werden können. Darauf deutet auch die Bildung von Klinikketten mit einer zunehmenden Zahl an Betten zu Lasten kleinerer Krankenhäuser hin. Die Zahl der Betten allein in den fünf großen Klinikketten in Deutschland belief sich im Jahr 2007 bereits auf knapp 8 % mit steigender Ten-

521 Vgl. Abschnitt 6.2.2

522 Zitiert aus „New England Journal of Medicine“ nach Kühn, Hagen: Ethische Probleme der Ökonomisierung ... A.a.O., S. 17.

denz[523]. Ähnliche Tendenzen zeichnen sich in den USA, in Frankreich, Südafrika und Singapur ab. Der zusammenwachsende Raum der Europäischen Gemeinschaft wird zudem weitere internationale Klinikkonzerne fördern, an denen auch deutsche Krankenhäuser beteiligt sind.

Die Theorie, die eine Kostensenkung durch Zentralisierungsprozesse verspricht, ist die der „Economies of Scale". Sie besagt, dass mit steigender Ausbringungs- oder Leistungsmenge die Durchschnittskosten sinken, weil sich dadurch die (im Krankenhaus relativ hohen) Fixkosten auf eine größere Ausbringungs- oder Leistungsmenge verteilen lassen[524]. Die Zentrierung kann auf drei Ebenen ablaufen:

- innerhalb eines einzelnen Krankenhauses,
- krankenhausübergreifend im Rahmen einer Klinikkette und
- spartenübergreifend innerhalb einer Region.

Die Zentralisierung von Funktionen, wie z.B. Aufnahme, Diagnose, Innere Medizin, Chirurgie, postoperative Versorgung, Entlassung, poststationäre Nachsorge, kann in der Tat einen (im ökonomischen Sinne) effizienten medizinischen Behandlungsablauf sicherstellen. Medizinische und pflegerische Kapazitäten sowie Geräte, also die personelle und medizinisch-technische Infrastruktur, können gemeinsam genutzt und müssen nicht von jeder Abteilung getrennt vorgehalten werden.

Eine krankenhausübergreifende (horizontale) Zentralisierung tendiert zu spezialisierten medizinischen „Hochleistungszentren", die nach den Merkmalen „Organe" oder „Indikationen" gebildet werden können und die gleichfalls eine Mehrfachvorhaltung von Infrastruktur verhindern und damit Verwaltungs- und medizinische sowie pflegerische Koordinierungkosten mindern können.

Die spartenübergreifende Zentralisierung folgt dem Prinzip zentraler Orte (Klein-, Mittel-, Oberzentren), wie sie aus der Regionalplanung bekannt ist und die eine Bündelung von Infrastruktureinrichtungen an einem Ort vorsieht, der dadurch zwar überversorgt wäre, aber ein größeres Einzugsgebiet abzudecken in der Lage ist.[525] Der Gesetzgeber fördert durch den § 95 SGB V diesen Zentrali-

---

523 Eigene Berechnung nach Daten der Bundesärztekammer. Bundesärztekammer (Hg.): Zunehmende Privatisierung ... A.a.O., S. 36 f und Statistisches Bundesamt (Hg.): Krankenhäuser. www.destatis.de vom 12. März 2010, S. 1.

524 Durchschnittskosten sind definiert als Kosten je produzierte Mengen- bzw. Leistungseinheit. Fixkosten fallen unabhängig von der ausgebrachten Menge bzw. Leistung an. Die durchschnittlichen Fixkosten werden also mit steigender Ausbringungs- oder Leistungsmenge geringer.

525 Die Theorie der zentralen Orte wurde Anfang der dreißiger Jahre des vorigen Jahrhunderts vom Geographen Walter Christaller entwickelt, der in seinem Modell eine idealtypische Struktur homogener geographischer Räume in Form von zentralen Orten mit unterschiedlichen Hie-

sierungs- und Industrialisierungsprozess durch die Möglichkeit der Bildung von Medizinischen Versorgungszentren (MVZ)[526].

Diese Neupositionierung und die Weiterentwicklung des Krankenhaussektors verlaufen in die Richtung einer Konzentration und Spezialisierung, was beides letztlich auf eine Industrialisierung hinausläuft. Die sich daraus ergebenden Großkliniken oder Klinikketten werden mittlerweile bereits als „Exzellenzzentren" bezeichnet[527]. Geradezu überschwänglich äußert sich dazu der sonst so nüchterne Krankenhausreport für die Jahre 2008 und 2009. Darin ist zu lesen:

„Die Etablierung von medizinischen Kompetenz- und Exzellenzzentren gilt als Versprechen einer qualitativ hochwertigen Patientenversorgung auf dem neuesten Stand der Medizin. [...]. Exzellenzzentren zeichnen sich durch eine leistungsstarke medizinische Forschung aus, die das Eintrittstor für die Einführung von Innovationen für das deutsche Gesundheitswesen darstellt. Dies führt dazu, dass Exzellenzzentren aus Patientensicht besonders attraktiv und deshalb in der Lage sind, hohe Erlöse zu erzielen"[528].

An diesem Zitat wird der Wandel der Prioritäten im Krankenhauswesen besonders deutlich. Der Patient wird zum Mittel, um hohe Erlöse zu erzielen, er wird außerdem zum „Kunden", dessen Souveränität, die in der Wirtschaftstheorie vorausgesetzt wird, allerdings auf die Wahl zwischen einem „attraktiven" und einen weniger „attraktiven" Krankenhaus schrumpft. Hat er eine dieser beiden Optionen gewählt, wird aus dem „Kunden" wieder ein hilfebedürftiger Patient. Der Kant'sche Imperativ, den Menschen niemals nur als Mittel, sondern stets auch als Zweck an sich zu betrachten, wurde dabei offensichtlich aus dem Auge verloren. Wo aber alles zum Mittel und Instrument wird, was vorher zugleich Zweck und Ziel war, muss schließlich auch der Zweck fragwürdig werden.[529] Das Krankenhaus wird – um es zugespitzt auszudrücken – weniger zu einem Ort der Heilung, es gerät vielmehr zu einem Zentrum mit „starker medizinischer

---

rarchiestufen entwickelte. Vgl. Christaller, Walter: Die zentralen Orte in Süddeutschland. Darmstadt 1968. (Reprographischer Nachdruck der 1. Aufl., Jena 1933).

526 Vgl. Abschnitt 6.2.3.

527 Leitvision ist dabei der Aufbau von Wissenschafts- und Innovationsclustern mit internationaler Ausstrahlung, die durch eine enge Zusammenarbeit von Universitäten, außeruniversitären Forschungseinrichtungen und Wirtschaftsunternehmen zustande kommen soll. Ziele sind „wettbewerbsfähige Spitzenleistungen". Quelle: Gemeinsame Presseerklärung der Allianz von Deutscher Forschungsgemeinschaft, Fraunhofer Gesellschaft, Leibniz Gemeinschaft, Helmholtz Gemeinschaft Deutscher Forschungszentren, Hochschulrektorenkonferenz, Max Planck Gesellschaft und Wissenschaftsrat vom 18.Februar 2004, ohne Seitenangabe.

528 Klauber, Jürgen; Robra, Bernt-Peter; Schellschmidt, Henner (Hg.): Krankenhaus-Report 2008/2009. ... A.a.O., S. 11.

529 Weizsäcker von, Viktor: Warum wird man krank? Herausgegeben von Rimpau, Wilhelm; Dörner, Klaus ... A.a.O., S. 127 f.

Forschung“ und zu einem „Eintrittstor für die Einführung von Innovationen“[530] und soll, wenn es nach der Stellungnahme der Allianz der Wissenschaftsorganisationen geht, als Wachstumsmotor verstanden werden, der stärker mit der Wirtschaft zu vernetzen sei[531].

Auf diese Weise wird das Krankenhaus formal zu einem Industriebetrieb. Denn mit ihm sind „alle jene Veränderungen wirtschaftlicher Maßnahmen und Einrichtungen“ verbunden, die durch „die ‚moderne fortschreitende Technik‘“ und „durch den Einsatz kontrollierter und gesteuerter biologischer, chemischer und physikalischer Prozesse das Wirtschaften wesentlich unterstützt und seine Ergiebigkeit außerordentlich erhöht“[532]. Die kollektive Intentionalität[533] orientiert sich an der Erlöserzielung. Der hier zugrundliegende Entscheidungsprozess läuft auf einen Industrialisierungsprozess hinaus. Zwangsläufig werden damit medizinische Behandlung, Diagnose und Therapie, sowie pflegerische Betreuung einer Standardisierung unterworfen, die zur Logik des Industrialisierungsprozesses ebenso gehört wie Spezialisierung und hochgradige Arbeitsteilung. Das genau aber ist das Arbeitsfeld der Ökonomisierung, die durch ihre Instrumente diese Prozesse unterstützt und vorantreibt.

Diese Entwicklung kann offensichtlich auch nicht durch die ärztliche Standesorganisation aufgehalten werden, deren Ideal es ist, den privaten und persönlichen Charakter des Verhältnisses zwischen Arzt und Patient auch gegen die Vereinnahmung durch Institutionen zu schützen. Wettbewerb, Preisbildung, Gewinnstreben, Managementmethoden, die ganze Komplexität der Ökonomisierung, ja auch Boykottaufrufe und Streiks lassen die krankenhausärztliche Berufsausübung kaum mehr wesentlich von der Berufsausübung anderer Gruppen in der Gewerbe- und Industrielandschaft unterscheiden.

Folgt man dem „Theoretiker der Arbeitsteilung“, Adam Smith, so bewirkt die Spezialisierung eine „Vervollkommnung der Produktivkräfte“ und deren „gesteigerte Geschicklichkeit“[534], aber auch eine Fragmentierung des Arbeitsprozes-

---

530 Klauber, Jürgen; Robra Bernt-Peter; Schellschmidt, Henner (Hg.): Krankenhaus-Report 2008/2009 ... A.a.O., S. 11.

531 Gemeinsame Presseerklärung der Allianz von Deutscher Forschungsgemeinschaft, Fraunhofer Gesellschaft, Leibniz Gemeinschaft, Helmholtz Gemeinschaft Deutscher Forschungszentren, Hochschulrektorenkonferenz, Max Planck Gesellschaft und Wissenschaftsrat vom 18.Februar 2004, ohne Seitenangabe. Die Allianz bezieht sich zwar nicht ausdrücklich auf Krankenhäuser. Der von ihr verwendete Begriff „Exzellenzzentrum“ und die sich daran anschließenden Forderungen werden wortgleich auch vom Krankenhaus Report 2008/2009 übernommen.

532 Klatt, Sigurd: Zur Theorie der Industrialisierung. Köln, Opladen 1959, S. 19.

533 Siehe Abschnitt 6.2.1.1.

534 Smith, Adam: Wealth of Nations. Eine Untersuchung über Wesen und Ursachen des Volkswohlstandes. Band 1. 1. Aufl., Giessen 1973, S. 17. (Reproduktion der deutschen Übersetzung der 4. Aufl., London 1786).

ses in denkbar viele Einzelschritte, was wiederum eine „Vermehrung der Quantität des Erarbeiteten bewirkt[535]. Dies alles wird noch „durch Anwendung geeigneter Maschinen erleichtert“[536]. Überträgt man die von Adam Smith längst auch für die moderne Industrieproduktion erwiesenen empirischen Beobachtungen auf das Krankenhaus, so sollte man sich darüber im Klaren sein, dass damit der kranke Mensch wieder auf die Ebene einer cartesianischen Gliedermaschine[537] zurückgestuft wird. Daraus erschließt sich aber weder die Not des kranken Menschen, noch das, was dem Kranken wirklich nottut, noch gar der Sinn seiner Krankheit. Forschen und wissenschaftliche Neugier können zum „Raub am Wohl des Kranken“ führen, wenn nicht mehr zwischen dem Arzt im Labor und dem Arzt am Krankenbett unterschieden wird.[538]

9.3 Oligopolisierungs- und Privatisierungstendenzen

Mit dem Hohelied des Wettbewerbs im Gesundheitswesen hat auch das Denken in Märkten im Krankenhauswesen Einzug gehalten. Zum Markt gehört wesentlich der Tausch, er ist geradezu der ökonomische Ort des Tausches[539]. Soll das Krankenhauswesen in ein System von Märkten integriert werden, so stellt sich die Frage, was dort wohl getauscht werden soll und was die Motive eines solchen Tausches sind. Die Leistungserbringer im Krankenhaus bieten Minderung von Schmerzen und im Idealfall Herstellung der Gesundheit an. Der Patient selbst als Leistungsempfänger bringt sich in dieses Leistungsangebot (als externer Produktionsfaktor[540]) mit ein und die Versicherer (GKV oder PKV), an die der Patient vorher regelmäßig Beiträge entrichtet hat, bezahlen für die Leistungserbringung – im Übrigen unabhängig vom Erfolg dieser Leistung.

Ein solches Marktsystem weicht bereits erheblich von der Struktur von Konsum- und Investitionsgütermärkten ab. Auch hier kann Adam Smith als Kronzeuge für die Unhaltbarkeit der These dienen, man könne Markt und Wettbewerb im Verhältnis eins zu eins auf das Krankenhauswesen übertragen. Das, was wir zum Leben brauchen, sagt Adam Smith, erhalten wir nicht durch das altruistische Wohlwollen des Metzgers oder Bäckers, sondern ausschließlich durch deren

---

535 Smith, Adam: Wealth of Nations ... A.a.O., S. 22.

536 Smith, Adam: Wealth of Nations ... A.a.O., S. 24.

537 Vgl. Abschnitt 6.3.1.

538 Weizsäcker von, Viktor. Warum wird man krank? Herausgegeben von Rimpau, Wilhelm; Dörner, Klaus ... A.a.O., S. 126

539 Ott, Alfred, E.: Grundzüge der Preistheorie. Göttingen 1968, S. 32.

540 Vgl. Abschnitt 6.2.2.

Eigennutz. „Wir wenden uns nicht an ihre Humanität, sondern an ihre Eigenliebe, und sprechen nie von unseren Bedürfnissen, sondern von ihren Vorteilen“[541]

Eine solche Tauschmotivation im Verhältnis Arzt und Patient wäre ethisch höchst bedenklich. Zum einen gehört es sehr wohl zum Spezifischen des Arztberufes, altruistisches Wohlwollen und nicht (nur) Eigennutz zum Motiv seines Handelns zu machen, zum andern kann Geld als Vorteil des Arztes gegen Gesundheit als Bedürfnis des Patienten kein (ausschließliches) Tauschmotiv für ärztliches Handeln sein. Es kann also dem Arzt nicht recht sein, was dem Bäcker billig ist.

Der Arzt steht nicht auf der Marktgegenseite – wenn schon vom „Markt“ die Rede sein soll – sondern tritt als Marktpartner und Anwalt des Patienten auf, dessen Interessen er notfalls auch gegen den Krankenhausträger vertreten muss. Das kann zwar fatale Folgen für den Arzt haben, wenn man bedenkt, dass er Angestellter des Krankenhauses ist und auch dem Krankenhausträger gewisse Loyalitätspflichten schuldet. Dennoch muss es Anliegen des Arztes, und natürlich auch seiner Standesvertretung, sein, dem wohl nicht mehr aufzuhaltenden Prozess der Umsatz- und Gewinnorientierung im Krankenhauswesen nicht passiv ausgeliefert zu sein, sondern das Spannungsfeld von medizinischer und ökonomischer Rationalität in ethisch verantwortbarer Weise zu gestalten. Dies wird umso schwieriger sein, je mehr sich in Deutschland die Morphologie des Marktes im Krankenhauswesen von einer bislang vorwiegend polypolistischen hin zu einer oligopolistischen Struktur bewegt.[542] Denn ein oligopolistischer Markt zeichnet sich durch wenige große Unternehmen, im vorliegenden Fall große Klinikketten aus, die nicht nur Kostenminimierungsstrategien verfolgen, sondern auch forschungs- und gewinnorientiert sind. Sie sind deshalb für Kapitalanleger interessant, die von den Geschäftsführungen entsprechende Rendite für ihr shareholding erwarten. Die Geschäftsführungen wiederum sehen sich dadurch veranlasst, moderne Führungsstrukturen zu implementieren und all jene Instrumente der Ökonomisierung einzusetzen, die zu klaren Entscheidungsstrukturen, zu einem modernen Personalmanagement, zu effizienter Personalentwicklung und zu transparenten Aufbau- und Ablauforganisationen führen. Das sind all jene Instrumente, die bis in die 90er Jahre des vorigen Jh. schmerzlich vermisst wurden und deshalb die Qualität der Organisation und Führung in vielen Krankenhäusern „extrem unbefriedigend“[543] erscheinen ließen.

541 Smith, Adam: Wealth of Nations ... A.a.O., S. 18 f und 31.

542 Polypolistische Marktstruktur meint vereinfachend viele kleinere bis mittlere Krankenhäuser (Anbieter von stationären Gesundheitsleistungen) und viele Nachfrager (Patienten). Oligopolistische Marktstruktur meint, gleichfalls vereinfachend, wenige größere Krankenhäuser und viele Nachfrager.

543 Bundesärztekammer (Hg.): Zunehmende Privatisierung ... A.a.O., S. 25

Das hatte aber auch zur Folge, dass leitende Ärzte in den Kliniken als traditionell dominante akademische Führungselite von Seiten der Vertreter der professionellen Ökonomie eine deutliche Konkurrenz erhalten haben. Damit ist ihre Interpretationsherrschaft in Bezug auf Trends und Anforderungen, aber auch ihre Deutungsmacht hinsichtlich der ethischen Relevanz solcher Trends und Anforderungen und der sich daraus ergebenden Folgen für die klinische Medizin im Schwinden begriffen. So entstanden Spannungen, die noch lange nicht ausgeräumt sind. Das Subsystem Krankenhaussektor befindet sich deshalb seit den 90er Jahren des vorigen Jhs. in einem evolutorischen sozialethischen Gleichgewicht, das aufgrund des fundamentalen Perspektivenwechsels noch weit in die Zukunft hinein reichen wird.

Diese Entwicklung wurde, so scheint es, von den Ärzten zunächst nicht rechtzeitig wahrgenommen, zumindest wurde sie nicht ausreichend reflektiert. Sie waren offensichtlich zu sehr mit Abwehrmaßnahmen beschäftigt, um ihr vermeintlich bedrohtes Berufsethos zu retten. Diese These vermag eine Vielzahl von wenig hilfreichen Äußerungen von Ärztevertretern belegen[544]. Zwar wurden in vielen Krankenhäusern Kollegialorgane errichtet, die sich aus der kaufmännischen Leitung, dem ärztlichen Leiter und der Pflegedienstleitung zusammensetzten. Ein Diskurs, von dessen Ergebnis man ein ethisch vertretbares Einvernehmen von medizinischer und ökonomischer Rationalität hätte erwarten können, fand bisher nur in Ausnahmefällen statt.[545]

Die Dynamik des Wandlungsprozesses wurde zudem unterschätzt. Dies drückt sich nicht nur in den sich ändernden Marktformen aus, sondern auch in starken Privatisierungstendenzen, die den größeren und komplexeren Organisations- und Marktstrukturen besser entsprechen als öffentlich-rechtliche oder nach diesem Muster geführte freigemeinnützige Krankenhäuser. Vor allem sind ohne den Einfluss politischer Mandatsträger schnellere Entscheidungsprozesse durch ein professionelles Management möglich. Letzteres ist typisch für die Ökonomisierung des Krankenhauswesens.[546] So hat die sich verschärfende finanzielle Situation der Krankenhäuser zunehmend entweder zu einer Änderung der Rechtsform, meist in Form einer GmbH oder gGmbH ohne Änderung der Eigentumsverhältnisse oder in Form eines Verkaufs an einen privaten Klinikbetreiber bzw. an eine Klinikkette geführt. Motive eines Verkaufs sind häufig eine finanzielle Schieflage, steigende Personalkosten oder dringend notwendige Struk-

544 Ein Beispiel mag für viele Beispiele gelten: „In jedem Fall ist zu fordern, dass die ‚sichtbare Hand‘ des Staates Versagen der ‚unsichtbaren Hand‘ deutlich macht“ (Bundesärztekammer (Hg.): Zunehmende Privatisierung … A.a.O., S. 27.

545 Bundesärztekammer (Hg.): Zunehmende Privatisierung … A.a.O., S. 23 ff.

546 Vgl. Abschnitt 3.1.

turanpassungserfordernisse[547]. Die Wirkungen eines Trägerwechsels können durch die Vergleichszahlen der Übersicht 4 anschaulich gemacht werden, wobei die angegebenen Verteilungen sich vergleichbar im Pflegedienst und im medizinisch-technischen Dienst widerspiegeln.

Übersicht 4: Leistungsdichte bei öffentlich-rechtlichen und privaten Trägern

Trägerschaft	Zu versorgende Betten je ärztliche Vollkraft (a)	Zu versorgende Patienten je ärztliche Vollkraft (b)
Öffentlich-rechtl. Träger	3,7	122
Private Träger	5,3	166

Quelle: (a): Deutsche Krankenhausgesellschaft, (b): Statistisches Bundesamt. (a) und (b) zitiert nach Bundesärztekammer (Hg.): Zunehmende Privatisierung ... A.a.O., S. 48 f.

Das bedeutet, dass bei privaten Trägern die Leistungsverdichtung größer und die Personalbelastung höher ausfallen als in öffentlich-rechtlich geführten Häusern. Ob und inwieweit diese Unterschiede auch die medizinische und pflegerische Versorgungsqualität berühren, kann hier nicht beantwortet werden. Dennoch ist die Frage berechtigt, ob dem Klinikarzt noch ausreichend Zeit bleibt, um mit seinen Patienten so zu kommunizieren, wie es deren physische und psychische Befindlichkeit erfordert. Die Antwort auf diese Frage ist umso dringender, als bereits im Jahr 2006 der Anteil der Krankenhäuser in privater Trägerschaft in Deutschland bei knapp einem Viertel aller Krankenhäuser lag und sich dieser Trend in Zukunft weiter fortsetzen wird.[548]

10. Perspektivenwechsel auf der Mikroebene

Die strukturellen Veränderungen auf der Ebene des Krankenhaussektors haben auf der Mikroebene, also im einzelnen Krankenhaus selbst, und dort vor allem bei den Klinikärzten und beim Pflegepersonal einen zum Teil tief greifenden

547 Bundesärztekammer (Hg.): Zunehmende Privatisierung ... A.a.O., S. 46.

548 Diese Frage kann auch nicht mit folgender kategorischer Feststellung des Gesetzgebers beantwortet werden: „Die medizinische Leistungsfähigkeit und die Versorgungsqualität der Krankenhäuser wird nicht beeinträchtigt, die Wirtschaftlichkeit wird erhöht." Vgl. Bundestags-Drucksache 12/3608:67.

Perspektivenwechsel zur Folge. Es sind vor allem zwei Ursachenkomplexe, die diesen Wechsel herbeigeführt haben, nämlich

- das prospektive Budget
  mit der damit verbundenen Abführung von 65 % der finanziellen Mittel, die über das vereinbarte Budget hinaus erwirtschaftet wurden und den nur zu 20 % erstatteten Kosten, die durch die tatsächlichen Einnahmen nicht gedeckt werden konnten, weil diese nicht den geplanten Einnahmen entsprachen. Damit wurde die „Punktlandung“[549] zum Problem aller Krankenhäuser. Sie stürzte die verantwortlichen Klinikärzte in ethische Konflikte, die vorher so nicht bekannt waren und

- das neue Entgeltsystem,
  das von den Fallpauschalen auf der Grundlage der DRGs dominiert wird und das daneben aber auch noch andere Entgeltarten, wie z.B. Abteilungspflegesätze, Basispflegesätze, Sonderentgelte zum Inhalt hatte. Das Fallpauschalensystem wurde in den Jahren 2003 und 2004 zunächst budgetneutral eingeführt, d.h. die Krankenhausbudgets wurden in diesen Jahren noch nach altem Recht ausgehandelt[550]. Ab 01. Januar 2005 musste dann das DRG-System schrittweise, d.h. im Verlauf einer so genannten Konvergenzphase, die mehrmals verlängert wurde, verbindlich angewandt werden. In der Konvergenzphase sollten die Kosten- und Preisniveaus der „teuren“ Krankenhäuser und die der „preiswerten“ Krankenhäuser einander angeglichen werden.[551] Ab dem 01. Januar 2009 galten im Regelbetrieb eines DRG-Krankenhauses als mit den Krankenkassen zu verrechnende Kosten im wesentlichen nur noch die Fallpauschalen, des weiteren Zusatzentgelte für hochspezialisierte Leistungen, krankenhausindividuelle Entgelte bei neuen und anerkannten Untersuchungs- und Behandlungsmethoden sowie Zuschläge zu Ausbildungskosten u.ä.[552]

Der Perspektivenwechsel bezieht sich somit vor allem auf den zunehmenden Einfluss ökonomischer Kalküle auf ärztliche Entscheidungen, die den Patienten direkt betreffen. Das war vor Inkrafttreten des Gesundheitsstrukturgesetzes im Jahr 1993 noch anders. Leistungsplanung und Leistungssteuerung lagen damals

---

549 Die im prospektiven Budget mit der GKV vereinbarten Einnahmen müssen punktgenau erzielt werden, sonst drohen nicht-kostendeckende Rückzahlungen oder Nichterstattung von Kosten, die aufgrund geplanter Einnahmen im Budget angesetzt worden waren.

550 § 6 Abs. 1 BPflV,

551 In der Konvergenzphase gab es somit unter den Krankenhäusern „Verlierer“ und „Gewinner“, was die Problematik keineswegs erleichterte.

552 Das aktuelle, sehr komplexe und aufwändige Abrechnungssystem kann hier nicht näher erläutert werden. Es wird deshalb verwiesen auf Tuschen, Karl Heinz; Trefz, Ulrich: Krankenhausentgeltgesetz. Kommentar. 2. Aufl., Stuttgart 2010, insbesondere S. 142 ff.

allein in der Hand des ärztlichen Direktors oder Chefarztes der jeweiligen Abteilung. Sie bestimmten, welche diagnostischen und therapeutischen Maßnahmen zu veranlassen waren. Die kaufmännische Leitung oder die Verwaltung hatten die dafür erforderlichen Mittel bereit zu stellen. Wenn sich dieser Prioritätenwechsel auch zunächst zögerlich und in seiner Umsetzungsgeschwindigkeit abhängig von der Trägerschaft vollzog, so ging der Trend insbesondere mit dem Wirksamwerden der o.g. Ursachenbündel eindeutig in die Richtung ökonomisch bestimmter Ziele. Dies hat durchaus auch Vorteile, die vor allem in wachsendem Preisbewusstsein der Ärzte in Bezug auf Therapien und Medikamenten liegt, dann nämlich, wenn die Ergebnisqualität preisgünstiger Applikationen die gleiche ist wie die von teuren Anwendungen. Ein solcher Wandel ist auch ethisch positiv zu bewerten, weil dadurch Ressourcen ohne Qualitätsminderung der Heilmethode eingespart werden, die an anderer Stelle eingesetzt werden können.

Der entscheidende und der ethisch wohl äußerst problematische Perspektivenwechsel ist jedoch die bereits oben angedeutete Umkehrung der Zweck-Mittel-Relation als zugrunde liegende Handlungsorientierung in immer mehr Krankenhäusern. Das bedeutet, dass Geld nicht mehr Mittel zum Zweck der Behandlung kranker Menschen ist, sondern die Behandlung kranker Menschen Mittel zum Zweck der Erlös- und Gewinnerzielung und der Kostenminimierung wurde.[553] Dies soll im Folgenden im Bereich der medizinischen Leistungssteuerung, beim Behandlungsverlauf, d.h. von der Aufnahme des Patienten bis zu seiner Entlassung, und beim Arzt-Patienten-Verhältnis deutlich werden.

10.1 Die medizinische Leistungssteuerung

Seit dem Inkrafttreten des Gesundheitsstrukturgesetzes im Jahr 1993 ist die medizinische Leistungssteuerung für jedes Krankenhaus unverzichtbar geworden, will es nicht in eine Existenz und Arbeitsplatz gefährdende Situation geraten. Genau das aber war offensichtlich das Signal, das der Gesetzgeber aussenden wollte, um die Krankenhäuser zu bewegen, Leistungen vertretbar zu begrenzen und Kosten zu minimieren. Was er offenbar nicht bedacht hatte – und vorher auch nicht untersuchen ließ – waren die medizinischen und pflegerischen und damit auch die moralischen Konsequenzen, die sich durch die Anwendung des prospektiven Budgets und durch das neue Entgeltsystem für die Patienten ergeben konnten und dann auch tatsächlich ergaben.

553 Vgl. dazu Berliner Forschungsverbund Public Health (Hg.): Forschungsbericht: Anpassungsprozesse ... A.a.O., S. 61.

Das Prinzip der medizinischen Leistungssteuerung ist die Orientierung ärztlicher und pflegerischer Entscheidungen an den wirtschaftlichen Zielen des Krankenhauses[554]. Mit ihr werden den verantwortlichen Ärzten im Rahmen einer zentralen und abteilungsspezifischen Steuerung die wichtigsten Leistungsparameter vorgegeben. Diese umfassen sowohl die Aufnahme als auch die Behandlung und die Entlassung des Patienten. Grundlage der Vorgaben ist das mit der GKV vereinbarte Budget, aus dem die jeweiligen Leistungsmengen abgeleitet werden, die die Ärzte erfüllen müssen. Ob und inwieweit dadurch Bedürfnisse von Patienten verletzt werden, scheint zunächst für die Logik, die der ökonomisch orientierten Leistungssteuerung zugrunde liegt, nachrangig. Der Patient wird somit zum Objekt der Steuerung.

Das schon vor 1993 immer wieder auftretende Problem, dass beispielsweise Patienten zur Durchführung einer geplanten Operation kurzfristig benachrichtigt oder dass sie aufgrund mangelhafter Koordination vor der Operation wieder nach Hause geschickt wurden, weil plötzlich im Bettenbereich, auf der Intensivstation oder beim chirurgischen Personal Kapazitätsengpässe entstanden waren, trat nunmehr durch die kostensparende „Punktlandung" vermehrt auf.

Um eine bessere Koordination schon bei der Patientenaufnahme zu erreichen, wurde in den meisten Krankenhäusern die „interne Budgetierung" eingeführt. Das bedeutet, dass das vereinbarte Gesamtbudget auf die einzelnen Abteilungen herunter gebrochen wurde. Dadurch wurde nicht nur das Instrument des Controlling verfeinert, sondern auch die Kooperationsbereitschaft der jeweiligen Chefärzte erzwungen, die nun nicht mehr eine auf Prestigesteigerung gerichtete Behandlungsstrategie fahren konnten, sondern ihr Abteilungsbudget transparent machen mussten[555]. Das heißt, sie konnten hinsichtlich ihres Leistungsverhaltens zur Rechenschaft gezogen werden. Allerdings bezog sich diese Rechenschaftspflicht nicht auf ihr ärztliches Handeln oder gar auf die Regeln der ärztlichen Kunst, sondern ausschließlich auf ihre Verpflichtung, Leistungszahlen und damit auch Kostenrichtwerte einzuhalten. Dennoch haben Abteilungsbudgets den Vorteil, dass die verantwortlichen Ärzte bei rechtzeitiger Vorlage des Budgets präzise über die prospektive finanzielle Situation des Krankenhauses und ihrer Abteilung Bescheid wissen und ihre Leistungen entsprechend planen können, ohne zu kurzfristigen Aktionen veranlasst zu werden.

Ein Verstoß gegen die Verpflichtung, die durch das Budget festgeschriebene Leistungsmenge nicht zu überschreiten, kann dabei durchaus auf ethische Be-

554 So auch Berliner Forschungsverbund Public Health (Hg.): Forschungsbericht: Anpassungsprozesse … A.a.O., S. 69.

555 Berliner Forschungsverbund Public Health (Hg.): Forschungsbericht: Anpassungsprozesse … A.a.O., S. 76.

denken des betreffenden Chefarztes zurückzuführen sein. Er kann aber auch andere Gründe haben, die im Festhalten an von früher her gewohnten Machtstrukturen liegen. Natürlich gibt es entsprechende Sanktionsmöglichkeiten, die es erlauben, die „Punktlandung“ doch noch zu ermöglichen. Im operativen Bereich ist die effektivste solcher Möglichkeiten die Schließung eines Operationssaales, im Bereich der inneren Medizin, die Sperrung von Betten durch die Krankenhausleitung[556]. Das sind harte Maßnahmen, deren Ziel eben nicht in erster Linie das Wohl der Patienten, sondern die Existenz des Krankenhauses ist.

Im Fall der unter dem Budget liegenden Leistungsmenge können geplante Operationen vorgezogen werden, Wartelisten abgebaut oder auch die Verweildauer verlängert werden. Im letzteren Fall müssen gute Gründe medizinischer Natur dafür sprechen, um die Verlängerung auch durch die GKV finanzierbar zu machen.

10.2 Der ökonomisch induzierte Verlauf eines Krankenhausaufenthaltes

Ein Krankenhausaufenthalt kann in drei Phasen eingeteilt werden, in die Phasen der Patientenaufnahme, der Behandlung und der Entlassung. In allen drei Phasen ist ökonomisches Kalkül präsent. Das ist insoweit ethisch nicht verwerflich, wenn dabei medizinische Notwendigkeiten im wörtlichen Sinne: patientenbezogene Maßnahmen, welche die „Not“ des Patienten „wenden“, nicht erst an zweiter Stelle rangieren. Dies ist aber häufig dann der Fall, wenn das Argument der Existenzgefährdung des Krankenhauses und damit das Gemeinwohl der dort behandelten oder potenzieller Patienten gegen das Wohl eines einzigen Patienten abgewogen wird. Eine solche Abwägung kommt aber einer contradictio in adiecto nahe, weil nämlich der einzelne Patient nicht außerhalb des Gemeinwohls gestellt werden kann. Er gehört selbst zum Gemeinwohl und wenn man dieses schützen will, muss man auch dem Einzelnen Schutz gewähren. Denn es wäre ein verhängnisvoller Irrtum, durch Überdehnung der dem Gemeinwohl zugrunde liegenden Organismus-Analogie dieses zu einer Missachtung der einzelnen Person und ihrer Personenwürde zu missbrauchen[557].

---

556 Vgl. verschlüsseltes Interview „Chefarzt 09/Ärztlicher Direktor: 679/686“. Quelle: Berliner Forschungsverbund Public Health (Hg.): Forschungsbericht: Anpassungsprozesse ... A.a.O., S. 77.

557 Vgl. auch Höffner, Joseph: Christliche Gesellschaftslehre. 2. Aufl., Kevelaer 2000, S. 53.

Häufig wird aber eine Abwägung gar nicht bemüht. Es werden vielmehr ökonomische Interessen ohne besondere ethische Rechtfertigungsversuche in den Vordergrund gestellt.

10.2.1 Budgetorientiertes Aufnahmeverhalten

Ökonomische Interessen spielen auch bei der Aufnahme von Patienten in das Krankenhaus eine Rolle. Gewöhnlich wird zwischen geplanten Aufnahmen für vorhersehbare, aber nicht akute Eingriffe oder notwendigen, aber nicht eilbedürftigen Untersuchungen einerseits und nicht geplanten Aufnahmen von Notfallpatienten oder eilbedürftigen Diagnosen andererseits unterschieden. Dabei sind in beiden Fällen Aufnahmen sowohl direkt von zu Hause bzw. über den Haus- oder Facharzt als auch Verlegungen aus anderen Krankenhäusern möglich.

Zumindest in den ersten Jahren nach 1993 häuften sich Berichte, nach denen zum Zweck der Vermeidung von unwirtschaftlichen Budgetüberschreitungen Patienten ab dem 3. Quartal des laufenden Jahres nur noch selektiv aufgenommen, einzelne Abteilungen vorübergehend geschlossen oder Operationen in das nächste Jahr verschoben wurden.[558] Mittlerweile erfolgen Patientenabweisungen nicht mehr in offener, sondern eher in verdeckter Form. Sie werden häufig mit voller Bettenbelegung oder Kapazitätsauslastung scheinbegründet. Und selbst wenn einzelne Krankenhäuser Schließungen und Patientenabweisungen aus ethischen Gründen ablehnen, so stehen doch in einigen Fällen marktstrategische Überlegungen, wie z.B. Erweiterung des Marktanteils, Sorge wegen eines eventuell nachhaltigen Patientenverlust, im Hintergrund.[559]

Erschwerend für die um eine „Punktlandung“ bemühten Krankenhäuser kommt hinzu, dass von den niedergelassenen Ärzten nach der Einführung des Arzneimittelbudgets vermehrt „unwirtschaftlich“ erscheinende, weil aufwändig zu behandelnde Patienten in ein Krankenhaus überwiesen wurden. So rief der „Konvent Niedergelassener Chirurgen im Berufsverband der Deutschen Chirurgen e.V. im Jahr 1997 dazu auf, wegen des Punkteverfalls[560] nicht mehr ambulant zu operieren, sondern in Krankenhäuser einzuweisen. Dies ist erneut ein

---

558 Sollmann, Susanne: Das Krankenhaus als Schlagzeile – ein Überblick für 1993. Stuttgart, Jena 1994, S. 17. Vgl. dazu u.a.: Hannoversche Allgemeine Zeitung vom 16.101996 und vom 18.10.1997. Ärzte Zeitung vom 06.08.1997.

559 Berliner Forschungsverbund Public Health (Hg.): Forschungsbericht: Anpassungsprozesse ... A.a.O., S. 83.

560 Die Abrechnung der niedergelassenen Ärzte mit den Kassenärztlichen Vereinigungen erfolgte nach dem Einheitlichen Bewertungsmaßstab (EBM) über ein höchst kompliziertes Punktesystem, das an die Grundlohnsumme in Deutschland gekoppelt war. Das bedeutete, je schneller die Leistungsmenge eines niedergelassenen Arztes stieg, desto geringer wurde sein Honorar.

Hinweis darauf, dass der Gesetzgeber in seiner Pleonexie offensichtlich externe Effekte[561] nicht berücksichtigt hatte.

Andererseits kann die drohende Unterschreitung des Budgets eine Vermehrung der Leistungsmenge im operativen Bereich oder in anderen Abteilungen des Krankenhauses erforderlich machen. Durch die begrenzte Substituierbarkeit von Fallpauschalen und Abteilungspflegesätzen kam es dabei zuweilen zu absurden Situationen, wenn beispielsweise wegen der wirtschaftlich erforderlichen Punktlandung dringend noch Operationen einer bestimmten Entgeltart benötigt wurden[562]. Ausgerechnet die Einführung des Controlling, eines Instruments der Ökonomisierung also, war es, die in den vergangenen Jahren spektakuläre, patientenwidrige Aktionen durch rechtzeitige Planung, Koordination und Absprachen mit anderen Krankenhäusern weitgehend verhindern halfen.

Ethisch bedenklich bleibt aber die Tatsache, dass mittlerweile die ökonomische Logik, Patienten nicht aufzunehmen, wenn die Aufnahme gegen die wirtschaftlichen Interessen des Krankenhauses verstößt[563], Eingang in den Krankenhausalltag gefunden hat. Aber auch die bevorzugte Aufnahme eines Patienten nach den Merkmalen des für ihn maßgeblichen Entgeltes (Fallpauschale oder Abteilungspflegesatz) ist zugleich auch eine Entscheidung gegen einen anderen Patienten, der mit einer anderen Entgeltform die „Ergiebigkeit“ des bevorzugt Aufgenommenen unterschreitet und ist insofern gleichfalls ethisch problematisch.

An ein Unterlassungsdelikt im Sinne des Strafgesetzbuches (§ 323c StGB) reicht die Abweisung eines Notfallpatienten ohne ausreichenden Grund trotz Möglichkeit der Aufnahme und Behandlung heran. Dass der ausreichende Grund dann nur vorgetäuscht ist oder im finanziellen Interesse des Krankenhauses etwas behauptet wird, was tatsächlich nicht zutrifft, mindert den Straftatbestand der unterlassenen Hilfeleistung natürlich keineswegs.[564] Das gilt auch dann, wenn die Kosten für die Behandlung von Notfallpatienten das mit den Kassen

561 Vgl. Abschnitt 4.1.2

562 Die verzweifelte Ironie einer Pflegedienstleitung bringt eine solche Situation deutlich zum Ausdruck: „Was soll ich machen? Soll ich einen Aushang an einer Bushaltestelle machen: ‚Brauche noch 20 Hernien! Wer kommt freiwillig‘?“ (verschlüsseltes Interview Pflegedienstleitung 03: 1761/1791). Zitiert nach: Berliner Forschungsverbund Public Health (Hg.): Forschungsbericht: Anpassungsprozesse … A.a.O.,S. 89. Anmerkung: Eine Hernie ist ein Bruch in der Leiste, im Nabel, im Zwerchfell usw.

563 Berliner Forschungsverbund Public Health (Hg.): Forschungsbericht: Anpassungsprozesse … A.a.O., S. 89.

564 „Man sagt, das Haus sei voll. So einfach ist das“ (Aussage eines leitenden Chirurgen einer großen Hamburger Klinik. Zitiert nach Blech, Jörg: Die heimliche Selektion. Wen sollen Ärzte behandeln, wenn das Geld nicht für alle reicht? Ein Blick hinter die Kulissen. In: DIE ZEIT vom 12. Februar 1998, S. 27.

vereinbarte Budget überschreiten und das Krankenhaus diese Kosten nach dem geltenden Entgeltsystem nur zu einem kleinen Teil oder überhaupt nicht erstattet bekommt. Für die betroffenen Patienten geht es nicht selten um Leben und Tod, in jedem Fall aber um schwere körperliche Belastungen, wenn sie im Sinne eines „Rettungstourismus“[565] von einem Krankenhaus zum anderen fahren müssen, um einen Notfallpatienten schließlich unterzubringen.

Eine solche Kostenminimierungsstrategie ist auch dann moralisch verwerflich, wenn ein ohnehin defizitäres Krankenhaus durch die Aufnahme von Notfallpatienten, die einer aufwändigen und nicht refinanzierbaren Behandlung bedürfen, noch defizitärer wird und gegebenenfalls an den Rand seiner Existenz gerät. Das ist besonders prekär, wenn gegen Ende des Jahres trotz bisher gut eingehaltener Planzahlen Notfallpatienten das prospektive Budget völlig überziehen und dann vor allem kleinere Krankenhäuser keine Möglichkeit mehr haben, die Kostensteigerungen aus anderen Abteilungen auszugleichen.

10.2.2 Budgetorientierte Behandlungsstandards

Es kann nach vorliegenden Erkenntnissen[566] kein Zweifel daran bestehen, dass sich der aufgrund des Entgeltsystems und des prospektiven Budgets entstandene Kostendruck auch auf die Behandlungsstandards auswirkt. Als eine der offenkundigsten Folgen der Budgetorientierung im Behandlungsverlauf kann der in vielen Fällen zu beobachtende deutliche Rückgang der Verweildauer des Patienten im Krankenhaus angesehen werden. Daneben waren ein Verlagern der präoperativen Diagnosen in den vorstationären Bereich, eine Beschleunigung bzw. Glättung der Versorgungsprozesse, die Überprüfung von medizinischen Leistungen auf ihre Notwendigkeit hin und der Ersatz teurer Materialien gegen preisgünstigere mit gleicher Wirkung zu beobachten. Diese Folgen können nicht pauschal als negativ für den Patienten bezeichnet werden. Allerdings kam es auch zu „Einbußen bei der Versorgungsqualität“[567] während des Krankenhausaufenthaltes. Dabei ging es auch nicht nur um Randerscheinungen, die lediglich

565 Feierabend, Lutz: Rettungstourismus zwischen Leben und Tod. Ärzte klagen: Krankenhäuser nehmen uns immer häufiger Notfälle nicht ab – In der Region fehlen Intensivpflegebetten. In: General Anzeiger vom 14. Juli 1997.

566 Es sei vor allem hingewiesen auf den umfangreichen Forschungsbericht des Berliner Forschungsverbundes Public Health aus dem Jahr 2001, auf die Stellungnahmen der Bundesärztekammer und des Deutschen Krankenhausinstituts, die Krankenhaus Reports der Jahre 2000 bis 2009 und auf eine große Zahl privater Veröffentlichungen leitender Ärzte.

567 Berliner Forschungsverbund Public Health (Hg.): Forschungsbericht: Anpassungsprozesse … A.a.O., S. 99.

„anekdotische Evidenz“[568] aufweisen. Der Berliner Forschungsverbund Public Health spricht eher „von der Spitze eines Eisbergs“[569].

Die Reduzierung der Verweildauer ist von einem stetigen Anstieg der Fallzahlen und gleichzeitig von einem relativen Personalabbau begleitet. Dies hat die Arbeitsbelastung von Ärzten und Pflegern insbesondere in Krankenhäusern, die in privater Trägerschaft stehen, deutlich erhöht.[570] Eben dies führte zu dem oben beschriebenen Industrialisierungsprozess[571], der den Patienten als Teil einer Wertschöpfungskette in einer industriellen Massenfertigung mit fragmentierten Produktions- (sprich: Behandlungs-)abläufen erscheinen lässt. Die ärztliche Behandlung droht zu einer rein technischen Reparatur zu werden, die betriebswirtschaftlich äußerst effektiv und kostensparend ist, aber die seelische Befindlichkeit des Patienten im Sonderstatus seiner Krankheit und seine soziale Dimension weitgehend außer Betracht lässt.

Bedauerlicherweise ist auch die Indikationsstellung des Klinikarztes in den ökonomischen Fokus geraten. Sie ist nicht nur für den Patienten von großer Bedeutung, sondern auch für das entsprechende Entgelt, welches das Krankenhaus für die je verschiedenen Behandlungsmodi der GKV in Rechnung stellen kann. Und dieses Entgelt ist nicht zeitabhängig, sondern indikationsabhängig. Daraus ergeben sich eine Reihe weiterer ethischer, vor allem aus ärztlicher Sicht, standesethischer Konflikte, die der Gesetzgeber offensichtlich nicht wahrgenommen hatte oder über deren Problematik er sich nicht im Klaren war. Wenn nämlich die operativen Eingriffe bei koronaren Erkrankungen oder in der Geburtshilfe – um nur zwei Beispiele zu nennen – in den Jahren nach der Einführung des neuen Entgeltsystems massiv anstieg[572], so sind Zweifel berechtigt, ob diese Mengenausweitung ausschließlich medizinisch begründet war oder ob die in diesen Fällen günstige Fallpauschalenvergütung nicht doch den Ausschlag gegeben hatte[573]. Mit zeitlicher Verzögerung zogen ab dem Jahr 1997 auch andere

568 Deutsches Krankenhausinstitut (Hg.): Gesundheitsforschung. Begleitforschung zur Bundespflegesatzverordnung 1995. Abschlussbericht. Düsseldorf 1999, S. 149.

569 Berliner Forschungsverbund Public Health (Hg.): Forschungsbericht: Anpassungsprozesse ... A.a.O., S. 99.

570 Vgl. Übersicht 4.

571 Vgl. Abschnitt 9.2.

572 Bei den Herzerkrankungen nahmen die chirurgischen Eingriffe von 1994 auf 1995 um 50,6 %, von 1995 auf 1996 um 75,8 % und wiederum von 1996 auf 1997 um weitere 46,0 % zu. In der Geburtshilfe wurden im Jahr 1997 mehr als doppelt so viele Geburten operativ beendet wie in den vorangehenden zwei Jahren. Quelle: Statistisches Bundesamt (Hg.): Fachserie 12, Reihe 6.2.

573 Dies wird deutlich durch die Antwort eines Arztes in einem Interview auf die Frage, ob er die weite Indikationsstellung nicht auch kritisch sehe: „Davon lebt man ja schließlich“ (Arzt 03:

Fachgebiete mit hohen Steigerungsraten bei finanziell günstigen Kosten-Erlös-Relationen nach. Zu beobachten war dies in der Augenheilkunde (Kataraktoperationen), in der Bauchchirurgie (Appendizitis, Hernien) oder in der Unfallchirurgie[574].

Erschwerend kommen zwei Dinge hinzu. Erstens handelt es sich bei den oben genannten Eingriffen um teilweise erhebliche physische und psychische Belastungen für die betroffenen Patienten, die in vielen Fällen auch vitale Gefährdungen mit sich bringen und zweitens hat der „Kunde“ Patient in aller Regel kaum eine Möglichkeit, sich über die medizinische Notwendigkeit eines Eingriffs selbst ein Urteil zu bilden. Deshalb ist auch der ökonomische Begriff der „Konsumentensouveränität“ wegen der prinzipiell angebotsinduzierten Nachfrage auf dem „Gesundheitsmarkt“ völlig fehl am Platze.

Schließlich wird auch durch die Rückkehr zu überholten medizinischen Standards versucht, das Verlustrisiko zu verringern. So berichtet die Fachpresse, dass eine zementfreie Hüftoperation neueren Standards zwar medizinisch vorteilhafter ist, die höheren Materialkosten und die längere stationäre Verweildauer von der GKV aber nicht bewilligt und damit auch nicht vergütet werden.[575] Der operierende Arzt wird in einen Interessenskonflikt geraten. Die Geschäftsführung wird möglicherweise argumentieren, dass nicht jede Neuentwicklung zu Lasten des Krankenhauses unbegrenzt einsetzbar sei[576].

Auch Verlegungen innerhalb desselben Krankenhauses werden nicht immer aus medizinischer Notwendigkeit heraus veranlasst. Diese Notwendigkeit wäre dann gegeben, wenn z.B. ein Patient zunächst in der inneren Abteilung diagnostiziert wird und sich dabei herausstellt, dass ein operativer Eingriff erforderlich ist und er deswegen auf die chirurgische Abteilung verlegt werden muss. Ähnlich medizinisch notwendig wäre die interne Verlegung eines Patienten auf die Intensivstation, wenn sich sein Zustand auf der Normalstation derart verschlechtert hätte, dass eine Versorgung dort nicht mehr gewährleistet werden könnte.

Interne Verlegungen wirken sich allerdings auch auf die Höhe der Vergütung durch die GKV aus, sodass auch in solchen Fällen ökonomisch orientierte Verlegungen nicht auszuschließen sind. Ethisch problematisch ist allerdings eine

---

283/303). Zitiert nach Berliner Forschungsverbund Public Health (Hg.): Forschungsbericht: Anpassungsprozesse … A.a.O., S. 107.

574 Quelle: Statistisches Bundesamt: Fachserie 12, Reihe 6.2.

575 Hansis, Martin: Fallpauschalen und Sonderentgelte aus unfallchirurgischer Sicht. In: Goergen, Holger; Riedel, Rolf-Rainer; Vetter, Hans: (Hg.): Sonderengelte und Fallpauschalen. Erläuterungen aus ärztlicher und betriebswirtschaftlicher Sicht. Köln 1997. S. 75 ff.

576 Vgl. verschlüsseltes Interview (Geschäftsführer 01:420/425): „Oder wenn Neuentwicklungen kommen, dass man das nicht unbegrenzt einsetzt“. Zitiert nach Berliner Forschungsverbund Public Health (Hg.): Forschungsbericht: Anpassungsprozesse … A.a.O., S. 110.

budgetorientierte Verlegung auf die Intensivstation und zwar aus zwei Gründen. Zum einen könnte durch medizinisch nicht gerechtfertigte Verlegungen Betten blockiert werden, die dann anderen darauf angewiesenen Patienten nicht mehr zur Verfügung stehen, zum anderen besteht für Patienten gerade auf Intensivstationen auch immer eine erhöhte Ansteckungsgefahr durch dort häufiger als auf Normalstationen anzutreffende Krankheitserreger.

Um nicht nur eine Fallpauschale abrechnen zu können, wird schon 'mal die Diagnose geändert[577]. Eine andere budgetbestimmte interne „Verlegungsstrategie" besteht darin, den Patienten für einige Tage nach Hause zu entlassen, um ihn dann mit einer anderen Diagnose und einer neuen Fallpauschale wieder aufzunehmen[578]. Dadurch wird zusätzlich auch die Verweildauerstatistik des Krankenhauses verbessert. Nicht mehr erstaunlich ist unter diesen Umständen die Tatsache, dass sich die Zahl der internen Verlegungen nach Einführung des neuen Entgeltsystems deutlich erhöht hatte[579].

10.2.3 Budgetorientierte Verlegung und Entlassung

Verlegung und Entlassung sind wichtige Steuerungsinstrumente zur Anpassung an das prospektiv vereinbarte Budget. Durch Verkürzung oder Verlängerung der Verweildauer können die statistisch notierte Zahl der Fälle als auch die Höhe der durchschnittlichen Belegung maßgeblich beeinflusst werden[580]. Bezeichnenderweise haben die Fachgebiete mit dem höchsten Anteil an Fallpauschalen, nämlich die Herzchirurgie, die Geburtshilfe und die Augenheilkunde auch überproportionale Rückgänge der Verweildauern zu verzeichnen.[581]

Gewöhnlich wird eine relativ kurze Verweildauer damit begründet, dass der Patient „austherapiert" sei, d.h. dass in medizinischer Hinsicht nichts mehr für ihn getan werden könne und er deshalb keiner Krankenhausbehandlung mehr bedürfe. Ausschließliche Pflege werde aber über das SGB V nicht refinanziert.

---

577 „Der (gemeint ist der Patient, JR) kann ja eben nur mit einer anderen Diagnose verlegt werden. Das sind Dinge, die man einfach lernen muss". Verschlüsseltes Interview Arzt 03:638–640. Zitiert nach Berliner Forschungsverbund Public Health (Hg.): Forschungsbericht: Anpassungsprozesse ... A.a.O., S. 111.

578 Berliner Forschungsverbund Public Health (Hg.): Forschungsbericht: Anpassungsprozesse ... A.a.O., S. 112. Diese Vorgehensweise ist unter dem Namen „Drehtüreffekt" oder „Fallsplitting" bekannt geworden.

579 Deutsches Krankenhausinstitut (Hg.): Gesundheitsforschung ... A.a.O., S. 83.

580 Eine Strategie der Verlängerung der Verweildauer war auch schon vor 1993 üblich, als Patienten aus angeblich medizinischen Gründen über das Wochenende im Krankenhaus belassen wurden, um die Pflegesatzeinnahmen zu erhöhen.

581 Deutsches Krankenhausinstitut (Hg.): Gesundheitsforschung ... A.a.O., S. 142 ff.

Dies ist zwar zutreffend, die vorzeitige Entlassung stößt aber nur dann nicht auf ethische Bedenken, wenn der Patient eine seiner poststationären Befindlichkeit angemessene Häuslichkeit vorfindet oder wenn ein so genanntes Überleitungsmanagement des Krankenhauses dafür sorgt, dass der durch einen Eingriff noch geschwächte oder gar pflegebedürftige Patient eine angemessene Betreuung durch eine Rehabilitationsmaßnahme oder durch einen ambulanten oder stationären Pflegedienst erfährt.

Strukturethisch nicht zu tolerieren sind aber Folgen des Entgeltsystem, die darin bestehen, dass ein Krankenhaus durch ökonomisch ineffiziente Verweildauersteuerung trotz geleisteter Arbeit große Beträge an die GKV für ein abgelaufenes Jahr zurückzahlen muss und die Ärzte deshalb „bestrebt sind im Prinzip, auch die Patienten wirklich rauszuschmeißen“[582]. Das ist vor allem dann nicht mehr zu vertreten, wenn aus ökonomischen Erwägungen heraus eine Behandlung nicht zu Ende geführt wird zu dem Zweck, den Patienten an einen niedergelassenen Arzt zu überweisen.[583]

Mit dem Inkrafttreten des Gesundheitsstrukturgesetzes hat auch die Zahl der externen Verlegungen besonders behandlungsaufwändiger Patienten in andere Krankenhäuser zugenommen. Gezielte Überprüfungen wurden zwar politisch angekündigt, aber offenbar nicht umgesetzt.[584] Insbesondere Hochschulkrankenhäuser erhielten nach der Einführung von Sonderentgelten in Zusammenhang mit den Fallpauschalen mehr Verlegungen aus Krankenhäusern niedrigerer Versorgungsstufen als dies vorher der Fall war.[585] Auffällig viele Verlegungen fielen wiederum im Bereich der Herzchirurgie an.[586]

Diese Art von Risikoselektion war zu einem ernsten ethischen Problem geworden, denn es darf wohl angenommen werden, dass Verlegungen bei Schwerkranken oder frisch Operierten mit einer besonders hohen Belastung für die betroffenen Patienten und manchmal auch mit gesundheitlichen Risiken verbunden sind. Dazu kommt, dass einige Krankenhäuser der Maximalversorgung[587] bei Patienten mit besonders aufwändigen Therapien dazu übergegangen sind, diese

582 Verschlüsseltes Interview Chefarzt 03:416/427. Zitiert nach Berliner Forschungsverbund Public Health (Hg.): Forschungsbericht: Anpassungsprozesse ... A.a.O., S. 120.

583 Berliner Forschungsverbund Public Health (Hg.): Forschungsbericht: Anpassungsprozesse ... A.a.O., S. 121.

584 Ziegler, Markus; Hirner, Andreas: Auswirkungen des GSG auf Kliniken der Maximalversorgung. In: Arnold, Michael; Paffrath, Dieter: Krankenhausreport 1994, Stuttgart, Jena S. 97 ff.

585 Deutsches Krankenhausinstitut (Hg.): Gesundheitsforschung. ... A.a.O., S. 140.

586 Berliner Forschungsverbund Public Health (Hg.): Forschungsbericht: Anpassungsprozesse ... A.a.O., S. 124.

587 In der Regel sind das Universitätskliniken.

Patienten wieder an die Kliniken zurück zu überweisen, von denen sie gekommen sind[588].

Wenn unter den oben genannten budgetorientierten Entlassungen und Verlegungen von der Gefahr einer Unterversorgung gesprochen werden kann, so ist bei Wahlleistungspatienten, deren Behandlung nicht der Budgetdisziplin unterliegen und von liquidationsberechtigten Krankenhausärzten ohne Deckelung in Rechnung gestellt werden können, durchaus die Möglichkeit der Überversorgung mit diagnostischen und therapeutischen Eingriffen nicht auszuschließen. Die ethische Problematik wird auch dadurch nicht gemindert, dass der Anteil der Wahlleistungspatienten nur bei etwa 10 % liegt.

10.3 Allokationsmethoden medizinischer Leistungen im Krankenhaus

Die Pleonexie der Nachfrage nach medizinischen Leistungen generell und speziell im Krankenhaus, die demographische und epidemiologische Entwicklung oder medizinische Innovationen sind nur einige Kräfte, die trotz gesetzlicher Kostendämpfungsmaßnahmen die angespannte finanzielle Situation der GKV auch in Zukunft noch weiter verschärfen werden[589]. Eine Einschränkung medizinischer Leistungen scheint deshalb unumgänglich. Das medizinisch Machbare und ggf. auch Notwendige steht somit immer häufiger im Gegensatz zum faktisch Finanzierbaren. In Deutschland wird dieses Problem der Verteilung von Personal und Mitteln unter verschiedenen ethischen Gesichtspunkten erörtert. Im Mittelpunkt stehen dabei die Begriffe „Rationalisierung", „Rationierung" und „Priorisierung". Fälschlicherweise werden in der öffentlichen Diskussion die Begriffe synonym verwendet. Tatsächlich weisen sie aber, trotz eines gemeinsamen Bedingungsverhältnisses, beachtenswerte strukturelle Differenzen auf.

Bei allen drei Begriffen geht es um die Frage der Allokation[590], also der Verteilung medizinischer Ressourcen in Form von Personal und Sachmitteln unter

588 Montgomery, Frank Ulrich: Die Bundespflegesatzverordnung – Folgen für die Krankenhäuser und die Struktur des ärztlichen Dienstes. In: Forschungsinstitut der Friedrich-Ebert-Stiftung (Hg.): Finanzielle Steuerung im Gesundheitswesen. Bonn 1996, S. 55.

589 Zentrale Kommission zur Wahrung ethischer Grundsätze in der Medizin und ihren Grenzgebieten bei der Bundesärztekammer (Zentrale Ethikkommission, ZEKO) (Hg.): Stellungnahme. Priorisierung medizinischer Leistungen im System der GKV. Deutsches Ärzteblatt, Jg. 104, Heft 40.

590 Allokation wird gewöhnlich als Verteilung von Ressourcen bezeichnet, während Distribution vorrangig die Verteilung von Gütern in Form von Einkommen meint. Im vorliegenden Fall erscheint die Verwendung beider Begriffe möglich, da es sich bei der Verteilung von medizini-

dem Vorbehalt knapper finanzieller Mittel sowie um die Frage, nach welchen Kriterien die Verteilung erfolgen soll und ob das jeweils gewählte Kriterium ethischen Anforderungen gerecht werden kann. Ziel der Verteilung sind die Patienten.

10.3.1 Rationalisierung als effizienzorientierte Methode

Durch Maßnahmen der Rationalisierung können vorhandene Wirtschaftlichkeitsreserven ausgeschöpft werden. Dadurch kann die (betriebswirtschaftliche) Effizienz der medizinischen Versorgung insofern gesteigert werden, als entweder die gleiche medizinische Wirkung mit geringerem Ressourceneinsatz oder eine größere medizinische Wirkung mit gleichem Ressourceneinsatz erzielt wird. Diese Definition entspricht dem ökonomischen Prinzip[591]. Eine weiter gefasste Definition beschreibt die Rationalisierung als eine Optimierung von Abläufen im (Krankenhaus-)Betrieb durch die oben geschilderten Instrumente der Ökonomisierung[592] einerseits und den Ersatz ärztlicher Tätigkeit durch Apparate oder digitalisierte Verfahren andererseits. Letzteres greift im Sinne der erwünschten höheren Effizienz vor allem dann, wenn die Kosten für medizinisch-technische Apparate und Verfahren geringer sind als die Kosten für ärztliches und pflegerisches Personal, das durch Kapitalisierung und Digitalisierung von Diagnose und Therapie freigesetzt werden kann. Dies wird in der Regel unterstellt, wenngleich auch schon Gegenargumente laut wurden, die besagen, dass ein flächendeckendes digitalisiertes Netzwerk im Krankenhaus und der Einsatz von Personalcomputern in allen denkbaren Verwendungsmöglichkeiten keineswegs immer zu der erwarteten Zeit- und damit Kostenersparnis führen. Vielmehr verursacht die Beschaffung von medizinisch-technischen Hochleistungsgeräten einen hohen Kapitaldienst und hohe Abschreibungskosten. Was den Zeitfaktor betrifft, so kam eine Bostoner Forschergruppe in einer Untersuchung, die 4.000 Krankenhäuser in den USA innerhalb eines Untersuchungszeitraums von 2003 bis 2007 einbezog, zu einem ernüchternden Ergebnis: „We found no evidence that computerization has lowered costs or streamlined administration.“[593] Es besteht kein

schen und pflegerischen Arbeitsstunden (Personal) und Sachmittel an die Patienten sowohl um Ressourcen als auch um Güter des Gesundheitswesens im weitestgehenden Sinn handelt. Da der Begriff Allokation mittlerweile in der gesundheitsökonomischen Literatur eingeführt ist, wird er auch in dieser Arbeit verwendet.

591 Siehe Abschnitt 4.2.1.

592 Siehe Abschnitt 3.2 und die folgenden Unterabschnitte.

593 Braun, Bernhard: Moderne Legenden: Kosten sparen und Qualität verbessern mit Computern im Krankenhaus!? In: www.forum-gesundheitspolitik.de in der Fassung vom 05.Mai 2010, S. 2.

Grund, anzunehmen, dass in Deutschland nicht ein ähnliches Ergebnis erzielt werden würde, wollte man eine entsprechende Untersuchung durchführen. Zudem ist nicht auszuschließen, dass durch die strenge kausal-logische Normativität von Computersystemen das ärztliche Denken und Handeln so enggeführt wird, dass für außergewöhnliche medizinische Ansätze und Kreativität kaum Raum bleiben.

Rationalisierung mit den Instrumenten der Ökonomisierung führt in Zeiten der Diskrepanz von Beitragsstabilität der GKV und Ausgaben für medizinische Leistungen zu Prozessbeschleunigung, Prozessoptimierung und zur Erhöhung der Durchlauffrequenz von „Behandlungsfällen", somit auch zu einer Verdichtung der „Wertschöpfungskette"[594]. Das Allokationskriterium medizinischer Leistungen im Krankenhaus ist in diesem Fall die volle Ausschöpfung des zur Verfügung stehenden Leistungspotenzials durch ökonomisierende Maßnahmen im Rahmen des vorgegebenen Budgets, ohne dass aus Kostengründen auf Leistungen einer evidenzbasierten Medizin verzichtet werden müsste. Das Ziel von Maßnahmen der Rationalisierung heißt somit Effizienzsteigerung.

Damit wird aber erneut deutlich, dass die mit der Ökonomisierung einhergehende Rationalisierung in immer stärkerem Maße auf eine Entsubjektivierung und somit zu einer Verdinglichung der klinischen Abläufe führt. So wird, wie schon mehrfach in anderen Zusammenhängen ausgeführt, das einem Industriebetrieb vorgegebene Primat ökonomischer Zielorientierung auf das Krankenhaus weitgehend im Verhältnis 1:1 übertragen.[595] Die grundsätzliche Subjektorientierung der Ethik, gleichgültig ob sie sich in einer Individual- oder in einer Sozialethik präsentiert, kontrastiert deshalb eine „Logik zunehmender Objektivierung, welche die Belange des Einzelnen konstitutiv ausblenden muss, wenn sie die ihre eigene Tendenz der Prozessoptimierung effizient betreiben will.[596] Zwei Konsequenzen der Rationalisierung, die nicht zweifelsfrei ethische Bedenken zerstreuen können.

Deshalb steht die Ethik vor der schwierigen Frage, wie sie sich im Umfeld der rationalisierten medizinischen Handlungsabläufe verhalten soll, ohne in eine moralisierende Kasuistik zu verfallen oder in ethische Allgemeinplätze zu flüchten und dabei die Diskrepanz von Objekt- und Subjektbezug, deren Vorhanden-

594 Zum Begriff „Wertschöpfungskette" vgl. Abschnitt 3.2.1.

595 Rohde verneint deshalb auch die These, dass die Krankenhaussoziologie nur eine Sparte der Betriebssoziologie sei, wenngleich auch er die Relevanz der Ökonomie für das Krankenhaus unterstreicht. Rohde, Johann Jürgen: Probleme des Arztberufs im Krankenhaus. In: Mitscherlich, Alexander; Brocher, Tobias; von Mering, Otto; Horn, Klaus (Hg.): Der Kranke in der modernen Gesellschaft. 2. Aufl., Köln, Berlin 1969, S. 350.

596 Ley, Friedrich: Rationalisierung und Rationierung. Zum aktuellen Problemhorizont Klinischer Ethik-Komitees. In: Zeitschrift G+G Wissenschaft (GGW), Heft 2, 4. Jg., 2004, S. 14.

sein im Krankenhauswesen ja nicht geleugnet werden kann, aus dem Auge zu verlieren.

Irgendwann sind die Wirtschaftlichkeitsreserven eines Krankenhauses dann aufgebraucht und das Kriterium der ökonomisierten Verteilung verfügbarer medizinischer Leistungen ist nicht mehr weiter anwendbar. Das ist der Zeitpunkt, an dem der Kostendruck zu Folgemaßnahmen zwingt, die eine Selektion medizinischer Leistungen zum Inhalt haben.

10.3.2 Rationierung als Selektions-Methode

Die Rationierung medizinischer Leistungen läuft auf eine solche Selektion nach bestimmten Kriterien hinaus. Sie wird auf politischer und medizinischer Ebene und nicht zuletzt im Rahmen ethischer Erwägungen kontrovers diskutiert. Der Sachverständigenrat für die Konzertierte Aktion im Gesundheitswesen (SVR) hat in seinem Sondergutachten zur Zukunft der Gesundheitsversorgung bereits im Jahr 1995 festgestellt, dass „in einer Welt, in der anders als im Schlaraffenland knappe Ressourcen fast unbegrenzten Wünschen gegenüberstehen, [...] die Rationierung eine unausweichliche Notwendigkeit“ darstellt.[597] Und auch das Bundesministerium für Gesundheit hat durch seine Ministerin in ihrer Rede auf dem Deutschen Ärztetag im Jahr 2005 in Bezug auf den medizinischen Fortschritt klargestellt, dass „nicht alles“ [...] „überall zur Verfügung stehen“ kann und muss.[598]

Diese Aussagen deuten schon an, was unter Rationierung verstanden werden kann. Sie ist stets vor dem Hintergrund der Knappheit von Gütern zu sehen. Die Ökonomie versteht deshalb unter Rationierung immer auch den Eingriff in den Marktprozess und die administrative Festlegung von Preisen, die unter den Preisen liegen, die durch Angebot und Nachfrage zustande kommen würden.[599] So betrachtet ist bereits die Einführung der DRGs eine Maßnahme der Rationierung, weil es sich dabei um administrative Preise handelt, die sich so auf einem offenen Markt nicht bilden würden und die in der Regel auch unter den Marktpreisen liegen.

---

597 Sachverständigenrat für die Konzertierte Aktion im Gesundheitswesen. Baden-Baden 1995, S. 46.

598 Zitiert nach Jachertz, Norbert; Rieser, Sabine: Rationierung im Gesundheitswesen: Grenzen für den Fortschritt. In: Deutsches Ärzteblatt, Jg. 104. Heft 1, 2007, S. A 21.

599 Vgl. Hahn, Susanne: Rationing – A Disturbing Concept. In: Breyer, Friedrich; Kliemt Hartmut, Thiele, Felix (Hg.): Rationing in Medicine. Ethical, Legal and Practical Aspects. Berlin 2001, S. 7–20.

Die Gesundheitsökonomie verwendet jedoch häufig eine abweichende Definition. Sie versteht darunter Maßnahmen, die darauf hinauslaufen, dass einzelnen Patienten oder Patientengruppen medizinische Leistungen aus Kostengründen vorenthalten werden und zwar unabhängig davon, ob diese Leistungen medizinisch sinnvoll sind und ob diese den Gesundheitszustand des Patienten verbessern oder eine Verschlechterung verhindern oder verzögern können[600]. Marckmann u.a. schlagen dagegen einen engeren Begriff vor, der verstärkt den Nutzenaspekt für den Patienten hervorhebt. Danach bedeutet Rationierung das vorübergehende oder dauerhafte Vorenthalten einer medizinischen Maßnahme, die den betreffenden Patienten im Vergleich zu anderen Maßnahmen einen Nutzengewinn geboten hätte.[601]

Engelhardt Jr. unterscheidet vier Allokationsebenen: die Makroebene I und II sowie die Mikroebene I und II.[602] Auf der Makroebene I wird der Anteil der öffentlichen Ausgaben für das Gesundheitswesen am Bruttoinlandsprodukt des Landes festgelegt. Das ist Ausfluss der Erkenntnis, dass die Gesundheit eben nicht das summum bonum ist, sondern ein zwar fundamentales, aber eben ein Gut neben anderen konkurrierenden Gütern. Auf der Makroebene II wird über die sektorinterne Verteilung der für das Gesundheitswesen vorgesehenen Mittel entschieden. Das heißt, die gesundheitspolitische Frage zu beantworten, wie viel Mittel z.B. für die ambulante ärztliche Versorgung, für die stationäre (Krankenhaus-)Versorgung, für Diagnose, Therapie, Rehabilitation oder medizinische Forschung bereitgestellt werden sollen. Die Mikroebene I befasst sich mit den Prinzipien, nach denen die medizinischen Leistungen bestimmten Personengruppen zugeteilt werden sollen[603]. Die Mikroebene II teilt diese Leistungen schließlich einzelnen Patienten zu.

Die vier Ebenen sehen in einem strukturellen Zusammenhang. Veränderungen auf der einen Ebene wirken sich auf den anderen Ebenen aus. Dabei erweisen sich die Mikroebenen als eher abhängig von den Makroebenen. Auf ihnen näm-

600 Rothgang, Heinz: Rationierung im Gesundheitswesen: Fakt oder Fiktion – notwendig oder ethisch verwerflich? In: Journal für Anästhesie und Intensivbehandlung. Lengerich, Berlin 1999, Ausgabe 6, S. 134.

601 Marckmann, Georg: Verteilungsgerechtigkeit in der Gesundheitsversorgung ... A.a.O., S. 193 f. Sowie Ubel, Peter; Gold, Susan D.: Rationing Health Care. Not All Definitions Are Created Equal. In: Archives of Internal Medicine. Heft 159. 1998, S. 209 ff.

602 Engelhardt Jr., Tristram Hugo: Zielkonflikte in nationalen Gesundheitssystemen. In: Sass, Hans-Martin (Hg.): Ethik und öffentliches Gesundheitswesen. Berlin 1988., S. 41 f. Zitiert nach Kamm, Ruth: Rationierung im öffentlichen Gesundheitswesen – Eine Untersuchung möglicher Rechtfertigungsargumente. In: Bamberger Beiträge zur Politikwissenschaft. Forschungsschwerpunkt Theorie der Politik. Heft 6, Bamberg 2006, S. 24.

603 Engelhardt Jr., Tristram, Hugo: Zielkonflikte in nationalen Gesundheitssystemen ... A.a.O., S. 42.

lich werden diejenigen Entscheidungen getroffen, die den Rahmen für Entscheidungen auf den Mikroebenen erheblich einschränken. Werden die Rationierungsentscheidungen im Kontext mit ethischen Erwägungen getroffen, so haben diese Erwägungen auf der Makroebene vornehmlich sozial- oder strukturethischen Charakter. Vor allem auf der Mikroebene II wird es sich dagegen um eher individualethische Entscheidungen des jeweiligen Arztes handeln, wenn es um Verweigerung oder um Zuteilung knapper oder sehr teurer medizinischer Leistungen an konkrete Einzelpersonen geht. Eine solche Entscheidung hängt von einer Vielzahl von Einzelfaktoren ab, so vor allem von der Persönlichkeit des Arztes, von seiner Emotionalität, seinen moralischen oder religiösen Einstellungen oder von seiner sozialen oder ethnischen Herkunft und nicht zuletzt auch von seiner Beurteilung der jeweiligen Situation und Befindlichkeit des Patienten. Ist der Ausschluss von Patienten von bestimmten medizinisch notwendigen Leistungen nicht ausdrücklich und nach konkreten Regeln „von außen her" festgelegt, so muss der Arzt, völlig auf sich allein gestellt, entscheiden und zumindest vor seinem Gewissen diese Entscheidung auch rechtfertigen, wem er eine Leistung zukommen lässt und wem nicht. In der Literatur wird diese Form der Rationierung als implizit bezeichnet, im Gegensatz zur expliziten Rationierung, bei der die Notwendigkeit oder Nicht-Notwendigkeit der Zuteilung nach strengen Verteilungsregeln bestimmt wird, auf die sich der Arzt letztlich berufen kann.[604] Aber auch in einem solchen Fall kann der Arzt in erhebliche innere Konflikte mit seinem ärztlichen Ethos geraten, wenn er aufgrund seiner menschlichen und fachlichen Überzeugung eben gerade nicht mit den ihm vorgegebenen Rationierungsregelungen übereinstimmt.

Die Konflikte werden nicht wirklich dadurch erleichtert, dass in Deutschland die so genannte harte Rationierung, d.h. ein Verbot des Zukaufs von medizinischen Leistungen, die über die GKV nicht gewährt werden, auf dem freien medizinischen Markt nicht besteht. Im Gegensatz zur harten Rationierung ist die weiche Variante dadurch gekennzeichnet, dass die privat finanzierte Inanspruchnahme medizinischer Leistungen generell erlaubt ist.[605] Das aber ist unter dem Gesichtspunkt der Gleichheit der Mitglieder einer Gesellschaft auch nicht ohne Bedenken positiv zu sehen. Denn die ungleiche finanzielle Ausstattung der Patienten kann gravierende Formen der Benachteiligung derjenigen Patienten annehmen, denen der „freie" Markt aus finanziellen Gründen nicht offen steht.

---

604 Fuchs, Christoph: Was heißt hier Rationierung? In: Nagel, Eckard; Fuchs, Christoph (Hg.): Rationalisierung und Rationierung im deutschen Gesundheitswesen. Symposium. Akademie der Wissenschaften und der Literatur. Mainz, Stuttgart, New York 1998, S. 42 ff.

605 Vgl. dazu: Kamm, Ruth: Rationierung im öffentlichen Gesundheitswesen – Eine Untersuchung möglicher Rechtfertigungsargumente. In: Bamberger Beiträge zur Politikwissenschaft. Forschungsschwerpunkt Theorie der Politik. Heft 6. Bamberg 2006, S. 24.

Eine ethisch äußerst problematische Form einer expliziten Rationierung besteht in Großbritannien. Dort werden Patienten, die ein gewisses Alter (in der Regel ab 60 bis 65 Jahren) überschritten haben, von der Dialysebehandlung aus Mangel an Dialyseplätzen ausgeschlossen.[606] Diese explizite Leistungsbegrenzung wird als „Altersrationierung" bezeichnet. Sie wird den betroffenen Patienten häufig verschwiegen, indem ihnen andere, nämlich medizinische Gründe, für den Ausschluss von der Behandlung genannt werden.[607] Wenn die tatsächlichen Gründe für eine Rationierung dem Patienten bewusst nicht genannt werden, wird auch von einer „verdeckten", im Gegensatz zu einer „transparenten" oder „offenen" Rationierung gesprochen.[608] Man mag darüber streiten, welche Art der Rationierung ethischen Ansprüchen mehr oder auch weniger entspricht und welche Art der rationierenden Gerechtigkeit, ob distributiv oder kommutativ, die angemessenere sei. Abgesehen davon, dass Gerechtigkeit vom einzelnen Patienten immer auch individuell „gefühlte" Gerechtigkeit sein wird und er wenig Verständnis für Entscheidungen aufbringen kann, die ihm eine medizinische Behandlung vorenthalten, von denen er sich Linderung seines Leidens erhofft. Er wird stets die Frage stellen, warum gerade ihm die Verordnung einer übergeordneten Instanz oder das Urteil seines Arztes das Verdikt auferlegt, nicht behandelt werden zu können, obwohl das möglich wäre.

10.3.3 Priorisierung als Ranking-Methode

Eine dritte Variante, die Knappheit medizinischer Ressourcen in den Griff zu bekommen und den Kostenanstieg zu begrenzen, besteht in der Priorisierung medizinischer Leistungen. Während die Rationierung ein Vorenthalten medizinischer Leistungen unabhängig von deren Wichtigkeit oder Wirkungsgrad bedeutet, geht es bei der Priorisierung um die Festlegung einer Vorrangigkeit bestimmter Untersuchungs- und Behandlungsmethoden vor anderen[609] und damit um eine auf der Makroebene erfolgte Abstufung nach den Merkmalen der Unverzichtbarkeit, der Wichtigkeit, des Wünschenswerten, des Vernachlässigbaren oder des

606 In Deutschland kommen auf 100.000 Einwohner rund 700 Dialysepatienten. In Großbritannien sind es nur rund 100. Jachertz, Norbert; Rieser Sabine: Rationierung im Gesundheitswesen … A.a.O., S. A 21.

607 Fleischhauer, Kurt: Altersdiskriminierung bei der Allokation medizinischer Leistungen. Kritischer Bericht zu einer Diskussion. In: Jahrbuch für Wissenschaft und Ethik. Band 4, Berlin 1999, S. 195 ff.

608 Fuchs, Christoph: Was heißt hier Rationierung? … A.a.O., S. 44 f.

609 Zentrale Kommission zur Wahrung ethischer Grundsätze in der Medizin und ihren Grenzgebieten bei der Bundesärztekammer (Zentrale Ethikkommission, ZEKO) (Hg.): Stellungnahme. Priorisierung medizinischer Leistungen im System der GKV … A.a.O., S. A 2750 ff.

Schädlichen. Auch die Effektivität medizinischer Leistungen und deren Kosten, also eine so genannte Kosten-Nutzen-Abwägung spielt bei den Piorisierungsdiskussionen in den jeweiligen Kommissionen eine bedeutende Rolle.

Bereits Ende der 80er Jahre des vorigen Jhs. begann in einigen europäischen Ländern, so in den Niederlanden in Norwegen und in Schweden, die Diskussion um Leistungsbegrenzungen nach dem Muster einer Priorisierung. Im außereuropäischen Ausland waren es Neuseeland und die USA, die um die Wende der 80er zu den 90er Jahren des vorigen Jhs. Priorisierungsmaßnahmen umzusetzen begannen, wobei häufig nicht allzu scharf zwischen Rationierung und Priorisierung unterschieden wurde.

Als ethischer Grundsatz galt in aller Regel, dass der Zugang zu den nach der Priorisierung noch zulässigen medizinischen Leistungen allgemein möglich und eine bedarfsgerechte Versorgung sichergestellt sein müsse. Im Übrigen wurden ganz unterschiedliche Bereiche priorisiert. Sie reichten von medizinischen Indikationen über Versorgungsbereiche, diagnostische oder therapeutischen Methoden bis hin zu (ohnehin benachteiligte) Bevölkerungsgruppen, in Neuseeland beispielsweise die Maori.

In Deutschland setzte die öffentliche Diskussion über Maßnahmen der Priorisierung nur zögernd ein. Erst im Jahr 2000 beschäftigte sich die Zentrale Ethikkommission in Form einer Stellungnahme gegenüber der Bundesärztekammer mit diesem Thema. In den Jahren 2003 und 2005 betonte die Enquetekommission des Bundestages in diesem Kontext die zentrale Stellung von Menschenwürde, Eigenverantwortung und Solidarität.[610] Und schließlich wurde auf dem außerordentlichen Ärztetag 2006 die Einrichtung eines Gesundheitsrates vorgeschlagen, der „Prioritäten und ärztliche, ethische, medizinisch-gesundheitswissenschaftliche sowie soziale Kriterien" entwickeln könnte, die dann mit den betroffenen Gruppen diskutiert werden sollten.[611]

Das Bundesverfassungsgericht hat in einem Urteil aus dem Jahr 2005 festgestellt, dass der Staat in einem System der gesetzlichen Krankenkassen die Pflicht habe, bei der Ausgestaltung des Leistungssystems, Leben und Unversehrtheit des Menschen zu schützen und dabei die besondere Situation bei lebensbedrohlichen Krankheiten zu beachten. Es sei zudem nicht verfassungsgemäß, die Behandlung von Krankheiten auszuschließen, für die keine schulmedizinischen Behandlungsmethoden vorlägen.[612]

---

610 Siehe Bundestags-Drucksachen 15/5980, S. 14–43 und 15/5980, S. 80–82.

611 Deutsches Ärzteblatt. Nr. 103. 2006, S. A 2832.

612 Bundesverfassungsgerichtsurteil Nr. 347/98. Siehe auch Mitteilung der Pressestelle des Bundesverfassungsgerichts vom 16. Dezember 2005.

Die Folgen von Priorisierungsmaßnahmen sind für die Betroffenen, aber auch für die Gesellschaft von erheblicher Bedeutung. Sie berühren Grundfragen der Eigenverantwortung ebenso wie Prinzipien der Solidarität, des Gemeinwohls, der Subsidiarität und der sozialen Gerechtigkeit, die bei der Festlegung diverser Prioritäten Beachtung finden müssen[613]. Schon deshalb wird mit Recht eine öffentliche Diskussion über Priorisierungen gefordert[614], die bisher zumindest in Deutschland weitgehend ausgeblieben ist. Als durchgängiges Prinzip dieser Diskussion wird dabei die Unantastbarkeit der Würde jedes einzelnen Menschen gelten müssen, die in Deutschland Verfassungsrang besitzt und im theologisch-christlichen Verständnis durch die Gotteskindschaft nicht nur unterstrichen, sondern in einmaliger Weise überhöht wird. Die sozialethische Interpretation dieses Prinzips läuft – ganz im Gegensatz zur selektiven Rationierung – auf die garantierte Möglichkeit der Teilnahme eines jeden Menschen an den nach erfolgter Priorisierung noch zur Verfügung stehenden medizinischen Leistungen hinaus. Wenn auch Hagen Kühn zu widersprechen ist, der Maßnahmen der Priorisierung pauschal dem Begriff der Rationierung zuordnet[615], so sind doch die dargestellten Allokationsmethoden ein deutliches Zeichen für ein Ressourcen- und Finanzierungsproblem und damit auch für eine Krise des Krankenhauswesens.

---

613 Wobei davon auszugehen ist, dass die inhaltliche Bedeutung dieser so genannten Sozialprinzipien sehr breit gefächert ist und einer eigenen Analyse in sachlicher und zeitgeschichtlicher Form bedürfte. Darauf kann aber an dieser Stelle nicht eingegangen werden.

614 Schreier, Margrit; Diederich, Adele: Kriterien der Priorisierung: Praxis anderer Länder und erste Ergebnisse einer qualitativen Befragung in Deutschland. In: Priorisierung in der Medizin. DFG-Forschergruppe FOR 655. Nr. 14 / 2008. Jacobs University Bremen. S. 3 f sowie Zentrale Kommission zur Wahrung ethischer Grundsätze in der Medizin und ihren Grenzgebieten bei der Bundeärztekammer (Zentrale Ethikkommission ZEK). Stellungnahme. Priorisierung medizinischer Leistungen im System der GKV … A.a.O., S. A 2750 ff.

615 Kühn, Hagen: Der Ethikbetrieb in der Medizin … A.a.O., S. 8.

Teil E: Orientierung im Wandel

11. Die Krise der Medizin

Wenn an dieser Stelle von Krise die Rede ist, so ist damit ein grundsätzlicher Entscheidungsbedarf gemeint. Menschsein heißt, sich entscheiden zu müssen, gewöhnlich nur zwischen alltäglichen oder banalen Möglichkeiten. Zuweilen kommt es aber auch zu Situationen, die eine existenzielle Entscheidung erfordern. Das gilt nicht nur für den einzelnen Menschen, sondern auch für Organisationen in Staat, Kommune oder Wirtschaft, in Wissenschaft, Forschung oder eben für das Krankenhauswesen, Organisationen also, in denen Menschen tätig sind, um bestimmte Ziele gemeinsam zu erreichen. Krisen sind jedoch nicht dadurch zu lösen, dass deren Ursachen außerhalb der eigenen Person oder außerhalb des eigenen Einflussbereichs gesucht werden, wie dies im Falle der Ökonomisierung häufig dadurch geschieht, dass die Probleme im Krankenhauswesen der „Ökonomie“ generell angelastet werden. Damit glaubt man sich zwar der Problemlösung entledigen zu können, letztlich aber wird dadurch die Krise nur verschärft, der Entscheidungsbedarf wird größer.

11.1 Die Kompatibilität von moderner Medizin und Ökonomisierung

In den vorangehenden Abschnitten wurde zu zeigen versucht, welche Ursachen die krankenhausmedizinische Behandlung und Versorgung in die gegenwärtige Situation geführt haben, die mit einiger Berechtigung als kritisch und ethisch bedenklich bezeichnet werden kann. In diesem Zusammenhang sei noch einmal auf das Erscheinungsbild der Ökonomisierung im Krankenhauswesen zurück gegriffen[616]. In erster Linie ist es tatsächlich nicht die Ökonomisierung, die ethische Vorbehalte im Krankenhauswesen verursacht. Sie ist nur die instrumentelle Handlungsfolge steigender Kosten im Gesundheitswesen. Und sie hat zweifellos, hervorgerufen durch gesetzliche Vorgaben und aus Gründen der Rationalisierung, in Krankenhäusern zum Teil Verhältnisse geschaffen, die denen eines

616 Vgl. Abschnitt 3.3.

gewerblichen Produktions- oder Dienstleistungsbetriebs nicht unähnlich sind[617]. Sie hat damit aber auch einen nicht unwesentlichen Beitrag geleistet, Ressourcen wirtschaftlicher einzusetzen, Verschwendung zu vermeiden und Krankenhäuser vor dem Konkurs zu retten. Zusätzlich sei darauf hingewiesen, dass der Ökonomisierung auch nicht die von Ärzten und Pflegepersonal mit Recht beklagte Bürokratisierung, vor allem in Form der überbordenden Dokumentationspflichten, anzulasten ist. Sie ist nahezu ausschließlich der Pleonexie der Gesetz- und Verordnungsgebung und den analogen Selbstverwaltungsorganen sowie den Krankenkassen und deren Hilfsorganen[618] zu schulden.

Die Ökonomisierung ist somit nur ein Instrument, das zur Kostendämpfung im Krankenhauswesen eingesetzt wurde. Sie kann auch nur im Rahmen ihrer fachlichen Kompetenzen und der medizinischen und gesetzlichen Gegebenheiten, die ihr vorliegen, tätig werden, Strukturen und Abläufe wirtschaftlicher zu gestalten und dazu die in Wirtschaft und teilweise auch die in der Verwaltung bewährten Managementmethoden anzuwenden. Sie ist eine der Bedingungen der Möglichkeiten vor dem Hintergrund der vorherrschenden krankenhausmedizinischen Lehrmeinungen die Kostensteigerungen zu dämpfen. Dass sie damit nicht ohne Erfolg blieb, zeigen die Gewinne privater Klinikketten.[619] Der Erfolg ist insbesondere durch die hohe Kompatibilität[620] der Krankenhausmedizin, vor allem in Großkliniken und Klinikketten, mit ihrer industriell-medizinischen Arbeitsumwelt einerseits und den Methoden der Ökonomisierung andererseits begründet.

Die Krankenhausmedizin zeichnet sich, größtenteils in Korrelation zu der Größe des Krankenhauses, durch funktionale Differenzierung, institutionelle Zersplitterung und hochgradig professionelle Spezialisierung aus.[621] Damit verbunden ist eine Fragmentierung der Behandlungsabläufe und eine sich daraus fast zwangsläufig ergebende Verdinglichung des Patienten. Der kranke Mensch in Not wird von der Krankheit als eigener Entität abstrahiert und deshalb auch gar nicht wahrgenommen. Als Ursachen der Krankheit werden viel zu selten kulturspezifische, familiäre, biographische, soziale oder psychosomatische Gründe in Betracht gezogen. Die Krankheit wird vielmehr als alleinige Funktionsstörung eines biomechanischen Organismus buchstabiert. Genau auf diese

---

617 Vgl. Abschnitte 3 und 9.

618 Zum Beispiel dem Medizinischen Dienst der Kassen (MDK).

619 So lag beim „Rhön-Klinikum“ der Umsatz im Jahr 2009 bei 2,3 Mrd. Euro und der Konzerngewinn bei 121,7 Mio. Euro. Vgl. die Würzburger Tageszeitung „Volksblatt“ vom 10. Juni 2010, S. 17.

620 In diesem Fall wird „Kompatibilität“ verstanden als „Vereinbarkeit“, „Angepasstheit“, „Verträglichkeit“, „formale Übereinstimmung“.

621 Einzelheiten dazu in Abschnitt 3.3.

Strukturen aber ist die Ökonomisierung adaptiert. Zur Kostendämpfung wurde also eine Methode zu Hilfe gerufen, die für Industrie und Verwaltung entwickelt wurde, sich in diesen Bereichen auch bewährt hatte und sich erneut in industriell geführten Kliniken weiter bewähren wird.

Dabei wurde offensichtlich übersehen, dass zwar ein Krankenhaus ein Betrieb im wirtschaftlichen Sinne ist, aber ein Betrieb eigener Art, in dem sich Mittel und Zweck gegenläufig im Vergleich zum herkömmlichen Produktionsbetrieb verhalten. Bei diesem ist der Zweck der Gewinn, die Mittel sind die Ressourcen. Beim Krankenhausbetrieb sollte der Zweck der Mensch sein und die Mittel finanzieller Natur, um die personellen und sachlichen Ressourcen finanzieren zu können.

In diesem Zusammenhang ist die Frage zu stellen, ob nicht die technisch-medizinisch-pharmazeutischen Innovationen und deren Anwendung zur Beseitigung von Funktionsstörungen des biomechanischen Mechanismus auf den Prüfstand gehören oder ob die Medizin nicht den Kontext von Krankheiten mit psychologischen, psychosozialen oder spirituellen Fragestellungen neu bedenken sollte. Mit anderen Worten: Ist die Medizin mit ihren rein naturwissenschaftlich-technischen Methoden noch zukunftsfähig oder befindet sie sich nicht schon seit langem in einer vor ihr selbst und nicht von ökonomischen Überlegungen herbeigeführten methodischen Krise.

11.2 Die Methodenkrise der Medizin

Anstatt also in das Klagelied gegen die Ökonomisierung sozialer Einrichtungen einzustimmen, sollte die Medizin schon deswegen ihren bisherigen Weg neu bedenken, weil selbst nach Einschätzung von Ärzten nicht nur Rationalisierungen, sondern auch Rationierungen im Gesundheitswesen, und somit auch im Krankenhaus, an der Tagesordnung sind. Dies wird im politischen und im medizinethischen Bereich auch indirekt bestätigt[622]. Voraussetzung für eine kritische Wegbetrachtung innerhalb der Medizin ist das Nachdenken über die Natur des „homo patiens“ sowie über das Wesen und den Sinn von Gesundheit und Krankheit. Denn „der leidende Mensch ist Ausgang und Ziel einer ‚an Haupt und Gliedern‘ zu reformierenden Medizin“[623].

622 Vgl. Sachverständigenrat für die Konzertierte Aktion im Gesundheitswesen ... A.a.O., S. 46, sowie Jachertz, Norbert; Rieser, Sabine: Rationierung im Gesundheitswesen: Grenzen für den Fortschritt ... A.a.O., S. 24.

623 Weizsäcker von, Viktor: Warum wird man krank? ... A.a.O., S. 293.

Daniel Callahan hat in drei Thesen vor falschen Hoffnungen gewarnt.[624] Erstens könne es sich eine Gesellschaft nicht mehr länger leisten, das Ideal eines unbegrenzten medizinischen Fortschritts aufrechtzuerhalten. Dies würde zu der absurden Situation führen, dass andere ebenso wertvolle und zum „guten Leben" gehörende Güter immer mehr an den Rand gedrängt würden. Es kann nicht der Sinn menschlichen Lebens sein, einen erheblichen Teil des produktiven Potentials einer Gesellschaft auf den medizinischen Fortschritt zu fokussieren und damit einen immer größer werdenden Anteil des Bruttoinlandsprodukts zugunsten der Medizin zu verwenden und auf diese Weise viele gestalterische Möglichkeiten menschlicher Kreativität in anderen kulturellen Lebensbereichen einer Vorstellung zu opfern, die in sich selbst widersprüchlich ist. Denn so groß der medizinische Fortschritt auch sein mag, seine Begrenzung ist unabdingbar durch die Begrenzung des irdischen Lebens vorgegeben.

Diese Überlegung führt zu der zweiten Callahan'schen These, die besagt, dass es bessere Möglichkeiten gebe, die Gesundheit zu fördern, als sich in eine starke Abhängigkeit technologischer Medizin zu begeben. Dagegen erheben sich allerdings starke Widerstände dogmatisch verfestigter Lehrmeinungen über Bedingungszusammenhänge von Primär- und Sekundärursachen von Krankheiten. Danach sind Krankheiten ausschließlich das Ergebnis von Struktur- und Leistungsveränderungen im Körper eines Patienten und deshalb nur durch physische Interventionen, somit durch chirurgische Eingriffe oder medikamentöse Anwendungen zu korrigieren und zu heilen. Einer derartigen Auffassung liegt „die ‚latente Anthropologie' einer materialistisch-monistischen Naturforschung"[625] zugrunde, die im 18. Jh. durch das Schlagwort des „L'homme machine"[626] geradezu radikalisiert wurde. Erst in den 90er Jahren des vorigen Jhs. wurde sie zögerlich im Vergleich mit anderen Konzepten, so z.B. mit dem Konzept einer psychosomatischen Medizin und schließlich mit neueren anthropologischen Vorstellungen und Erkenntnissen aus der Philosophie, den Kulturwissenschaften, der Tiefenpsychologie und der Psychiatrie sowie mit Befunden der Molekularbiologie, der Genetik und der Neurobiologie ernsthafter als in vorangehenden

---

624 Callahan, David: Falsche Hoffnungen, In: Wiesing, Urban (Hg.): Ethik in der Medizin. Ein Reader. Stuttgart 2000, S. 260.

625 Mitscherlich, Alexander: Die psychosomatische und die konventionelle Medizin. In: Mitscherlich, Alexander; Brocher, Tobias; von Mering, Otto; Horn, Klaus: Der Kranke in der modernen Gesellschaft. 2. Aufl., Köln, Berlin 1969, S. 144.

626 Das Schlagwort, das zu seiner Zeit große Verbreitung gefunden hatte, war der Titel einer Veröffentlichung des Arztes Julien Offray de La Mettrie. Gefunden bei Rattner, Josef; Danzer, Gerhard: Medizinische Anthropologie … A.a.O., S. 183.

Jahrzehnten reflektiert, wenn diese Reflexion auch heute immer noch nicht breite Teile der Ärzteschaft erreicht hat.[627]

Die medizinische, naturwissenschaftlich geprägte Wissenschaft verweist gerne darauf, dass nur das gewiss sei, was auch bewiesen werden könne. Diese Schlussfolgerung aber ist äußerst zweifelhaft. Es gibt Erfahrungen, einmalige Wahrnehmungen, Grundlagen, Axiome, die nicht bewiesen und nicht abgeleitet werden können, aus denen sich aber etwas ableiten lässt.[628] Insofern ist die vom Gesetzgeber, den Krankenkassen, den Krankenhausgesellschaften und den ärztlichen Standesorganisationen favorisierte „evidenzbasierte" Medizin, also Behandlungsverfahren, die ausschließlich auf der Grundlage empirisch nachgewiesener Wirksamkeit erfolgen, ein möglicher, sicher zwar ein erfolgreicher, teilweise auch sehr aufwändiger, aber nicht der einzige Weg, der eine ebenso erfolgreiche Behandlung in Aussicht zu stellen vermag.

Dabei geht es nicht um die Abschaffung naturwissenschaftlicher Fächer für Zwecke der medizinischen Behandlung, auch nicht um die Vermehrung neuer Fachgebiete, schon gar nicht um deren Ersatz durch esoterische oder anthroposophische Methoden. Vielmehr geht es um eine Veränderung im Bewusstsein einer (ausschließlichen) Bedeutung der Naturwissenschaft für die Heilung kranker Menschen. Der „kraftvolle Materialismus"[629] von Ärzten, die immer noch Schüler von Descartes sind und die immer noch den Leib des Menschen nur als physischen Körper betrachten, erreicht nur den organischen Mechanismus, nicht jedoch den Menschen als Leibwesen und somit als Ganzen ebenso wenig wie die Theologie und moralische Lehren den Leib des Menschen erreichen, wenn sie einen Leib-Seele-Dualismus dogmatisieren. Moderne Medizin und die herkömmliche Moral geben sich auf der Basis des Dualismus die Hand und kooperieren – wenn überhaupt – friedlich in einvernehmlicher Abgrenzung ihrer vermeintlichen Zuständigkeiten. Auf diese Weise objektiviert die Medizin den Menschen und die Theologie verweigert ihm eine lebenswirkliche Orientierung. So versprechen beide etwas, das sie nicht halten können[630], nämlich dem Heilung und Heil suchenden (kranken) Menschen nachhaltig zu helfen.

So erscheinen grundsätzliche Zweifel an der Objektivität medizinischer Erkenntnisse durchaus berechtigt, solange nicht „Leib und Seele, psychische und physische Symptome im Sinne einer umfassenden Krankheitslehre aufeinander bezogen werden"[631]. Solange das nicht geschieht, besteht weiterhin die Gefahr

627 Vgl. Bruchhausen, Walter: Gesundheit / Krankheit. In: Handbuch Anthropologie … A.a.O. S. 336.

628 Weizsäcker von, Viktor: Warum wird man krank? … A.a.O., S. 302.

629 Weizsäcker von, Viktor: Warum wird man krank? … A.a.O., S. 38.

630 Weizsäcker von, Viktor: Warum wird man krank? … A.a.O., S. 47.

631 Rimpau, Wilhelm: Kapitel-Einleitung zu Weizsäcker von, Viktor … A.a.O., S. 295.

von „zahlreichen Fehldiagnosen und Fehltherapien“[632], die letztlich an den Sinn ärztlichen Handelns appellieren. Bereits Aristoteles hat diese Problematik erkannt: „Denn bisweilen entscheiden die Ärzte weder richtig, welcher Art der gesunde Körper zu sein hat, noch kommen sie auf das von ihnen vorgesetzte Maß der die Gesundheit bewirkenden Mittel“.[633]

11.3 Die Sinnkrise der Medizin

Callahans dritte These läuft auf die Forderung hinaus, dass sich die Medizin von dem vorherrschenden Glauben befreien müsse, dass nur die Ausrottung von Krankheit und Leiden ein erstrebenswertes Ziel sei. Dies sei vielmehr ein verfehltes Ziel. Moderne Medizin müsse einen Weg finden, sich dauerhaft mit den Übeln zu arrangieren, die Körper und Seele befallen können, anstatt sich mit dem Gedanken zu täuschen, sie könnten eines Tages endgültig besiegt werden. Mit dieser These wird die Sinnfrage der Medizin besonders deutlich, die zumindest in der Krankenhausmedizin verloren gegangen zu sein scheint. „Fragen nach einem möglichen Sinn von Krankheit als notwendigem und letztlich bleibendem Bestandteil der conditio humana [...] sind aus der universitär gelehrten Medizin verschwunden“[634]

Deshalb muss diese ihren Sinn neu finden und definieren. Was aber bedeutet „Sinn“ und wann kann von einer „Sinnkrise“ gesprochen werden? Der Sinnbegriff ist sehr vielfältig, „ein Wort mit verschwimmenden Rändern“[635]. Seine Bedeutung korreliert mit dem Kontext, in dem es Verwendung findet. Die hier gebrauchte Bedeutung steht in einem philosophisch-hermeneutischen Zusammenhang. Das heißt, der Sinn eines Gegenstandes, eines Geschehnisses oder einer Handlung wird unter der Annahme eines (Kollektiv-)Subjekts[636] gemacht, das die Sinngebung jeweils bereits vorgenommen hat.

Bei der Beurteilung des Sinns medizinischer Tätigkeiten bzw. der Aktivitäten eines Krankenhauses wird somit der subjektiv gemeinte Sinn des handelnden Arztes bzw. des agierenden Krankenhauses in Form seines Vorstandes oder seiner Geschäftsführung unterstellt. Der subjektiv gemeinte Sinn der Handelnden ist auf das Verhalten Anderer, somit aus der Sicht des Krankenhauses auf das

632 Rimpau, Wilhelm: Kapitel-Einleitung zu Weizsäcker von, Viktor ... A.a.O., S. 225.

633 Aristoteles: Politik. Übersetzt und herausgegeben von Franz F. Schwarz. Stuttgart 1989, S. 350. Pol VII 13 1332 a4 f.

634 Bruchhausen, Walter: Gesundheit / Krankheit ... A.a.O., S. 337.

635 Verweyen, Hansjürgen: Sinn. Fundamentaltheologisch. In: LThK. Band 9 ... A.a.O., Sp. 619.

636 Schischkoff, Georgi: Philosophisches Wörterbuch. 19. Aufl., Stuttgart 1974, S. 602.

Verhalten des Arztes; aus der Sicht des Arztes auf den Patienten bezogen. Diese sinnhafte Bezogenheit wird durch das Verhalten Anderer (Arzt, Patient) mitbestimmt und verständlich erklärbar gemacht[637]. Das erklärende Verstehen kann sich auf die Handlung als solcher beziehen und fragt dann nach dem „Was". Sie kann aber auch nach dem Motiv einer Handlung fragen, also nach dem „Warum".

Die Frage nach dem „Was" krankenhausmedizinischer Aktivitäten wurde in vorangehenden Abschnitten behandelt.[638] Die Frage nach dem „Warum" ist motivationsbezogen. Sie versucht also zu erklären, warum die Akteure der Krankenhausmedizin so wie beschrieben und nicht anders handeln. Wenn auch der subjektiv gemeinte Sinn einer (medizinischen) Handlung nie bis in alle Einzelheiten zu erfassen und zu erklären ist, so sind doch Vorstand oder Geschäftsführung privater Kliniken und in den letzten Jahren auch öffentlich-rechtliche Träger und Wohlfahrtsverbände vorrangig auf die finanzielle Konsolidierung und darüber hinaus auf Gewinnerzielung fokussiert. Wenngleich kein Krankenhaus schon aus Gründen der Imagepflege dies als Sinn seiner Tätigkeit zugeben würde, ohne mit Nachdruck darauf hinzuweisen, dass ausschließlich der kranke Mensch im Mittelpunkt aller strategischer Überlegungen steht[639].

Das krankenhausärztliche Handeln bewegt sich in dem Bereich zwischen Loyalität dem Arbeitgeber gegenüber und Angst vor Verlust des Arbeitsplatzes einerseits sowie Loyalität dem Patienten gegenüber und ärztlicher Standesethik andererseits. Vor allem aber sind es zwei Merkmale, die für den Krankenhausarzt sinngebend sind und sein Handeln erklärbar machen, nämlich die hochgradige Spezialisierung medizinischen Wissens und ärztlicher Kunst und die zunehmende Technisierung und Digitalisierung seines Instrumentariums. Beide versprechen dem Arzt ein immer besseres Verstehen einer bestimmten Störung im Funktionieren des menschlichen Organismus und eine immer transparentere Diagnose und gezieltere Behandlung eines Krankheitssymptoms. Beide suggerieren aber auch dem Patienten, dass ärztliches Wissen und Können auf höchstem technisch-medizinischen Niveau zu seiner Heilung eingesetzt werden. Insofern wirkt auch der Patient an der Sinngebung moderner Medizin mit und insofern entspricht diese Sinngebung durchaus dem Ziel ärztlicher Tätigkeit, nämlich Schmerzen zu lindern und Leben zu erhalten. Dennoch ist die Frage zu stellen,

637 Weber, Max: Schriften zur Soziologie. Herausgegeben und eingeleitet von Michael Sukale. Stuttgart 1995, S. 82.

638 Insbesondere in den Abschnitten 3 sowie 8 bis 10.

639 Vgl. auch Droesser, Gerhard: Ethische Hermeneutik – Dialogische Praxis … A.a.O., S. 73. Man muss sich im Übrigen nur einmal die diversen Leitbilder von Krankenhäusern anschauen, um zu erkennen, wie plakativ, insbesondere die privaten Kliniken, ihre Sorge um das Wohlbefinden ihrer Patienten darstellen.

ob das genügt oder ob nicht gerade diese Merkmale die Ökonomisierung zwangsläufig vorantreiben, um die damit verbundenen aufwändigen Verfahren effektiver zu gestalten und dadurch Kosten zu senken.

Viktor von Weizsäcker brachte die Sinnfrage medizinischen Handelns bereits in seinem Erinnerungsband „Natur und Geist" aus dem Jahr 1944[640] auf den Punkt: Es „entstand immer krasser das Bild des Kassenarztes, [...] seine Abhängigkeit von der Bürokratie, [...] das Unwesen des alles und jedes operierenden Spezialisten, der Unfug der Spritzen- und Tabletten-Medizin; in den Kliniken die Gleichgültigkeit gegen die sozialen Fragen, gegen die zur Volksseuche gewordene Neurose, das Gutachten-Unwesen, der Missbrauch der wissenschaftlichen Arbeit zur Fabrikation einer Karriere, die zur sinnlosen Überproduktion von pseudoexakten Untersuchungen und zur Aufblähung des völlig unübersehbaren Schrifttums führen."[641] Von ebenso hoher Aktualität ist sein Beitrag „Die Medizin im Streite der Fakultäten" aus dem Jahr 1946, in dem von Weizsäcker sein Unbehagen über das rapide Anwachsen der medizinischen Technik äußert: „Unaufhaltsam wandelt sich die Krankengeschichte in einen Katalog von Befundzetteln, die diagnostische Fabrik (sic!) entfaltet eine reiche Beschäftigung; eine überstarke Vorstellung von dem, was technisch nötig sei, verscheucht die unlösbaren Probleme; keiner, auch nicht einer, kann sich dieser Technisierung entziehen."[642]

Unabhängig von dieser auch in der heutigen Krankenhaus-Situation überaus berechtigten Kritik, stellt sich die Sinnfrage in grundsätzlicher Form erneut, nämlich, ob das Ziel der Medizin tatsächlich und ausschließlich darin besteht, Leben zu erhalten oder ob ihre Aufgabe nicht vielmehr weit darüber hinausgeht, nämlich einen Menschen auf dem Weg durch die Krankheit und erst recht auf dem Weg zu seiner letzten Bestimmung zu begleiten und in diese Aufgabe die Therapie mit einzubinden?[643] Dies gilt nicht nur für Schwerstkranke, für die die kurative Medizin keine Heilungsmöglichkeit mehr bietet. Aber die palliative Medizin weist zumindest in eine Richtung, die für alle Kranken bestimmend sein kann, nämlich ihnen neben medizinischer Behandlung auch psychologische und

---

640 Neu aufgelegt durch Achilles, Peter u.a. (Hg.): Viktor von Weizsäcker: Gesammelte Schriften. Band I. Natur und Geist. Begegnungen und Entscheidungen. Frankfurt am Main 1986.

641 Zitiert nach Rimpau, Wilhelm: Kapitel-Einleitung zu Weizsäcker von, Viktor ... A.a.O., S. 226.

642 Weizsäcker von, Viktor: Warum wird man krank? ... A.a.O., S. 261.

643 Vgl. das Interview („Nicht verantwortlich fürs Schicksal") mit dem Mediziner und Lehrstuhlinhaber Eckhard Nagel in der Herder Korrespondenz 12/2006, S. 609–613: „Es ist nicht Aufgabe der Medizin, ein Schicksal aufzuhalten oder grundlegend zu wenden. Ich glaube, das ist eine falsche Art und Weise, den Beruf des Arztes zu verstehen. Wir sind eher aufgerufen, Menschen zu begleiten", S. 611.

spirituelle Begleitung[644] anzubieten, um den kranken Menschen umfassend gerecht werden zu können. Es könnte für eine neue Sinnfindung krankenhausärztlichen Handelns durchaus lohnend sein, darüber nachzudenken, ob Krankheit nicht auch eine Chance sein kann, den Patienten zum eigentlichen Sinn seines Lebens zu führen und ihm so die Möglichkeit zu geben, seine genetische Unvollkommenheit und seine kreatürliche Kontingenz zu bedenken, anzunehmen und seine Werteskala neu zu ordnen. Dieses Nachdenken scheint die Engführung der Medizin und ihre einseitige Orientierung auf naturwissenschaftliche und kausale Zusammenhänge hin bisher gründlich verhindert zu haben. Das darf nicht verwundern, liefert doch die Ausbildung der künftigen Ärzte – mit wenigen Ausnahmen[645] – keinerlei Ansatzpunkte für weiterführende philosophische, geisteswissenschaftliche oder gar spirituelle Überlegungen.

Wenn es denn so ist, dass medizinisch-technische und pharmazeutische Innovationen in vielen Fällen für den Patienten keinen oder nur einen sehr geringen Nutzen bringen, wenn durch diese Innovationen schließlich die Kosten des Gesundheitswesens weiter steigen und nur durch Industrialisierung, Zentralisierung und Privatisierung in ihrem Wachstum gebremst werden können, dann ist ein kritischer Punkt erreicht, der eine neue Sinnfindung notwendig macht.

Zunehmend scheint auch bei Patienten der Sinn der High-Tech-Medizin nicht mehr selbstverständlich vermittelbar zu sein. Die Abkehr von paternalistischen Verhalten der Ärzte im Arzt-Patienten-Verhältnis und das steigende Selbstbewusstsein der Patienten, verbunden mit Informationen in Literatur und Medien haben zu einer Zuwendung zu Formen der alternativen Medizin geführt. Integrative Medizin, Homöopathie, Naturheilverfahren, aber auch fernöstliche Heilmethoden, wie die Traditionelle Chinesische Medizin (TCM), Akupunktur, Shiatsu oder Tai-Chi[646] sind in Deutschland längst keine magischen Kulte mehr, sondern haben in Arztpraxen und in (allerdings wenigen) Kliniken Eingang gefunden. Norman Shealy, das Gründungsmitglied der „American Holistic Medical Association" spricht von einer „gewaltigen Umwälzung" und von einer „weiteren Revolution" auf dem Gebiet der modernen Medizin, die zu einer Rückbesinnung auf ursprüngliche, die so genannte Schulmedizin unterstützende Heilmethoden führe.[647]

644 Der Krankenhausseelsorger steht dabei häufig als „Einzelkämpfer" auf verlorenem Posten, ohne seine Bedeutung im Einzelfall schmäleren zu wollen. Die Fähigkeit zu außermedizinischer Begleitung gehört vielmehr zur medizinischen Kunst und sollte deshalb in die Ausbildung junger Ärzte integriert werden.

645 Die Ausnahmen beziehen sich bisher auf die Universitäten Witten-Herdecke und Heidelberg, sowie auf die Universität München im Falle der Ausbildung von Palliativ-Medizinern.

646 Vgl. u.a. Shealy, Norman, C.: Alternative Heilmethoden ...A.a.O., S. 6 ff.

647 Shealy, Norman, C.: Alternative Heilmethoden ... A.a.O., S. 10.

Ich teile diesen Optimismus vor dem Hintergrund der bisherigen klinischen Entwicklung in Deutschland und der „Unzertrennlichkeit von Macht, Geld und Naturwissenschaft“[648] nicht unbedingt, solange es nicht gelingt, eine anthropologisch fundierte Medizin und damit das Subjekt, den „homo patiens“, an den Universitäten und Kliniken „flächendeckend“ einzuführen und es den Ärzten so zu ermöglichen, sich von der sie umklammernden Naturwissenschaft zu lösen. „Nur eine Theorie der Heilkunde, die zugleich eine Theorie des Menschen ist, kann Grundlage für die Humanmedizin sein“.[649] Unter diesem Gesichtspunkt kann man mit Viktor von Weizsäcker durchaus vermuten, dass es „einen Fortschritt der Medizin bedeuten“ könnte, „wenn sie wieder einfacher würde“[650]. Einige ausufernde Konkretionen der Ökonomisierung würden sich dann erübrigen.

Die so ehrgeizige High-Tech-Medizin muss sich schließlich auch die Frage gefallen lassen, ob der homo faber uneingeschränkt seine Kunst auf den homo sapiens selbst anwenden darf, somit „den Erfinder und Verfertiger alles Übrigen erfinderisch neu zu fertigen“[651] und damit die intellektuelle Phantasie einer genetischen Umwandlung des Menschen mit der Folge des Nicht-Sterben-müssens zu provozieren. Wie wünschenswert wäre denn die Realisierung dieser Phantasie für das Individuum und für die Gattung Mensch? Oder hätten dann nur Personen von besonderer Bedeutung, von besonderem Wert oder von besonderem Verdienst Zutritt zur Unsterblichkeit? Ohne dieses Gedankenexperiment weiter ausführen zu wollen[652], ist zu spüren, dass diese Fragen nicht nur den Sinn der Medizin berühren, sondern den Sinn des Menschen überhaupt, den Sinn seiner existenziellen Abhängigkeit und seiner Endlichkeit.

Wenn die etablierte Medizin die anthropologischen Grundfragen weiter als nicht zu ihrem Metier gehörend betrachtet und sie deshalb auch nicht einer Antwort für wert hält, wird sich die Krise der Medizin verschärfen. Die Ökonomisierung jedenfalls kann auf Sinnfragen keine Antwort geben. Sie kann nur auf reale Zusammenhänge reagieren, die ihr von der Krankenhaus-Medizin vorgegeben werden. Im Wesentlichen ist diese Vorgabe durch die Spezialisierung des Berufes des Krankenhausarztes bedingt. Genau diese Spezialisierung aber ist es, welche die ökonomisierte industrielle Behandlungsfragmentierung des in Teilen zu reparierenden Objektes „Patient“ aufgreift und effektiv zu Ende, d.h. im besten Fall zu einer Re-Funktionalisierung des menschlichen Körpers, führt. Wie empi-

648 Rimpau, Wilhelm: Kapitel-Einleitung zu Weizsäcker von, Viktor … A.a.O., S. 226.

649 Rimpau, Wilhelm: Kapitel-Einleitung zu Weizsäcker von, Viktor … A.a.O., S. 293.

650 Weizsäcker von, Viktor: Warum wird man krank? … A.a.O., S. 270.

651 Jonas, Hans: Das Prinzip Verantwortung … A.a.O., S. 47.

652 Dazu Jonas, Hans: Das Prinzip Verantwortung … A.a.O., S. 47 ff.

rische Befunde zeigen, scheint selbst das nicht immer, wie gewünscht, einzutreten[653].

12. Möglichkeiten sozialethischer Bewertung der Ökonomisierung

12.1 Affektuelle und kognitive Bewertungsgehalte

Oben wurden Begriff, Inhalt und Erscheinungsbild der Ökonomisierung sowie das Erfahrungsobjekt Krankenhaus als phänomenologisch und empirisch verfasste Grundvoraussetzungen für eine sozialethische Bewertung untersucht[654]. Dabei wurde gefordert, dass der Fragmentierungsprozess zu verlangsamen, der Integrationsprozess in der medizinischen Behandlung voranzutreiben sei, das gegenseitige Verständnis für die unterschiedlichen Aufgaben von Management und leitenden Ärzten wachsen müsste und die Ärzte selbst in der Deutung und Ausübung ihrer ärztlichen Kunst umdenken müssten. Zudem wurde das Krankenhaus soziologisch als Subsystem und ökonomisch als Betrieb verstanden. Erst die sich daraus ergebenden Handlungsfolgen lassen den vorsichtigen, um nicht zu sagen den kühnen Versuch zu, die Ökonomisierung des Krankenhauswesens ethisch zu bewerten.

Die Frage ist also, welches Welt- und Menschenbild, welche Ethik machen eine Handlungs-Orientierung möglich, die zu Einsichten und Prozessen in Richtung verantwortbarer sozialethischer Strukturen führen, welche moralischen Regeln steuern das Handeln der Krankenhaus-Akteure und welchen kognitiven Gehalt haben diese Regeln?

Zunächst ist festzuhalten, dass nur diejenigen moralischen Sätze einen kognitiven Gehalt haben, die auch begründet werden können. Andererseits bedeuten geltende Normen noch nicht von vorne herein, dass diese einen kognitiven Gehalt besitzen. Entscheidend für Formen moralischer Normen ist vielmehr deren Sollgeltung, die eine Verbindlichkeit und eine Verpflichtung nach sich zieht[655]. So müssen zustimmende oder ablehnende Haltungen von Krankenhausärzten gegenüber den Methoden der Ökonomisierung nicht ausdrücklich rational begründet sein. Häufig handelt es sich dabei um Gefühlsreaktionen, die intersubjektiv stabilisiert werden, wodurch die Ökonomisierung als „gut“ oder „schlecht“

653 Vgl. u.a. Abschnitt 7.2, Abb. 5.

654 Vgl. Abschnitte 3 und 4.

655 Vgl. Habermas, Jürgen: Die Einbeziehung des Anderen ... A.a.O., S. 11 ff.

beurteilt wird. Denn trotz weitgehender Individualisierungsprozesse in der zweiten Hälfte des 20. Jhs. sind bestimmte Gruppen für die Identitätsbildung über die Brücke gleich lautender oder zumindest ähnlicher gruppeninterner Bewertungen von Bedeutung. Eine dieser Gruppen ist „die" Ärzteschaft eines Krankenhauses, die häufig den Eindruck einer kommunitaristischen Organisation vermittelt, die bestimmte Praktiken, Verhaltensweisen und Traditionen in bestimmten Fragen als autoritativ und verbindlich vorgegeben betrachtet. Ihre moralische Vorstellung entspricht somit einer Rollenkonformität im Kohlberg'schen Sinne. Ihre Perspektive besteht darin, dass sie grundsätzlich Gruppeninteressen über Individualinteressen angesiedelt sieht[656]. Weitere Gruppen sind „die" Verwaltung und schließlich „die" Geschäftsführung, die beide teilweise nur widerstrebend oder nolens volens von der Ärzteschaft als gleichberechtigte oder gar hierarchisch höhergestellte Partner anerkannt werden.

Aus dem realen (klinischen) Lebenszusammenhang der genannten Gruppen entspringt ihr jeweiliges Ethos und ihr Habitus durch den ihre Mitglieder (Ärzte, Verwaltungsleute, Geschäftsführer) handlungsfähig bleiben und je gemeinsame Bewertungen abgeben können. Die Bewertung „gut" wird durch die Ärzteschaft dann vergeben, wenn mit der Methode ärztliches Handeln erleichtert oder subjektive Bedürfnisse besser befriedigt werden. Die Bewertung „schlecht" ist dann zutreffend, wenn ärztliches Handeln erschwert, die Methoden gegen standesrechtliche Gewohnheiten verstoßen oder subjektive Einschränkungen erwartet werden. Ergänzend oder im Gegensatz dazu werden sich die Bewertungen „gut" oder „schlecht" der Geschäftsführung vorrangig an der Gewinn- und Verlustrechnung des Krankenhauses orientieren.

Hinter den Bewertungen von „gut" oder „schlecht" stehen – um mit Charles Taylor zu sprechen – schwache oder starke Wertungen[657]. Schwache Wertungen sind Wünschen zugrunde gelegt, die auf situativ-pragmatische Überlegungen zur Verwirklichung von Wünschen oder Befriedigung von subjektiven Bedürfnissen, z.B. Wunsch nach höherem Einkommen, begrenzt sind. Starken Wertungen dagegen liegen Wünsche zugrunde, die zwar realisierbar sein können, die aber gleichwohl abgelehnt werden, weil ihre Erfüllung als moralisch inakzeptabel erscheint, z.B. der Wunsch nach einkommensrelevanten Maßnahmen, die aber massiv gegen standesrechtliche Gewohnheiten verstoßen oder ärztliches Handeln erheblich suboptimieren. Das mag nun tatsächlich der Fall sein oder auch nicht, entscheidend ist, dass der Verstoß oder die Suboptimierung als objektiv empfunden wird und dadurch Gefühle von Empörung, Scham oder Schuld hervorrufen,

656 Vgl. Abschnitt 5.2.1, Übersicht 1.

657 Joas, Hans: Die Entwicklung der Werte. Kapitel 8: Die Identität und das Gute (Charles Taylor). Frankfurt am Main 1999, S. 200 ff.

die aber gleichzeitig Ausdruck für Maßstäbe sind, die an Wünsche angelegt werden.

Umgekehrt können realisierte Wünsche mit starken Wertungen und allgemeiner Akzeptanz auch positive Gefühlsreaktionen, wie Bewunderung, Lob oder Hochachtung hervorrufen. Dann nämlich, wenn z.B. ein Arzt Obdachlose ohne Entgelt behandelt oder ein Operationsteam in einem Krankenhaus verletzte Kinder aus Kriegsgebieten ohne Entgelt operiert. Auf diese Weise betont Taylor, ähnlich wie Max Scheler, den affektuellen und gleichzeitig kognitiven Charakter moralischer Empfindungen[658]. Denn wenn durch positive oder negative Affekte Maßstäbe angenommen werden sollen, dann können diese auch durch Reflexion erkannt und analysiert werden oder man kann „dahinterkommen", wenn die lebensweltlichen Praktiken reflektierend nachvollzogen werden[659].

Eine ähnlich mäeutische Dynamik spricht Strawson Gefühlsreaktionen auf extrem moralisch positiv oder negativ empfundene Handlungen zu, die deswegen geeignet seien, den Realitätsgehalt moralischer Erfahrungen zu demonstrieren[660]. Denn ein extremer Verstoß gegen normative Erwartungen ruft deshalb allgemeine Empörung, und zwar nicht nur bei den von dem Verstoß unmittelbar Betroffenen, hervor, weil die verletzten Normen offensichtlich für alle Vernunftbegabten Geltung haben. Habermas ist der Auffassung, dass sich die Empörung über die Verletzung von Normen nur auf einen kognitiven Gehalt stützen kann. Den Nachweis führt Habermas auf die Möglichkeit zurück, dass sich der Normenverletzende rechtfertigt und schließt aus dessen Wissen, etwas tun zu sollen, dass auch Gründe vorliegen müssen, etwas zu tun[661].

Ethische Reflexion bezieht sich auf „die geschichtliche und gesellschaftliche Wirklichkeit des Menschen"[662], damit auch auf das ökonomische und gesellschaftliche Phänomen der Ökonomisierung im Krankenhauswesen. Hier hat die Reflexion Entwicklungszusammenhänge aufgezeigt[663], denen ein affektueller und kognitiver Wandel in den Ethosformen gefolgt ist, der wiederum in den gesellschaftlichen Wandel eingebettet ist. Im Gefolge dieses Wandels orientiert

---

658 Joas, Hans: Die Entwicklung der Werte. Kapitel 8: Die Identität und das Gute (Charles Taylor). Frankfurt am Main 1999, S. 203, sowie Max Scheler: „Das Fühlen [...] hat seinen eigenen apriorischen Gehalt, der von der induktiven Erfahrung so weit entfernt ist wie die reinen Denkgesetze. [...]. Und hier wie dort gibt es ‚Evidenz' und strengste Exaktheit der phänomenologischen Forschung". In Ders.: Der Formalismus in der Ethik und die materiale Wertethik. Gesammelte Werke, Band 2. Hg.: Frings, Manfred. Bonn 2005, S. 84.

659 Habermas, Jürgen: Die Einbeziehung des Anderen ... A.a.O., S. 13.

660 Strawson, Peter, Frederick: Freedom and Resentment. London 1974, S. 9. Dazu auch Habermas, Jürgen: Moralbewusstsein ... A.a.O., , S. 55 ff.

661 Habermas, Jürgen: Moralbewusstsein ... A.a.O., , S. 59.

662 Droesser, Gerhard: Ethische Hermeneutik – Dialogische Praxis ... A.a.O., S. 63.

663 Vgl. insbesondere Teil C dieser Arbeit.

sich das ärztliche Wissen und die ärztliche Kunst nicht mehr in erster Linie an der Sorge um den kranken Menschen oder an der Empathie für eben diesen Menschen. Vielmehr werden in Abstraktion des menschlichen Subjekts die (erkrankten) Organe des Patienten objektiviert und einer kausalanalytischen Betrachtung und Behandlung unterworfen. Die Kriterien dieser Betrachtung sind naturwissenschaftlich fundierte Professionalität, ihre Erfolgskriterien sind Effizienz im Vollzug von Diagnose und Therapie und die Re-Funktionalisierung der (erkrankten) Organe als Ergebnis der Behandlung.

Verstärkt wird dieser Wandel durch die Aussicht auf gesellschaftliches Ansehen, überdurchschnittliche Vergütung und gegebenenfalls auf Karriereaussichten. Damit ist nicht gesagt, dass überkommene moralische Geltungsansprüche, insbesondere auf der Basis einer ärztlichen Standesethik, völlig verschwunden wären. Sie werden nur neu interpretiert und modifiziert auf dem Wege eines evolutorischen sozialethischen Gleichgewichts zwischen Medizin, Ökonomie und Ethik[664]. Es ist nicht abzusehen, wann dieser Entwicklungsprozess abgeschlossen sein wird und ein neues stationäres Gleichgewicht entstehen kann. Möglicherweise wird dies lange nicht der Fall sein können, zum einen, weil in der Postmoderne der Wandel offensichtlich die einzige verlässliche Konstante darstellt und zum anderen, weil es seit dem europäischen Spätmittelalter und der frühen Neuzeit keine universalgültige Ethik mehr gibt, die sich von einer höheren Instanz ableiten ließe.

12.2 Die schwindende Bedeutung einer religiös fundierten Moral

Als solche Instanz galt viele Jahrhunderte lang der Monotheismus des Judentums, des Christentums und des Islam, dessen Autorität eines geoffenbarten Wort Gottes unbedingt Gehorsam zu leisten war. Das mit Sanktionen bewehrte Gehorchen-müssen erhielt als Geltungsanspruch nur insofern einen kognitiven Gehalt, als der Anspruch auf die Willensäußerung eines allwissenden, allgütigen und gerechten Gottes zurückgeführt werden konnte und somit nicht auf Willkür beruhte. Die Gerechtigkeitsmoral des Alten Bundes und die Botschaft des Neuen Bundes haben Gründe dargelegt, die den moralischen Normen öffentliche Überzeugungskraft und Akzeptanz verliehen haben. Der Geltungsanspruch war also rational nachvollziehbar. Zu dieser ontotheologischen Interpretation trat im

664 Vgl. Abschnitt 5.4

Christentum die soteriologisch Begründung göttlicher Gebote, die mit dem Normengehorsam ewiges Heil verknüpfte[665].

Die exakte Naturwissenschaft und damit auch die Krankenhausmedizin haben dagegen den Gottesbegriff aus ihrem Erkenntnisbereich eliminiert, und zwar nicht etwa aus einer ideologischen Vorentscheidung heraus, sondern weil ihre Methoden nicht geeignet waren, und nach wie vor nicht geeignet sind, Gott wie ein beliebiges Objekt, gewissermaßen als Conclusio einer kausalen Kette nachzuweisen, geschweige denn, ihn in seinem Wesen zu erkennen. Insofern sind die exakte Naturwissenschaft und die auf ihr gründende moderne Medizin im eigentlichen Sinne atheistisch. Bis zum Ende des 30-jährigen Krieges und zum Teil noch weit darüber hinaus durfte das so nicht ausgesprochen werden. Eventuell konnte man sagen: „je suis athée, mais naturellement je suis catholique", wie von Weizsäcker nach einem Zitat von Maurice Barrès anmerkt[666]. Heute wird man diesen Widerspruch eher vermeiden und mit Harald Lesch sagen: „Ich glaube nicht, dass man durch Naturforschung einmal Gott findet. […] Aber „mein Gott ist immer bei mir und hat auch nie gefehlt."[667]

Die steigende Zahl der kirchlich nicht mehr Interessierten, die Kirchenaustritte der letzten zwei Jahrzehnte[668], der weitere Rückgang der Kirchenbesucher oder der vergebliche Versuch, katechismusartige Moralauffassungen einer zurückliegenden Epoche mit überholten Lebensformen durchzusetzen, ist nur eine Möglichkeit, um zu erkennen, dass die Geltung einer Moral, die durch den Monotheismus begründet wird, erheblich im Schwinden begriffen ist. Die herkömmliche Theodizee wurde im Kontext der Ereignisse des Ersten und Zweiten Weltkrieges und vor allem des Holocausts immer problematischer. Die jüdisch-christlichen Morallehren werden sich unter den geänderten Rahmenbedingungen der Neuzeit und der Gegenwart nicht mehr einholen lassen. Das bedeutet, dass das in der

665 Habermas, Jürgen: Die Einbeziehung des Anderen … A.a.O., S. 17 ff. Eschatologische Folgen des Normengehorsams sind zwar auch im Judentum und im Islam zu erwarten. Das Christentum unterscheidet sich aber von den beiden anderen monotheistischen Religionen durch den auf Erden bereits erschienenen Soter, der sich als Inkarnation Gottes selbst des Menschen rettend oder richtend annimmt.

666 Weizsäcker von, Viktor: Warum wird man krank? … A.a.O., S. 309. Das Zitat ist entnommen aus Barrès, Maurice: Mes cahiers. Edition Plou. Paris 1913, o.S.

667 Artikel: „Harald Lesch zu Naturwissenschaft und Gottesglauben". In: Geist und Leben. Zeitschrift für christliche Spiritualität vom 14.10. 2008. Harald Lesch ist einer der bekanntesten lebenden Astrophysiker an der Universität München und ist, wie er von sich selbst sagt „bekennender Protestant".

668 In Deutschland gehören knapp zwei Drittel der Steuerpflichtigen einer der beiden großen christlichen Religionsgemeinschaften an. Nur noch 43 % davon zahlen Kirchensteuer. Vgl. Petersen, Jens: Die Kirchensteuer. PDF Datei. Information der Evangelischen Kirche Deutschlands. www.kirchenfinanzen.de, ohne Datumsangabe. Entnommen am 07. Oktober 2010.

monotheistischen Religion verwurzelte Ethos in seiner universalen Gültigkeit nicht mehr allgemein überzeugt, sondern durch einen weltanschaulichen Pluralismus und ethischen Partikularismus abgelöst wurde.[669] So ist die These Habermas', dass nämlich die religiöse Geltungsgrundlage der Moral entwertet sei, durchaus plausibel[670] und empirisch auch nachweisbar[671]. Ein für Alle verbindliches Welt- und Menschenbild ist in der pluralen Gesellschaft in Deutschland jedenfalls nicht mehr vorhanden. Der Mensch ist auf sich selbst zurück geworfen und muss sich in einer Situation der metaphysischen Vereinsamung neu orientieren. Er ist in seinem epistemischen Bemühen wie auch in seinen praktischen Handlungen dazu aufgerufen, seinen Ort in der Welt nach eigenem Willen neu zu gestalten. Dies ist der Preis für das umfassende Emanzipationsprogramm, das für die Neuzeit typisch geworden ist.[672]

Konstitutiv verbunden mit dieser Emanzipation ist die prozessuale, über Jahrhunderte hinweg andauernde Loslösung des Individuums aus ihrer kollektiven Verankerung. Während die Menschen des frühen Mittelalters „keinen Blick für das Individuum hatten"[673], entsteht im 13. Jh. auf der ontologischen Grundlage des vernunftgemäßen Seins und auf der metaphysischen Grundlage des moralischen Seins allmählich der Begriff der Person und der menschlichen Freiheit. Das Individuum im Bereich der unbewussten Natur ist von relativer Unbestimmtheit (individuum vagum). Das Individuum im Bereich vernunftbegabter Wesen wird bestimmt durch eine „‚Ansammlung von Akzidenzien', die so in keinem anderen Denkbaren gefunden werden kann"[674] und die damit das Bewusstsein für die Individualität des Menschen weckte. Es blieb der europäischen Aufklärung vorbehalten, den Menschen als ein autonomes, selbstbestimmtes Individuum zu definieren, das von keinen irdischen und himmlischen Mächten mehr abhängig ist.

Ist damit die „Autorität des Sollens" verschwunden oder hat sie sich nur verändert, in dem moralische Gehalte, nunmehr ohne religiöse Rückendeckung, einfach nur „unter anderem Namen über Sozialisationsprozesse weiterge-

669 Das mag für den Islam in islamisch regierten Ländern, für islamische Minderheiten in westlichen Ländern oder für das orthodoxe Judentum noch anders sein.

670 Habermas, Jürgen: Die Einbeziehung des Anderen ... A.a.O., S. 15.

671 Vgl. bspw. die Milieustudie des Heidelberger Marktforschungsinstituts Sinus aus dem Jahr 2006.

672 Düwell, Marcus; Hübenthal, Christoph; Werner, H. Micha: Einleitung In: Dies.: (Hg.): Handbuch Ethik. Stuttgart, Weimar. 2. Aufl. 2006, S. 6.

673 Goetz, Hans-Werner: Leben im Mittelalter. Vom 7. bis zum 13. Jahrhundert. München 1986, S. 17.

674 Kobusch,Theo: Die Entdeckung ... A.a.O., S. 24 f. Die weiter zurückliegenden Wurzeln der Entdeckung der Person aufzuzeigen, würde den Rahmen dieser Arbeit sprengen.

reicht"[675] werden? Wer oder was tritt dann an die Stelle der normengebenden göttlichen Autorität? Dabei darf eine Gefahr nicht übersehen werden, dass moralische Normen einflusslos werden können, wenn von ihrem Verstoß keine eschatologischen Konsequenzen mehr drohen[676]. Offensichtlich ist aber die Ethik spätestens nach der europäischen Aufklärung bis in die Postmoderne und wohl auch in Zukunft auf eine nachmetaphysische Begründung angewiesen. Die epistemische Autorität religiöser Morallehren, vormals noch begründbar, zumindest in ihrer Sollgeltung einseh- und nachvollziehbar, hat sich auf die modernen Erfahrungswissenschaften verlagert. Doch weder der moralische Realismus[677], noch eine metaethisch formulierte moralische Skepsis gegenüber dem Bemühen, moralische Prinzipien zu begründen, noch ein moralischer Funktionalismus[678] können dem Anspruch genügen, der einer Autorität des Sollens für Alle, also einem ethischen Universalismus, entsprechen würde. Das sind vielmehr wenig plausible Versuche, den Verlust des Rekurses auf die Schöpfungsordnung und auf die Heilsgeschichte wettzumachen.[679] So hat sich zumindest in den westlichen Industrieländern eine Situation entwickelt, die Apel als „Komplementarität zwischen wertfreiem Objektivismus der Wissenschaft einerseits und existentiellem Subjektivismus der religiösen Glaubensakte andererseits"[680] beschreibt. Diese Komplementarität ist zugleich das Abbild der liberalen Trennung zwischen öffentlichem und privatem Lebensbereich, zwischen Staat und Kirche. Nicht nur der religiöse Glaube, sondern auch die moralischen Normen werden auf die Ebene der privaten Gewissensentscheidungen eingeschränkt.

---

675 Habermas, Jürgen: Die Einbeziehung des Anderen ... A.a.O., S. 16.

676 Löwenthal, Leo: Individuum und Terror. In: Ders. (Hg.): Schriften. Band 3. Frankfurt am Main 1982, S. 94.

677 Moralischer Realismus besagt in seiner ontologischen Variante, dass moralische Normen eine eigenständige Realität haben, die sich nicht auf subjektive Einstellungen reduzieren lassen. Vgl. Schockenhoff, Eberhard: Grundlegung der Ethik. Ein theologischer Entwurf. Freiburg i.Br. 2007, S. 326 ff.

678 Moralischer Funktionalismus will die Autorität erschütterter religiöser Traditionen um ihrer günstigen, das Moralbewusstsein stabilisierenden Folgen willen erhalten. Vgl. Habermas, Jürgen: Die Einbeziehung des Anderen ... A.a.O., S. 22.

679 Habermas, Jürgen: Die Einbeziehung des Anderen ... A.a.O., S. 20. Allerdings ist Habermas zu widersprechen, der pauschal im Utilitarismus nur eine unplausible Reaktion auf die ontotheologisch und soteriologisch begründete Ethik sieht. Das mag für den klassischen Nutzensummen-Utilitarismus (größtes Glück der größten Zahl) richtig sein, nicht aber für den mit Normenvorbehalten versehenen Konsequenzialismus mit dem eine immer bedeutender werdende Verantwortungsethik für die Zukunft verbunden werden kann.

680 Apel, Karl-Otto: Transformation der Philosophie. Band 2: Das Apriori der Kommunikationsgemeinschaft. 6. Aufl., Frankfurt am Main, S. 370.

12.3 Neue Ethik für das „ökonomisierte“ Krankenhauswesen?

12.3.1 Moraltheorien versus ärztliches Ethos

Welche Argumente oder allgemein verbindliche Normen soll aber die Ethik dann in die Phase des sozialethischen evolutorischen Gleichgewichts einbringen, um von der Medizin, der Politik und der Ökonomie als Gesprächspartner ernst genommen und nicht nur aus formalen Gründen anerkannt zu werden? Tatsächlich wächst die Nachfrage nach medizinischer Ethik ständig an. Der Bedarf an ethischer (Neu-)Orientierung für krankenhausärztliches Handeln ist – aus welchen Gründen auch immer – offenbar nachhaltig vorhanden. Das zeigt die seit Anfang der 90er Jahre des vorigen Jhs. immer größer werdende Zahl an medizinethischen Veröffentlichungen, die Vielzahl neuer medizinethischer Lehrstühle, Forschungszentren und Akademien sowie die schon fast selbstverständlich gewordene Einrichtung von Ethikkommissionen auf Bundes- und Landesebene und zum Teil auch in den einzelnen Krankenhäusern. Die Approbationsordnung für Ärzte schreibt obligatorische Lehrveranstaltungen in Medizinethik mit benotetem Leistungsnachweis vor. Im Jahr 1999 wurde durch die Deutsche Forschungsgemeinschaft das „Deutsche Referenzzentrum für Ethik in den Biowissenschaften“ gegründet. Ganz abgesehen von den Kirchen, die sich in ihren Fortbildungseinrichtungen im Bereich der Medizinethik engagiert zu Wort melden.

Das Krankenhaus, das noch vor wenigen Jahrzehnten die unangefochtene Domäne von Chefärzten war, erhielt mittlerweile neben Vertretern eines ökonomischen Sachverstands in Form der Geschäftsführung vielfach noch eine weitere Expertengruppe, die sich aus Moralphilosophen, Theologen, Psychologen und Sozialwissenschaftlern zusammensetzt – für sich betrachtet eine durchaus begrüßenswerte Entwicklung. Was aber hat gerade diese Expertengruppe zu bieten, um der medizinischen Forschung und den Akteuren im oft hektischen, teilweise chaotischen Krankenhausalltag moralische Orientierung zu geben und dem absoluten Vorrang ökonomischer Kalküle im medizinischen Alltag Einhalt zu gebieten? Droht gar, wie befürchtet wird, eine Erosion berufsethischer Normen, weil die akademische, theoretisierende Ethik die Ärzteschaft verunsichert und den Anschein erweckt, als wolle sie dazu beitragen, den Ökonomisierungsprozess zu Lasten ärztlichen Ethos’ betulich zu rechtfertigen[681]. Vermögen Veröffentlichun-

681 Hagen Kühn vermutet eine wachsende Verunsicherung der Krankenhausärzte über das, was moralisch gutes oder schlechtes Verhalten im konkreten Fall bedeutet. Es mutet wie eine Art Verschwörungstheorie an, wenn er behauptet, dass genau diese Verunsicherung im Interesse

gen, Lehrstühle, Ethikkommissionen, Fortbildungsveranstaltungen diesen Erosionsprozess, wenn er denn wirklich stattfindet, aufzuhalten?

Tatsächlich besteht durch die fortschreitende Professionalisierung und Akademisierung der Medizinethik die Gefahr der „Belehrung von oben herab" durch eine zwar logisch stringente, aber realitätsferne Moraltheorie, die der Erdung in den klinischen Alltag hinein entbehrt. Sie könnte ihre Ursache darin haben, dass sich „Berufsethiker" zu wenig mit den Sachverhalten, realen Zusammenhängen und Problemen der krankenhausmedizinischen Tätigkeit in concreto befassen. Ethische Begriffe der kulturellen und damit auch der medizinischen Wirklichkeit werden „meist nicht aus sinnlich handgreiflichen Fakten gestaltet, sondern aus Texten, wie sie unter verschiedenen Wissensperspektiven hergestellt sind"[682].

Es wäre allerdings ein ungeeigneter Versuch, die Krankenhausmedizin moralphilosophischen Konzepten anzupassen, anstatt verantwortbare Ethiken zu entwickeln, die der konkreten klinischen Situation entsprechen. Spätestens an dieser Stelle taucht die Frage auf, ob denn das medizinische Ethos, also die Gewohnheiten, Gebräuche, das sittliche Empfinden, die einen guten Arzt auszeichnen, nicht mehr ausreichen, um zuverlässige und allgemein gültige Orientierungen für das Handeln am Krankenbett und darüber hinaus für die Gestaltung des Krankenhauswesens zur Verfügung zu haben? Sind die Grundsätze des so genannten hippokratischen Eids und in dessen Fortsetzung die Declaration of Geneva und weiterer Erklärungen und Berufsordnungen nicht mehr auf der Höhe des medizinischen Fortschritts und des heute möglichen ärztlichen Handelns?

Die oben angedeutete „Belehrung" könnte das ärztliche Ethos insofern aushebeln, als die Krankenhausärzte beginnen, sich als ethische Laien zu fühlen, die ihr Handeln von den Wertungen ethischer Profis abhängig machen, statt auf bewährte Erfahrungen und Traditionen oder im aristotelischen Sinne auf „eine gewisse Gewöhnung" (ἐθυσμός)[683], die immer schon als Leitlinien ärztlichen Handelns galten, zu vertrauen. Es ist im Zuge der steigenden Nachfrage nach medizinethischen „Gebrauchsanweisungen" wenig erstaunlich, dass sich mittlerweile ein zusätzlicher Markt an so genannten „Consultants" gebildet hat, die wie Wirtschafts- und Unternehmensberater ihre ethischen Kenntnisse anbieten. Das ist einerseits dann problematisch, wenn die Berater nicht aus dem kranken-

mancher „Berufsethiker" liege, weil diese dann bei steigender Nachfrage nach Orientierung ihre Bedeutung erhöhen könnten. Deren medizinethischen Belehrungen gingen häufig nicht nur an der Praxis des Klinikalltags vorbei, sondern seien zudem auch noch „parteiisch und zwar im Sinne der Rationalität, die sich an der Macht orientiert" und – so der Sinn seiner Ausführungen – die Ökonomisierung als Gestaltungsmittel der Macht rechtfertigt. Vgl. Kühn, Hagen: Der Ethikbetrieb in der Medizin … A.a.O., S. 26.

682 Droesser, Gerhard: Ethische Hermeneutik – Dialogische Praxis … A.a.O., S. 64.

683 Aristoteles; Nikomachische Ethik … A.a.O., S. 58. NE I 7, 1098 b 3–4.

hausärztlichen Milieu kommen, andererseits aber auch verständlich, denn die Ergebnisse der medizinischen Forschung auf den Gebieten der Transplantation, der Humangenetik, der Reproduktionsmedizin, der Stammzellen oder der Präimplantationstechniken sind derart komplex und die zeitliche Aufeinanderfolge von neuen Forschungsergebnissen so dicht, dass Ärzte kaum Zeit finden diese Ergebnisse zu sichten, in ihrem humanen und sozialen Kontext zu verstehen und plausibel zu bewerten. Verständlich aber auch, weil viele Krankenhausärzte mittlerweile in einen Loyalitätskonflikt zwischen ihrem Berufsethos und betriebswirtschaftlichen Forderungen ihrer Geschäftsführung geraten sind und einen gangbaren, von professionellen Ethikern empfohlenen Ausweg aus ihrer „moralischen Dissonanz“[684] suchen. Man mag deshalb auch nicht hinnehmen, dass eine über zweieinhalb tausend Jahre währende Geschichte einer genuin philosophischen Ethik zu den Problemen der im Rahmen der Ökonomisierung agierenden Medizin nichts zu sagen haben sollte.

12.3.2 Applikationen ethischer Grundpositionen

Es wäre jedoch vermessen, im Rahmen dieser Arbeit zu versuchen, quasi per Checkliste die Vielzahl und Komplexität bis heute vorliegender individual- und sozialethischer Entwürfe mit der notwendigen historischen Innenperspektive auf ihre medizinethische Geeignetheit für den Alltag des Krankenhauses abzuarbeiten oder für eine Bewertung der Ökonomisierung zu verwenden. Aber es erscheint möglich, ein Feld von paradigmatischen Grundpositionen abzustecken, um daraus gegebenenfalls universell gültige Ansatzpunkte für eine Diskussion auf dem sozialethischen evolutorischen Gleichgewichtspfad zu finden. Bei der Auswahl der Grundpositionen spielte das in der Metaethik vorherrschende Klassifizierungsschema „deontologische und teleologische Ethiken“ eine Rolle. Dabei wurden in beiden Fällen die engere Definition, also die Pflichtenethik Kants und der „klassische“ Utilitarismus Mills, den erweiterten und interpretierten Konzepten vorgezogen, um der Variantenvielfalt dieser Theorien zu entgehen. Dadurch war es auch möglich die aristotelische Tugendethik als erste Grundposition in ihrer inneren Verbindung zur deontologischen (vom Wollen zum Sollen) und zur teleologischen Theorie (Glück als letztes Ziel) darzustellen.[685] Zudem speist sich die praktische abendländische Philosophie hauptsächlich aus der aristotelischen Tugendethik, der Pflichtenethik Kants und dem Utilitarismus. Die Diskursethik in dieses Feld paradigmatischer Grundpositionen als vierte einzu-

684 Kühn, Hagen: Der Ethikbetrieb in der Medizin ... A.a.O., S. 16.

685 Siehe auch Quante, Michael: Einführung in die Allgemeine Ethik ... A.a.o., S. 141.

reihen, schien mir insofern wichtig, als dort vor allem von Apel der Versuch einer philosophischen Letztbegründung, ähnlich wie bei der Vernunftethik Kants, gemacht wurde.

12.3.2.1 Die aristotelische Tugendethik

Im Zentrum ethischer Betrachtung von der Antike bis ins Mittelalter steht die Frage nach dem guten oder gelingenden Leben. Damit in direktem Zusammenhang steht, ausgehend von der aristotelischen Tugendlehre, die Frage nach der (nicht in erster Linie moralisch verstandenen) Vervollkommnung (τελείωσις), die durch eine Tätigkeit, ein Werk (ἔργον), erreicht wird. So ist im Gegensatz zum Summum-bonum-Irrtum (Gesundheit als das höchste Gut) für Aristoteles zwar das „Ziel der Medizin die Gesundheit“[686] und „Gegenstand des Handelns“[687], aber sie ist kein abschließendes Ziel (τέλος), das um seiner selbst willen gewählt würde. Das ist vielmehr das Glück (ἐυδαιμονία), welches das Ziel all dessen ist, was wir auch immer tun und wollen. Jeder Mensch strebt von Natur (φύσις) aus nach ihm. Es ist autark[688] und höchstes Gut menschlicher Tätigkeit (πρᾶξις), die den Menschen von allen anderen Lebewesen unterscheidet (ἴδιον ἔργον). Dabei sind zwar auch materielle Güter erwünscht und manche erstrebenswert, aber sie gehören nicht zu den konstitutiven Bestandteilen eines gelingenden Lebens. Vielmehr ist es die Tätigkeit der Seele im Sinne einer vollkommenen Tugend, die zum τέλος τελειότατον[689] führt.

Ohne auf weitere Einzelheiten seiner Argumentation und auf die von ihm aufgefächerten verschiedenen Arten der ἐυδαιμονία eingehen zu können, sei festgehalten, dass Aristoteles das Glück nicht als eine Reihe episodischer Glücksfälle, sondern als die „panoramatische Gesamtheit einer Lebensführung“[690] beschreibt, die letztlich trotz aller Wechselfälle als geglückt oder gelungen erscheint. Dabei

686 Aristoteles: Nikomachische Ethik … A.a.O., S. 43. NE I 1 1094a 5–10.

687 Aristoteles: Nikomachische Ethik … A.a.O., S. 53. NE I 5 1097a 20–25.

688 Autarkie des Glücksgutes meint hier Autosuffizienz (es ist kein beliebiges Gut neben anderen beliebigen Gütern). Höchstes Gut meint die absolute Finalität der ἐυδαιμονία. Vgl. Müller, Jörn: Glück als Vollendung menschlicher Natur. Die eudaimonistische Tugendethik des Aristoteles. In: Nissing, Hanns-Gregor; Müller, Jörn (Hg.): Grundpositionen philosophischer Ethik. Darmstadt 2009, S. 27.

689 Aristoteles: Nikomachische Ethik … A.a.O., S. 54 f. NE I 6 1097b 5–20.

690 Müller, Jörn: Glück als Vollendung menschlicher Natur. Die eudaimonistische Tugendethik des Aristoteles … A.a.O., S. 26.

ist Aristoteles realistisch genug, das Glück nicht gegen Unheil immunisieren zu wollen, wie das die Stoiker versuchen[691].

Denn gewiss ist der kranke Mensch in seinem Glücksgefühl eingeschränkt, aber er ist nicht völlig von den Möglichkeiten eines gelingenden Lebens ausgeschlossen. Wenn nämlich alle Menschen, also auch der kranke Mensch, von Natur aus nach Glück streben, so ist dieses Glückstreben eine Leitvorstellung für alle übrigen Tätigkeiten und Situationen des Menschen[692]. Wenn der (kranke) Mensch dies erkennt, wird diese Erkenntnis auch für ihn eine große Bedeutung für das gesamte Leben, auch in der Krankheit, haben. Vor allem dann, wenn er mit Hilfe des Arztes einen sinnhaften Weg in der Krankheit, und nach Möglichkeit aus ihr heraus, findet. Auch hier stellt sich vor dem Hintergrund einer ökonomisierten High-Tech-Medizin die Frage, ob der Arzt die Rolle eines Begleiters schon aus Zeitgründen heraus wahrnehmen kann, ob er bereits zum Medizintechniker denaturiert wurde und ob er überhaupt in seiner Ausbildung die Begleiterrolle in den Blick bekommen hat. Wenn dies alles nicht der Fall ist, wird er dem erkrankten Organ zwar seine volle Aufmerksamkeit widmen, aber den kranken Menschen gar nicht erst wahrnehmen, geschweige denn, ihm Mut machen, „die Tätigkeit (ἐνέργεια) der Seele gemäß einer vollkommenen Tugend“[693] zu aktivieren und so das höchste Gut auch zu wollen[694]. Der Patient droht dann – um im Bild zu bleiben – das Ziel seiner Gesundheit zu verfehlen, weil er den alles entscheidenden Zielpunkt (σκοπός) auch nicht im Auge hat.

Dabei erscheint ein Gesichtspunkt bemerkenswert: Die ἐυδαιμονία ist als das höchste Gut menschlicher Tätigkeit auch das oberste Prinzip der Politik. Denn die ἐυδαιμονία ist auch das Ziel der πόλις[695], die dem Bürger in seiner anthropologischen Bestimmtheit als ζῶον πολιτικόν ein gelingendes Leben erst ermöglicht. Denn „sie ist eine wesenhafte Möglichkeit des Menschen, die dann verwirklicht wird, wenn die äußeren Umstände das erforderlich machen“[696]. Die Art, wie die Menschen zusammen leben, nennt Aristoteles Gemeinschaft (κοινωνία).

---

691 „Wer aber behauptet, ein Mensch, der aufs Rad geflochten werde oder in großes Unglück geraten sei, sei glücklich, wenn er nur gut ist, redet gewollt oder ungewollt Unsinn“. Vgl. Aristoteles: Nikomachische Ethik … A.a.O., S. 247. NE I VII 14 1153 b 19–21.

692 „Werden wir dadurch nicht wie Bogenschützen, die einen Zielpunkt (σκοπός) haben, eher das Richtige treffen?“ Vgl. Aristoteles: Nikomachische Ethik … A.a.O., S. 44. NE I 1 1094a 22–24.

693 Aristoteles: Nikomachische Ethik … A.a.O., S. 57. NE I VII 1098a 16–17

694 Die aristotelische Ethik ist weniger eine Ethik des Sollens, als des Wollens. So sind auch nicht die Tugenden, sondern das natürliche Streben auf ein τέλος, nämlich auf das Glück eines gelingenden Lebens hin, das erste Prinzip. So bei Müller, Jörn: Glück als Vollendung menschlicher Natur. Die eudaimonistische Tugendethik des Aristoteles … A.a.O., S. 46.

695 Aristoteles: Nikomachische Ethik … A.a.O., S. 44 f. NE I 1 1094b 4–10.

696 Droesser, Gerhard: Strukturelle Freiheit … A.a.O., S. 2.

Übertragen auf die Gemeinschaft des Krankenhauses, kann das, bei allen Vorbehalten eines solchen Vergleichs[697], nur heißen, dass das Krankenhaus seinen Patienten den Weg zu einem den Umständen seiner Krankheit entsprechenden gelingenden Leben öffnen muss und zwar durch Strukturen, die das Glückstreben nicht behindern, sondern fördern.

Die Gemeinschaft eines Krankenhauses umfasst jedoch nicht nur Patienten, sondern eine Vielzahl anderer Gruppen, die ihre je eigenen Vorstellungen von einem sie selbst betreffenden gelingenden Leben haben. Von den Ärzten kann noch am ehesten angenommen werden, dass ihnen das gelingende Leben ihrer Patienten am Herzen liegt. Ihr eigenes Glückstreben konkurriert aber in der Regel mit dem der Patienten. Die Geschäftsführung, die kaum Kontakt mit den Patienten hat, verfolgt vorrangig andere, vor allem ökonomische Ziele, die möglicherweise mit dem Glückstreben der Patienten konfligieren. Ein universalistischer Anspruch der aristotelischen Ethik kann deshalb – ganz im Gegensatz zur Auffassung von Jörn Müller[698] – nicht ohne Vorbehalte abgeleitet werden.

Nur am Rande, und möglicherweise für kirchliche Träger erhellend, sei der Hinweis erlaubt, dass auch für Thomas von Aquin das Glück die Voraussetzung für die Entfaltung der Ethik als Tugendlehre darstellt. Und auch die Bergpredigt, „in isto sermone domini tota perfectio vitae nostrae continetur“[699], beginnt mit der Rede von der Glückseligkeit (μακάριοι ... Mt 5,1 ff.)[700].

Im gewissen Sinn ist die aristotelische Ethik aber auch eine Tugendethik. In dem Sinne nämlich, als sie der heute üblichen starken Konnotation des Moralischen entbehrt. Vielmehr ist der Begriff der Tugend (ἀρετή) im aristotelischen Sinne eng einem spezifischen Werk (ἔργον), einer bestimmten Tätigkeit, zugeordnet und zwar so, dass die Tätigkeit, die zur Vollendung einer Sache „in ihrer artspezifischen Natur“[701] führt, als eigentliche Tugend gilt.

Die Tugend eines Arztes bedeutet somit, dass er ein immer besserer Arzt zu werden sich bemüht. Die Frage bleibt allerdings offen, was denn ein „besserer Arzt“ ist. Besteht die ἀρετή eines Arztes darin, ein immer besserer Heilender

697 Ein solcher Vergleich erscheint durch die „hohe Flexibilität und Kontextsensitivität der aristotelischen Ethik“ durchaus gerechtfertigt. Vgl. Müller, Jörn: Glück als Vollendung menschlicher Natur. A.a.O., S. 49.

698 Müller, Jörn: Glück als Vollendung menschlicher Natur. Die eudaimonistische Tugendethik des Aristoteles ... A.a.O., S. 47.

699 Thomas von Aquin: Super Evangelium S. Matthaei lectura. Caput V, Lectio 2.

700 Dabei begegnet der verbreitete Verstehensansatz, die Makarismen seien die Folge tugendhaften Lebens, „schweren Bedenken“. Vielmehr drücken die Makarismen die Situation des Menschen vor Gott und in der Welt aus. Vgl. Weder, Hans: Die Rede der Reden ... A.a.O., S. 44.

701 Müller, Jörn: Glück als Vollendung menschlicher Natur. Die eudaimonistische Tugendethik des Aristoteles ... A.a.O., S. 31.

oder ein immer besserer Medizintechniker zu werden? Das ist zumindest auch eine anthropologische Frage. Die Tugend eines Krankenhauses bedeutet, dass seine Akteure bemüht sind, seinen artspezifischen Zweck immer besser zu erfüllen. Auch hier bleibt die Frage offen, was denn der artspezifische Zweck eines Krankenhauses ist. Besteht also die ἀρετή eines Krankenhauses darin, ein ökonomisch optimal geführter und gewinnorientierter Betrieb oder eine Einrichtung zu werden, deren Struktur und deren interne Abläufe den Gesundungsprozess kranker Menschen fördern. Auch das ist, zumindest indirekt, wiederum eine anthropologische Frage.

Die Antwort auf diese Fragen kann nur auf der Grundlage der anthropologischen Bestimmtheit des Menschen gegeben werden. Was ist der Mensch? Wessen bedarf er als Mensch und als Patient? Besitzt er eine unaufgebbare Würde oder ist er in bestimmten Phasen seines Lebens, zum Beispiel in der Phase seiner Krankheit, nur noch Objekt eines diagnostischen oder therapeutischen Prozesses? Bevor diese Fragen nicht beantwortet werden können, ist ein universalistischer Anspruch eudaimonistischer Tugendethiken, trotz ihres rationalen und empirischen Ansatzes, auch nicht zu realisieren.

12.3.2.2 Die Pflichtenethik Immanuel Kants

Neuzeitliche Ethiken konzentrieren sich vornehmlich auf Handlungen, die entweder geboten oder verboten, richtig oder falsch, gut oder böse sind. Dabei wird die Unterscheidung zwischen deontologischen und teleologischen Ethiken häufig als beliebtes typologisches Schema verwendet. Können beide Ethiktypen eine Beitrag zur Bewertung der Ökonomisierung des Krankenhauswesens leisten?

Deontologische Ethiktypen sind dadurch charakterisiert, dass ihre Anhänger das ethisch Richtige befolgen. Das ethisch Gebotene hängt dabei vom ethisch Richtigen ab. Die Handlung ist dabei intrinsisch[702] ethisch geboten oder verboten. Das heißt, dass die ethische Qualität einer Handlung zukommt ohne Ansehen der Folgen, die durch ihre Ausführung entstehen. Dabei kommt es zu unbedingten Sollens-Forderungen, die allerdings die Spannungen in einem Krankenhaus noch verstärken können. Der Geschäftsführer hat die Aufgabe, dem Krankenhaus wirtschaftliche Stabilität zu geben und lässt durch das Controlling die Patientenaufnahmen so steuern, dass nur noch ertragssteigernde Krankheiten behandelt werden. Er erfüllt so seine ihm zukommende Aufgabe. Die ethische Qualität seiner Handlung ist aus ökonomischer Sicht nicht zu beanstanden. Der Arzt, der letztlich über die Aufnahmen entscheidet, ist dann aber aufgrund inter-

702 Intrinsisch bedeutet in diesem Zusammenhang, dass der Handlung ein Wert aus sich heraus zukommt. Vgl. Quante, Michael: Einführung … A.a.O., S. 37.

ner Anordung gehalten, bestimmte Patienten (mit Ausnahme von Notfällen) abzuweisen. Handelt er ethisch richtig? Handelt er aus Mitgefühl, wenn er den Patienten dennoch aufnimmt? Handelt er „pflichtgemäß“ oder handelt er „aus Pflicht“?

Immanuel Kant würde diese für den Patienten durchaus existenziellen Fragen wie folgt beantworten: Wenn der Arzt „pflichtgemäß“ handelt, zum Beispiel nach Maßgabe der ökonomisch induzierten Vorschriften der Geschäftsführung, so hat sein Handeln „keinen inneren Wert und die Maxime derselben [der Handlung, JR] keinen moralischen Gehalt“[703]. Wenn er aus Mitgefühl handelt, den Patienten somit entgegen interner Weisungen aufnimmt, so handelt er möglicherweise aus lobenswerter innerer „Neigung“ oder aus einem berufsständigen Ethos heraus. Dennoch hat sein Mitgefühl nur dann einen „wahren sittlichen Wert“[704], wenn es „aus Pflicht“ geschieht. Aus Pflicht geschieht es dann, wenn der Arzt nach einer Maxime handelt, von der er wollen kann, dass seine „Maxime ein allgemeines Gesetz werde.“[705] Moralisches Handeln des Arztes besteht somit in der Übereinstimmung seines autonomen Willens mit einem möglichen allgemeinen Gesetz. Die Autonomie dieses (guten) Willens ist zugleich das oberste Prinzip der Sittlichkeit[706].

Die Stringenz dieses „kategorischen Imperativs“ ist sicher unbestritten. Den Imperativ in den Alltag eines Krankenhauses umzusetzen ist aber außerordentlich schwierig. Schließt man Notfälle und den rechtserheblichen Fall unterlassener Hilfeleistung wiederum aus, so müsste ein allgemeines Gesetz letztlich doch subjektiv empfundene Tatbestände (das Wollen des Arztes, dass seine Maxime ein allgemeines Gesetz werde) berücksichtigen, was schließlich auf die gesetzliche Erlaubnis einer willkürlichen Handlung hinaus liefe. Zudem schließt Kant die Folgen einer Handlung ausdrücklich aus der moralischen Bewertung aus: „Es liegt also der moralische Wert einer Handlung nicht in der Wirkung, die daraus erwartet wird, also auch nicht in irgendeinem Prinzip der Handlung, welches seinen Bewegungsgrund von dieser erwarteten Wirkung zu entlehnen bedarf.“[707]

Letztlich hilft der kategorische Imperativ dem Arzt in dieser Situation nicht wirklich weiter. Er muss in voller eigener Verantwortung unter Abwägungsgesichtspunkten eine (in der Regel rasche) Entscheidung treffen, die eine Reihe von möglichen Determinanten und Imponderabilien enthält: Ist es ein Notfall?

---

703 Kant, Immanuel: Grundlegung … A.a.O., S. 35.
704 Kant, Immanuel: Grundlegung … A.a.O., S. 35.
705 Kant, Immanuel: Grundlegung … A.a.O., S. 42 f.
706 Kant, Immanuel: Grundlegung … A.a.O., S. 94 f.
707 Kant, Immanuel: Grundlegung … A.a.O., S. 39.

Ist die Klinik vom augenblicklichen Platzangebot oder medizinisch überfordert? Ist geeignetes medizinisches und pflegerisches Personal derzeit oder innerhalb welchen Zeitraums verfügbar? Ist das nächst erreichbare Krankenhaus in einer ähnlichen oder für den Patienten besseren bzw. schlechteren Situation? Der Fragenkatalog ließe sich je nach Fall beliebig erweitern. Was Wunder, wenn der Arzt in einem solchen Fall nach klaren, intern vorgegebenen Regeln entscheidet, mögen sie auch ökonomischer Natur sein.

Die Akzeptanz der Würde des Patienten seitens des Arztes, die Überzeugung seiner Gleichwertigkeit und das Wissen um seinen Selbstzweck im Sinne Kants kann die Entscheidung des Arztes in dieser akuten Situation nur dann zu Gunsten der Patientenaufnahme beeinflussen, wenn es um einfache Alternativen, zum Beispiel um ökonomisches Handeln zu Gunsten des Krankenhausbetriebs versus medizinische Hilfe geht.

Anders sieht es aus, wenn das Selbstwertprinzip als eine vorrangige Basisbestimmung in die krankenhausspezifische Sozialgesetzgebung Eingang fände, wodurch verhindert werden könnte, dass ein, zweifellos unverzichtbares, Wirtschaftlichkeitsgebot[708] als isoliert betrachtetes Sparsamkeitsgebot oder als eine Aufforderung zu einem reinen Kostenmanagement fehlinterpretiert werden würde[709]. Ein derart klares, expressis verbis im SGB V geäußertes Eintreten des Gesetzgebers für das oberste Prinzip der Menschenwürde jedes Patienten, das schließlich grundgesetzlich verankert ist, könnte eine nachhaltige Wirkung auf die mentale Situation der Krankenhausakteure ausüben und dabei zu mehr „Verständnis und Einfühlungsvermögen, Gesprächsbereitschaft und Geduld“ verhelfen sowie „die Fähigkeit zuzuhören und Mut zu machen“[710] verstärken. Die in § 70 (2) SGB V enthaltene relativ schwache Vorschrift, dass „die Krankenkassen und die Leistungserbringer [...] durch geeignete Maßnahmen auf eine humane Krankenbehandlung ihrer Versicherten hinzuwirken“ haben, reicht bei weitem nicht aus. Sie ist auch keine Basisbestimmung im oben gemeinten Sinne.

---

708 Vgl. beispielsweise § 2 (1) und § 12 (1) SGB V.

709 Wie gefährlich solche wenig professionellen Fehlinterpretationen für die Patienten werden können, zeigen die zwischen 10.000 und 50.000 liegenden Todesfälle pro Jahr in deutschen Kliniken, die allein durch mangelhafte Hygiene, sei es aufgrund von Sparmaßnahmen im Personalbereich (ungelernte Reinigungskräfte von Drittfirmen) oder im Sachbereich (veraltete Geräte) oder im organisatorischen Ablauf (aus Zeitmangel ausbleibende Keimuntersuchungen oder fehlende Voruntersuchungen bzw. Isolierungen bei der Aufnahme), auftreten. Vgl. dazu Deutsche Gesellschaft für Krankenhaushygiene: Stellungnahme des Vorstands vom 20. August 2010: Standardhygiene statt Isolierung – Tatbestand der Körperverletzung zum Artikel „Standardhygiene statt Isolierung“ in der Augustausgabe 2010 des Magazins Management & Krankenhaus; sowie WDR-Fernsehen vom 30. März 2010: Sendung Wissen, Quarks & Co: Tödliche Keime – Gefahr aus dem Krankenhaus.

710 Höffe, Otfried: Medizin ohne Ethik? ... A.a.O., S. 10.

Aber auch dabei ist eine durchaus berechtigte Problematisierung nicht auszuschließen. Höffe weist mit Recht darauf hin, dass weder die Moralphilosophen der Antike, noch Thomas von Aquin oder Immanuel Kant mit der Frage konfrontiert wurden, ob das unstrittige Prinzip der Menschenwürde oder ob der Personenbegriff in gleicher Weise auf Embryonen in einem sehr frühen Entwicklungsstand anzuwenden sind[711]. Ähnliches gilt für die Frage, ob diese Prinzipien durch eine ökonomisierte, fragmentierende Behandlung überhaupt tangiert werden, wenn sich letztlich ein Behandlungserfolg in Form des physischen Wiederfunktionierens des Körpers des betreffenden Patienten einstellt. Und befindet sich nicht auch der narkotisierte Patient auf dem Operationstisch des Chirurgen temporär und phänomenologisch in der Rolle eines Objekts – zu seinem eigenen Wohl und ohne dass er dabei seine Würde als Mensch und Person verliert? Das Wohl des Patienten führt schließlich zu einer teleologischen Betrachtung der klinikärztlichen Behandlung.

12.3.2.3 Die teleologische Ethik des Utilitarismus

Im Gegensatz zu deontologischen Ethiken zeichnen sich teleologische dadurch aus, dass das Ziel der Ethik die Realisierung eines Wertes ist. Ein solcher Wert wäre beispielsweise die Gesundheit eines Patienten. Das ethisch Richtige hängt vom ethisch Guten ab. Das würde bedeuten, dass der Arzt alles tun soll, um die Gesundheit eines Patienten zu erreichen. Das ethisch Richtige ergibt sich durch die Maximierung der guten Folgen.[712] Häufig wird dabei ein weiter Begriff von Folgen angenommen. Das bedeutet, dass nicht nur künftige, sondern auch zeitgleich oder zeitnah zur betreffenden Handlung auftretende Folgen in die Betrachtung mit einbezogen werden.

Für den Krankenhausarzt bedeutet das, die Nebenwirkungen seiner medizinischen Maßnahmen im Blick zu haben. Wobei die Bewertung der Nebenwirkungen wiederum davon abhängt ob der Arzt nur die organischen oder auch die psychosomatischen, nur die kurzfristigen oder auch die längerfristigen Nebenwirkungen berücksichtigen wird. Für den Gesetzgeber mag dies heißen, dass dieser nicht nur die direkten Folgen seiner Gesetzesinitiativen im Blick haben müsste, sondern auch diejenigen Nebenwirkungen, die in der ökonomischen Terminologie als „externe Effekte"[713] bezeichnet werden.

Vom utilitaristischen Standpunkt aus ist die Folge der naturwissenschaftlich-technisch orientierten und evidenzbasierten Medizin die Kostensteigerung im

711 Höffe, Otfried: Medizin ohne Ethik? … A.a.O., S. 20.

712 Quante, Michael: Einführung … A.a.O., S. 134.

713 Zum Begriff vgl. Abschnitt 4.1.2.

Gesundheitswesen und im Krankenhaussektor, die wiederum als Nebenwirkung die industrialisierende Ökonomisierung auf den Plan rief und den Objektcharakter des Patienten förderte. Kann daraus der Schluss gezogen werden, dass die etablierte Medizin einen moralischen Gehalt hat, weil sie doch Nützliches, nämlich die umfassende Nutzung naturwissenschaftlicher Erkenntnisse für die Gesundung des Patienten bewirkte? Den Hauptgrund für die Skepsis, die dieser Frage begegnet, liefert John Stuart Mill, neben Jeremy Bentham einer der Vertreter des „klassischen" Utilitarismus, selbst, indem er den Begriff der „Nützlichkeit" mit dem des „Glücks" gleichsetzt. Er verweist zustimmend u.a. auf Bentham, der die Nützlichkeit nicht als etwas der Lust (pleasure) Entgegengesetztes, sondern als die Lust selbst und das Freisein von Schmerzen (pain) verstanden hat.[714]

Nützlichkeit als Folge einer Handlung bedeutet somit für Mill nicht etwa einen ökonomischen Nutzen im Sinne einer mikroökonomischen Nutzen- oder Haushaltstheorie. Vielmehr bedeutet Nützlichkeit für Mill „das Prinzip des größten Glücks" der größten Zahl. Handlungen sind danach insoweit und in dem Maße moralisch richtig, „als sie die Tendenz haben, Glück zu befördern und insoweit moralisch falsch, als sie die Tendenz haben, das Gegenteil von Glück zu bewirken"[715]. Nun kann ein Krankenhaus als solches kein Glück und keine Lust empfinden, wohl aber seine Akteure und Patienten. Für Letztere ist das Freiwerden von Schmerzen wohl eine wünschenswerte Folge, die ohne Zweifel aktuell glücklich zu machen imstande ist. Ob daraus das nachhaltige und individuelle Glück eines gelingenden Lebens entsteht, ist eine andere Frage.

Für die Akteure, insbesondere für die Ärzte, Pfleger, Verwaltung und Geschäftsführung ist der Begriff Glück – man muss dazu setzen: Glück im Berufsleben, Lust am Berufsleben – von sehr verschiedener Art. Sicher gehören eine gute Arbeitsatmosphäre, ein sicherer Arbeitsplatz, das Freisein von Dauerstress und von einem Burnout-Syndrom, ein befriedigendes oder gar hohes Einkommen, ein nachhaltiger Unternehmensgewinn oder Freude an der beruflichen Tätigkeit zum Glück im Sinne Mills. Tatsächlich interpretiert Mill im Gegensatz zu Bentham die Lust nicht nur physisch, sondern auch als Lust an der Aktivität, was als qualitativer oder ästhetischer Hedonismus bezeichnet werden könnte. Insofern nähert sich Mill der aristotelischen Vorstellung, in der das Glück auch im Zusammenhang mit der Vollendung einer Tätigkeit steht[716]. Ob allerdings

714 Mill, John Stuart: Utilitarismus (englicher Originaltitel: Utilitarism. Übers. von Dieter Brinbacher). Stuttgart 1985, S. 11.

715 Mill, John Stuart: Utilitarismus … A.a.O., S. 13.

716 Nach Bernward Gesang ist dies die aristotelische Variante des Utilitarismus. Siehe Gesang, Bernward: Die Verteidigung des Utilitarismus … A.a.O., S. 131.

diese Glücksformen unter den Akteuren und mit dem Glücksempfinden von Patienten kompatibel sind, darf bezweifelt werden. Es sei denn, das eigene Wohl wird zum „,Wohl aller', das traditionell ,Gemeinwohl' heißt"[717] zurückgesetzt, was aber ein hohes Maß an Altruismus voraussetzen würde.

Der klassische Utilitarismus stellt auf eine Nutzen- bzw. Glücksmaximierung ab, die von der Nutzen- bzw. Glücksverteilung auf Akteure und Patienten eines Krankenhauses unabhängig ist. In dieser Form des Utilitarismus wird deutlich, dass der so verstandene Sinn einer Moral den Tatbestand der Gleichwertigkeit aller Menschen verfehlt. Die Orientierung einer Handlung an einem maximalen Gesamtnutzen, unabhängig davon, wem der Gesamtnutzen im Einzelnen zukommen soll, kann moralisch nicht begründet werden.

Dieses Problem kann umgangen werden, wenn entweder der Handlungs-Utilitarismus, der eine Bewertung allein aus den Handlungsfolgen vornimmt, durch einen Regel-Utilitarismus ersetzt würde, der die Handlungsbewertung mit dem Vorbehalt der Wahrung moralischer Normen (z.B. Vermeidung von Diskriminierung) versieht oder wenn der Nutzensummen-Utilitarismus durch einen Durchschnittsnutzen-Utilitarismus abgelöst würde, der eine Nutzenmaximierung jedes einzelnen Individuums vorsieht. Letzteres käme einer krankenhausinternen Welfare Economics, also einer Ökonomisierung besonderer Art, gleich. Diese bestünde darin, dass sämtliche Bedürfnisse aller Individuen in einem Krankenhaus bis zu einem je gleichen Grad befriedigt werden. Die Individuen könnten also den je gleichen Grad an Nutzen bzw. Glück in Anspruch nehmen.[718] Der Gesamtnutzen ließe sich dann nicht dadurch steigern, dass man den Nutzen eines Individuums zugunsten der Nutzung eines anderen Individuums in gleichem Umfang einschränkt[719].

Angewandt auf das Problem der Rationierung knapper Ressourcen im Krankenhauswesen[720] würde das bedeuten, dass es nicht möglich wäre, den Gesamtnutzen dadurch zu erhöhen, dass man einen Patienten besser und einen anderen Patienten in gleichem Umfang schlechter stellte. Der Grenznutzen bzw. das Grenzglück[721] aller Patienten wäre im Rahmen eines solchen Pareto-Optimums gleich. Ob allerdings das Pareto-Optimum in die Praxis eines Krankenhausalltags umgesetzt werden kann, ist äußerst zweifelhaft. Es wird wohl ein Denkmo-

717 Höffe, Otfried: Medizin ohne Ethik? ... A.a.O., S. 38 f.

718 Peter, Hans: Welfare Economics – Ethik und doch Wissenschaft. In: Montaner, Antonio (Hg.): Geschichte der Volkswirtschaftslehre. Köln, Berlin 1967, S. 410.

719 Dieser Zustand ist in der ökonomischen Fachliteratur auch als Pareto-Optimum bekannt nach dem Ökonomen und Soziologen Vilfredo Pareto (1848–1923).

720 Siehe Abschnitt 10.3.2.

721 Das Grenzglück ist analog dem Grenznutzen (siehe Abschnitt 3.1) definiert als der Glückszuwachs, der durch eine weitere, einem Patienten zugeführt Ressourceneinheit zustande kommt.

dell bleiben, das nicht mehr als eine gewisse Verteilungs-Orientierung bietet. Aber auch diese Orientierung muss zumindest in ethischer Hinsicht scheitern, wenn sie ohne moralische Intuition auszukommen versucht. Denn ohne diese Intuition müsste eine Begründungstheorie vertreten werden, die Alltagssituationen und Alltagsmoral ignoriert.

Schließlich ist das Pareto-Optimum noch mit einem weiteren Handicap behaftet: Individuelles Glück wird stets subjektiv empfunden und ist zudem nicht messbar. So verbirgt sich die theoretisch attraktive Darstellung der Welfare Economics „hinter dem Schleier mathematischer Pseudoexaktheit"[722]. Auch die Vergleichsmethode von Trapp, nach der unterschiedliche Erlebnisqualitäten durch Befragung miteinander in Beziehung gesetzt werden sollen, um auf diese Weise einen gewissen Grad an Objektivierung zu schaffen[723], scheint für das Krankenhauswesen nur von sehr eingeschränkter Bedeutung zu sein. Deutlich wird zudem die Problematik, Gleichheit und Verteilungsgerechtigkeit zufriedenstellend zu integrieren.

Der konsequenzialistische Ansatz des Utilitarismus zeigt jedoch noch in eine andere Richtung, die auch für die Denkweise einer dem Ökonomisierungszwang verbundenen High-Tech-Medizin und deren Folgen von Bedeutung sein kann. Gemeint ist die Verantwortung medizinischer Forschung und ihre Anwendung im Krankenhauswesen, die Verantwortung des Gesetzgebers und der für die Entwicklung des Krankenhauswesens Verantwortung tragenden Personen und Organisationen in Raum und Zeit.

Eine als Verantwortungsethik interpretierte teleologische Ethik grenzt Max Weber scharf gegen eine Gesinnungsethik ab: „Wir müssen uns klar werden, dass alles ethisch orientierte Handeln unter zwei voneinander grundverschiedenen gegensätzlichen Maximen stehen kann: es kann gesinnungsethisch oder verantwortungsethisch orientiert sein"[724]. Wenn sich ein Krankenhausarzt, erst recht ein Chef- oder Oberarzt, auf seinen aktuellen ärztlichen Kompetenzbereich, und in loyaler Gesinnung auf seine Guidelines[725] und auf die Verhaltensvorgaben seiner Geschäftsführung zurückzieht und in Bezug auf die Folgen seines Handelns, das ihm möglicherweise strukturethisch zugemutet wurde, sagt: „Die Ver-

722 Gesang, Bernward: Die Verteidigung des Utilitarismus … A.a.O., S. 23.

723 Trapp, Rainer: Nicht-klassischer Utilitarismus. Frankfurt am Main 1988, S. 303 f.

724 Weber, Max: Gesinnungs- und Verantwortungsethik. In: Gesammelte politische Schriften. Tübingen 1958, S. 551.

725 Guidelines sind Leitlinien, die dazu dienen sollen, in Standardsituationen unter Einbringung neuester wissenschaftlicher Erkenntnisse diagnostisch und therapeutisch einheitlich behandeln zu können. Siehe Rendenbach, Ulrich; Grosse, Katrin: Werden wir Hausärzte zu Medizinrobotern degradiert? … A.a.O., S. 30.

antwortung trifft nicht mich, sondern die anderen, in deren Dienst ich arbeite“[726], dann wird es ihm schwerfallen, sein Verhalten ethisch zu begründen. Dies trifft auch dann zu, wenn er ein Christ ist, als solcher recht tut „und […] den Erfolg Gott allein anheim“[727] stellt.

Verantwortungsethisch gesehen kann somit der Utilitarismus trotz oder gerade wegen seines Wertemonismus für das Krankenhauswesen ein ernst zu nehmender Kandidat unter den Ethiken zur Bewältigung dramatischer Situationen sein, wie sie sich seit längerem im Krankenhauswesen abzeichnen.

12.3.2.4 Die Diskursethik von Apel und Habermas

„Keine Ethik überzeugt vollständig“.[728] Die oben angesprochenen Ethiken enthalten jedoch allesamt in ihren teleologischen und deontologischen Merkmalen sowie in der Hervorhebung eines „Strebensglücks“[729] zeitstabile Komponenten, die allgemein Eingang in eine medizinische Bereichsethik finden und speziell zur Bewertung der Ökonomisierung im Krankenhauswesen herangezogen werden können. Allerdings sind die Aussichten, aus diesen Komponenten, oder auch nur aus einer von ihnen, eine universale, weil rational begründbare Ethik abzuleiten, eher düster. Die Aufklärung – so MacIntyre – sei mit ihrer Intention, eine säkulare, von Metaphysik und Religion unabhängige Moral zu schaffen, gescheitert: „Reason is calculative; […]. In the realm of practice it can speak only of means. About ends it must be silent“[730]. Vertreter kognitivistischer Ethiken widersprechen dieser These. Dennoch ist es fraglich, ob eine von außen in das Krankenhauswesen hineingetragene rational-abstrakte „Weltethik“ den sich immer mehr ausdifferenzierenden medizinischen Methoden und Einschätzungen einer auch kulturell nicht mehr homogenen Gruppe von Akteuren Rechnung tragen kann. Dabei wäre das Selbstzweckprinzip Immanuel Kants bzw. der „character indelebilis“ eines „Wertes an sich“ durchaus Prinzipien höchsten Ranges, die vernunftgemäß allgemein Anerkennung finden könnten. Wobei Habermas mit Recht bemerkt, dass allgemein gültige Normen die Anerkennung aller Betroffener verdienen, sodass es nicht ausreicht, wenn „einzelne prüfen, ob sie das

726 Weber, Max: Gesinnungs- und Verantwortungsethik … A.a.O., S. 555

727 Weber, Max: Gesinnungs- und Verantwortungsethik … A.a.O., S. 555.

728 Gesang Bernward: Die Verteidigung des Utilitarismus … A.a.O., S. 134.

729 Der Ausdruck stammt von Höffe und meint im Gegensatz zum „Sehnsuchtsglück“ ein Glück, auf das man nicht nur hoffen, sondern auf das man hinarbeiten kann. Siehe Höffe, Otfried: Medizin ohne Ethik? … A.a.O., S. 165 f.

730 MacIntyre, Alasdaire: After Virtue. London 1981, S. 52.

Inkrafttreten einer strittigen Norm in Ansehung der Folgen und Nebenwirkungen, die einträten, wenn alle sie befolgen würden, wollen können“[731].

Aber selbst, wenn diese Prinzipien allgemein anerkannt würden, bleibt immer noch die Frage offen, wie sie denn in einem Einzelfall umgesetzt werden sollen. Grundsätzlich richtige, aber inhaltslose Leerformeln, wie sie inflationär in medizinischen und Pflege-Leitbildern präsentiert werden, helfen auch in der Ökonomisierungsdebatte nicht weiter. Die an sich plausible Aussage: „Zuerst kommt der Patient, dann erst die Ökonomie“, erweist sich beim näheren Hinsehen als voreilig, denn es kann entgegen gehalten werden, dass ohne Ökonomie lebenswichtige Ressourcen entweder vergeudet werden oder nicht optimal zum Wohl aller Patienten verteilt werden können.

Der Grund für die These von MacIntyre liegt wohl darin, dass die Idee einer intersubjektiven Geltung durch die szientistische Vorstellung einer normativ neutralen und wertfreien Objektivierung bereits vorentschieden ist.[732] Dabei war der Bedarf an einer universal geltenden Ethik für das Gesundheitswesen noch nie so groß, wie in unserer Zeit einer immer stärker multikulturell geprägten Gesellschaft und eines sich offensichtlich immer mehr beschleunigenden naturwissenschaftlich-technischen Fortschritts und immer neuen Erkenntnissen und Möglichkeiten in der Medizin und einer darauf fast zwangsläufig folgenden Ökonomisierung krankenhausärztlichen und –pflegerischen Handelns[733].

Aus dieser Erkenntnis heraus wäre eigentlich, ganz im Sinne eines ethischen Konsequenzialismus, eine solidarische Verantwortung für die Auswirkungen der die Patienten unmittelbar betreffenden technologischen Entwicklung zu erwarten. Dieser Verantwortung müsste dann die intersubjektive Geltung von Normen entsprechen. Die Frage ist nur, wie diese Geltung zustande kommen soll, wenn die Philosophie als Wissenschaft die Letztbegründung ethischer Normen oder eines letzten Prinzips aufgegeben hat. Es liegt scheinbar nahe, wie dies Apel postuliert, dass dann nur die Gewissensentscheidungen Einzelner moralische Verbindlichkeit für sich selbst in Anspruch nehmen können[734]. Die Probleme bestehen dabei darin, die Gewissensentscheidungen der Einzelnen nach bestimmten Regeln in Übereinstimmung zu bringen und sie bestehen in der Beantwortung der Frage, welcher materielle moralische Inhalt aus der praktischen Anwendung dieser kommunikativen Vernunft folgt und ob sich daraus dann eine Letztbegründung ableiten lässt.

731 Habermas, Jürgen: Habermas, Jürgen: Moralbewusstsein … A.a.O., S. 75.

732 Apel, Karl-Otto: Transformation der Philosophie. Band 2 … A.a.O., S: 359.

733 Dieser Bedarf ist natürlich nicht nur im Gesundheitswesen, sondern in vielen Bereichen des gesellschaftlichen Lebens wahrzunehmen.

734 Apel, Karl-Otto: Transformation der Philosophie. Band 2. … A.a.O., S. 362 und 373.

Apel nennt folgende Regeln für eine mögliche Letztbegründung auf der Basis kommunikativen Handelns: Die Diskussionsteilnehmer sind an der Auflösung aller Geltungsfragen interessiert; sie unterstellen, dass sie mit allen anderen die Probleme teilen; sie betrachten alle übrigen Diskussionsteilnehmer als gleichberechtigt; sie sind entschlossen, die Konflikte durch Kommunikation und Begründung rational und gewaltfrei zu lösen. Dabei sehen sich die Diskussionsteilnehmer in einer Mitverantwortung für die Lösung der anstehenden Probleme.[735]

Ein ähnliches Begründungsprogramm entwirft Habermas, indem er sich die Methode der transzendentalpragmatischen Begründung zu eigen macht. Sie beruht darauf, dass sich bestimmte Aussagen nicht deshalb als wahr erweisen, weil sie deduktiv auf einen außerhalb der Aussage liegenden Grund verweisen können. Vielmehr werden sie dann als wahr anerkannt, wenn eine gegenteilige Aussage zu einem Selbstwiderspruch führen würde. Als Beispiel möge der Satz dienen: „Es gibt keine Wahrheit". Wenn es keine Wahrheit gibt, dann ist eben auch dieser Satz unwahr, was einen Selbstwiderspruch bedeutet. Habermas entgeht damit dem Vorwurf eines Münchhausen-Trilemmas[736] der Skeptiker, die eine Letztbegründung für unmöglich halten.[737]

Auch Habermas nennt im Rahmen einer diskursethischen (idealen) Kommunikationsgemeinschaft Voraussetzungen, die für eine unhintergehbare, transzendentalpragmatische Argumentation erforderlich sind, nämlich die Notwendigkeit logischer (z.B. das Nichtwiderspruchsprinzip) und semantischer Argumentationsregeln, Regeln der kooperativen Wahrheits- bzw. Konsenssuche. Die Diskursteilnehmer stehen in einem gleichberechtigen, herrschaftsfreien Verhältnis zueinander. Kein vernunftbegabtes Wesen, das in der Lage ist, sich verständlich zu artikulieren, darf ausgeschlossen werden.

Abgesehen davon, dass der Zugang zu den Lebenswelten des Krankenhauses oder auch zu dessen übergeordneten Systemen nicht Jedermann möglich ist, wird diesen Voraussetzungen entgegen gehalten, dass sie nur idealer Natur seien und in der Lebenswirklichkeit nicht aufträten. Tatsächlich sind die (Sub-)Systeme

735 Apel, Karl-Otto: Diskursethik als Verantwortungsethik – eine postmetaphysische Transformation der Ethik Kants. In: Schönrich, Gerhard; Kato Yosushi (Hg.): Kant in der Diskussion der Moderne. Frankfurt am Main, 1996, S. 333 und 335.

736 Der Begriff stammt von Hans Albert aus seinem „Traktat über kritische Vernunft" und meint a) den infiniten Regress, der für jede Begründung wiederum eine Begründung verlangt. b) den logischen Zirkel, der besagt, dass die Begründung einer Aussage bereits in der Aussage selbst enthalten ist und c) den Dogmatismus, der keine weitere Begründung zulässt. Albert, Hans: Traktat über kritische Vernunft. 5. Aufl., Stuttgart 1991.

737 Keine Aussage, gleich welchen Ursprungs, sei auf eine sichere Begründung zurückzuführen. Es sei nicht möglich für irgendeine Aussage Letztbegründung zu beanspruchen. „Alle Sicherheiten in der Erkenntnis sind selbstfabriziert und damit für die Erfassung der Wirklichkeit wertlos". Albert, Hans: Traktat … A.a.O., S. 36.

Krankenhaus, Krankenhaus- und Gesundheitswesen im gewissen Sinne geschlossene „Lebenswelten“[738], in denen sich hierarchische Strukturen mit einer Vielzahl verdeckter und offener Sanktionsmechanismen etabliert haben. Sehr schnell wird dann, oft unbemerkt, aus einem kommunikativen ein strategisches Handeln, bei dem die erwünschte Interaktion gerade nicht durch rationale Motivation kraft eines illokutionären Bindungseffektes eines Sprechangebots, sondern durch offene oder verdeckte Androhung von Sanktionen oder In-Aussichtstellen von Gratifikationen veranlasst wird[739]

Die Diskursteilnehmer, die zu der erwarteten intersubjektiven Geltung von Normen beitragen, können, sind, am Beispiel eines Krankenhauses, Ärzte, Pfleger, Geschäftsführung, Verwaltung und – was häufig übersehen wird – die Patienten[740] sowie Politiker, soweit sie nicht schon als Mitglieder von satzungsgebenden- oder Aufsichtsorganen der Kommunikationsgemeinschaft zugerechnet werden müssen.

Sie sind im Sinne Habermas' „vergesellschaftete Individuen“, die „im täglichen Umgang miteinander [...] auf ein naiv für gültig gehaltenes ‚Wissen‘ von Werten angewiesen sind“[741]. Sie stützen sich auf Überzeugungen, die sie in hinreichender Kompatibilität untereinander teilen, weil sie sie im Grundsatz für wahr halten, und dies auch nur deshalb, weil sie sich bewährt haben und weil die Organisation Krankenhaus angeblich so und nicht anders funktioniert und nicht zuletzt auch deshalb, weil diese Werte und Überzeugungen auch vom Umsystem[742] der Gesellschaft anerkannt werden. Sie leben und arbeiten in der Lebenswelt des Krankenhauses und sind gleichzeitig Mitglieder einer Kommunikationsgesellschaft, zu der nicht Jeder außerhalb dieser Lebenswelt Zutritt hat.[743] Sie besitzen als Interaktionsteilnehmer eine performative Einstellung zum Netz mo-

738 Der Begriff „Lebenswelt“ taucht um die Wende vom 19. zum 20. Jh. im kulturprotestantischen Schrifttum auf. Husserl verwendet ihn als Einstieg in die transzendentale Phänomenologie. Er verlässt damit „den Standpunkt des isolierten Bewusstseins und weitet die Phänomenologie auf die Strukturen des sozialen Lebens aus“. Vgl. Fellmann, Ferdinand: Lebenswelt. In: LThK, Band 6, Sp. 731. Für Habermas bedeutet Lebenswelt einen „sozialen Raum [...] wie er sich in einem Gespräch eröffnet, dessen „Modell [...] am Ideal des Platonischen Streitgesprächs abzulesen ist“. Vgl. Habermas, Jürgen: „Entgegnung“. In: Honneth, Axel; Joas, Hans (Hg.): Kommunikatives Handeln. Beiträge zu Jürgen Habermas' Theorie des kommunikativen Handelns. Frankfurt am Main, 2009, S. 331 f.

739 Habermas, Jürgen: Moralbewusstsein ... A.a.O., S. 68.

740 Im System Gesundheitswesen und im Subsystem Krankenhauswesen kommen weitere Akteure hinzu. Siehe u.a. Abschnitt 4.1.2. Abb.3.

741 Habermas, Jürgen: Wahrheit und Rechtfertigung. Philosophische Aufsätze. Frankfurt am Main 1999, S. 317.

742 Zum Begriff des Umsystems siehe Abschnitt 4.1.2 sowie Abb. 3.

743 Apel, Karl-Otto: Transformation der Philosophie. Band 2. ... A.a.O., S. 427.

ralischen Verhaltens in einem Krankenhaus, d.h. ihre Aussagen und Meinungen sind nicht einfach Assertionen, sondern sie sind mit Intentionen und Handlungen direkt verbunden. Wenn auf einem Ärztetag etwa die Absicht geäußert würde: „Wir werden der Zerschlagung des ärztlichen Berufsstandes durch die Ökonomisierung in den Krankenhäusern mit allen Mitteln entgegenwirken", so wäre dies eine performative Äußerung im oben gemeinte Sinne, weil mit einer solchen Aussage uno actu ein Wille zu einer entsprechenden Handlung einhergeht.

Wenn diese interaktiven Übereinstimmungen gestört werden und das bisher für Richtig gehaltene problematisiert wird, dann tritt das ein, was unter einer „Störung des stationären sozialethischen Gleichgewichts" beschrieben wurde[744] und was Apel als „konstitutive Gleichgewichtsstörung" bezeichnet[745]. Dass sich spätestens seit Anfang des letzten Drittels des vorigen Jhs. ein Missverhältnis zwischen der Expansion medizinisch-technischen Wissens und seiner Möglichkeiten, den kostensteuernden Methoden der Ökonomisierung und den Trägheitsmomenten gruppenspezifischer Moralen auftat, ist ein typisches Beispiel einer solchen Störung. Der Prozess einer Konsensgewinnung verläuft dann auf dem Pfad eines sozialethischen evolutorischen Gleichgewichts durch kommunikative Interaktionen, in denen die Akteure der Lebenswelt Krankenhaus ihre Einschätzungen, Pläne und Handlungen miteinander abzustimmen versuchen.

Die Abstimmung kann durch einen theoretischen oder praktischen Diskurs erfolgen. Der theoretische Diskurs nimmt sich des propositionalen Wahrheitsgehaltes von Aussagen an, die sich auf bestimmte, möglicherweise existierende Sachverhalte beziehen. Als Beispiel diene die Behauptung, dass durch die Ökonomisierung Sparpotenziale freigesetzt werden, die den Freiraum für ärztliches und pflegerisches Handeln vergrößern und dadurch die Qualität der Handlungen steigern. Die Kluft zwischen einem singulären Ereignis, wie dem hier angegebenen einerseits und einer allgemeinen Hypothese andererseits könnte durch „verschiedene Kanons der Induktion überbrückt"[746] werden.

Der praktische Diskurs hat die normative Richtigkeit einer Aussage oder Behauptung zum Thema. Er ist als eine „Art reflexiv kommunikatives Handeln"[747] zu verstehen, der die Sicherheit des Handelns wiederherstellen soll, das seinen „Halt im Korsett lebensweltlicher Selbstverständlichkeiten"[748] verloren hat. Er dient somit dazu, Handlungskonflikte unparteilich beizulegen. Als Beispiel kann die Aussage dienen, dass die Ökonomisierung trotz der Ermöglichung von Frei-

---

744 Siehe Abschnitt 5.4 und Abb.4.

745 Apel, Karl-Otto: Transformation der Philosophie. Band 2. ... A.a.O., S. 359 f.

746 Habermas, Jürgen: Moralbewusstsein ... A.a.O., S. 73.

747 Habermas, Jürgen: Erläuterung zur Diskursethik ... A.a.O., S. 17.

748 Habermas, Jürgen: Wahrheit und Rechtfertigung ... A.a.O., S. 292

räumen für ärztliches und pflegerisches Handeln zusätzlich schädliche Nebenwirkungen dahingehend verursacht, dass sie die anthropologischen Grundlagen des Patienten aus dem Auge verliert und dadurch seine Würde beschädigt. Auch im praktischen Diskurs ist ein Brückenprinzip nötig, das ähnlich wie die Induktion im theoretischen Diskurs die Kluft zwischen einer singulären normativen Aussage und der allgemeinen Akzeptanz überbrückt. Dies kann nach Auffassung von Habermas nur ein Moralprinzip sein, das alle Normen als ungültig ausschließt, die nicht die qualifizierte Zustimmung aller Betroffenen haben[749]. Diese Forderung nähert sich dem Kant'schen kategorischen Imperativ, der nur das als oberste Norm gelten lassen will, das geeignet ist, ein allgemeines Gesetz zu werden. Aber so wie es nicht ausreicht, wenn nur ein Einzelner prüft, ob das Inkrafttreten einer Norm für alle Betroffenen zum allgemeinen Gesetz werden kann, so reicht es auch nicht aus, wenn in der Lebenswelt Krankenhaus bzw. Krankenhaus- oder Gesundheitswesen alle zu einem normativen Konsens kommen, von dem angenommen werden soll, dass dieser Konsens auch von allen Betroffenen außerhalb der genannten Lebenswelt als Gesetz akzeptiert wird. Aber selbst wenn eine solche Akzeptanz zu erreichen wäre, kann sie zwar als starker Hinweis dienen, dass die so gefundenen moralischen Urteile der gemeinsam erfahrenen Wirklichkeit entsprechen, sie ist jedoch nicht von konstitutiver Bedeutung für die Erkenntnis einer sittlichen Wahrheit[750].

12.3.3 Zur Ergänzungsbedürftigkeit des ärztlichen Ethos

12.3.3.1 Die Geschichtlichkeit der Moral

Muss damit endgültig der Universalisierungsanspruch einer Ethik, die das Problem der Ökonomisierung des Krankenhauswesens überzeugend bewerten könnte, aufgegeben werden? Die Antwort lautet „nein", wenn es um ein oberstes Moralprinzip, nämlich den unhintergehbaren Selbstwert der menschlichen Person und um dessen anthropologische Grundausstattung geht, aus der sich dieser Selbstzweck speist. Ein solches Moralprinzip leistet als potenziell univerale „Leitüberzeugung" gute Dienste bei sozial- und strukturethischen Gesichtspunkten der

749 Habermas, Jürgen: Moralbewusstsein … A.a.O., S. 73.

750 Demmer, Klaus: Christliche Existenz unter dem Anspruch des Rechts. Ethische Bausteine der Rechtstheologie. Freiburg im Uechtland, 1995, S. 69 f. Weitere Einwände gegen die Letztbegründung durch die Diskursethik können hier nicht aufgeführt werden. Hingewiesen sei u.a. auf Ernst, Stephan: Grundlagen theologischer Ethik … A.a.O., S. 187 f sowie auf Schockenhoff, Eberhard: Zur Lüge verdammt. Politik, Medien, Medizin, Justiz, Wissenschaft und die Ethik der Wahrheit. Freiburg, Basel, Wien 2000, S. 163 f.

Ökonomisierung. Die Antwort lautet „ja“, wenn es um moralische Handlungsanleitungen geht. Die philosophische Ethik stellt keine medizinethischen „guidelines“ zur Verfügung. Insofern hat Habermas recht, wenn er sagt: „Die moralischen Alltagsintuitionen bedürfen der Aufklärung durch die Philosophen nicht“.[751]

Zudem hat sich in der hippokratischen Tradition über zweieinhalb Jahrtausende ein spezifisch ärztliches Ethos erhalten und drei ärztlicherseits den Patienten geschuldete Aufgaben überliefert, die auch heute noch allgemein anerkannt werden, nämlich das Gebot, Notleidenden zu helfen, Niemandem Schaden zuzufügen und gegenüber Jedermann Schweigen über die Behandlung eines Kranken zu bewahren[752]. Erst im 19. und 20. Jh. wurde dann im Gefolge der europäischen Aufklärung und der Betonung der Individualität der menschlichen Person auch das Selbstbestimmungsrecht der Patienten juristisch thematisiert.[753].

Aber weder die Grundsätze des so genannten hippokratischen Eides noch deren Ergänzung durch das „Genfer Gelöbnis“ aus dem Jahr 1948, noch dessen Fortsetzungen in den Gelöbnissen der Jahre 1968 und 1989 oder ähnliche Gelöbnisse aus dem indischen, persischen, hebräischen oder japanischen Kulturkreis oder die aktuellen ärztlichen Muster-Berufsordnungen können im 21. Jh. als überzeitliche Grundlage medizinischer Ethik oder gar als „Goldene Regel der Medizin“[754] Geltung beanspruchen. Sie enthalten zwar abstrakte Grundnormen ärztlichen Verhaltens. Aber in den konkreten Fällen, mit denen es eine hochdifferenzierte Medizin heute zu tun hat, sieht sich der Klinikarzt vor völlig neue ethische Konflikte gestellt.

Dazu kommt, dass durch die immer deutlicher werdende Komplexität menschlichen Lebens und körperlicher wie seelischer Leiden, nicht zuletzt durch das komplexe Beziehungsgefüge von Arzt und Patient einerseits sowie von Krankenhaus, parafiskalischen und privaten Organisationen andererseits die Krankheit nicht mehr nur ein individuelles Ereignis geblieben, sondern zu einem sozialen Faktum geworden ist, in dessen Gefolge medizinische Innovationen, Kostensteigerungen sowie Industrialisierungs- und Ökonomisierungsprozesse entstanden sind. So stellen sich nicht nur der Medizin, sondern auch den Sozial-

---

751 Habermas, Jürgen: Moralbewusstsein … A.a.O., S. 108.

752 Vgl. Steinmann, Kurt (Übersetzer und Herausgeber): Hippokrates. Der Eid des Arztes … A.a.O., S. 13 ff und S. 27 ff.

753 So war ein medizinischer Eingriff noch vor knapp einhundert Jahren durchaus legitim, solange der Patient nicht ausdrücklich intervenierte. Noch im Jahr 1912 hatte das Reichsgericht in einem Urteil das Recht des Patienten auf Information abgelehnt. Vgl. Noack, Thorsten; Fangerau, Heiner: Zur Geschichte des Verhältnisses von Arzt und Patient in Deutschland … A.a.O., S. 86.

754 Edelstein, Ludwig: Der Hippokratische Eid. Zürich, Stuttgart 1969, S. 54.

und anderen Kulturwissenschaften neue Fragen, die mit dem herkömmlichen Berufsethos nicht mehr zu beantworten sind, weil dieses in vielen Fällen nicht mehr allein in der Lage ist, klare Orientierung für das zu geben, was moralisch erlaubt und was moralisch nicht erlaubt ist[755]. Zwar bleibt das etablierte ärztliche Berufsethos nach wie vor gültig; es reicht aber zur Bewältigung der neuartigen medizinisch-ethischen Probleme nicht mehr aus. Mit anderen Worten: Die biomedizinische Forschung, die High-Tech-Medizin mit ihren organisatorischen und betriebswirtschaftlichen Folgen und das Problem der Verteilung knapper medizinischer Ressourcen schicken die Ethik auf bislang unbekanntes Terrain.

Um unter der Vielzahl medizinisch möglicher Entscheidungen die ethisch noch am ehesten vertretbare Entscheidung treffen zu können, bedarf es deshalb einer medizinischen Ethik, die das traditionelle medizinische Ethos ergänzen kann und die vor allem auch sozialethische Probleme, darunter die immer größer werdende Allokationsproblematik, besser als bisher in den Blick bekommt. Dabei geht es nicht nur darum – wie Höffe meint – „längst bekannte Prinzipien anzuwenden"[756]. Es geht vielmehr um deren geschichtliche Dynamik, mit anderen Worten: Um die „Geschichtlichkeit der Moral" sowohl in ihrer Form der „Geschichtsunterworfenheit" als auch in ihrer Form der „Geschichtsgestaltung"[757]. Auch die medizinische Ethik ist der gesellschaftlichen Entwicklung, den intersubjektiven Erfahrungen und der biomedizinischen Forschung „unterworfen" und zwar in dem Sinne als sie auf das antworten muss, was ihr die geschichtliche Entwicklung in den genannten Bereichen gewissermaßen vorlegt. Sie wirkt aber auch handlungsgestaltend und handlungsleitend, wenn die kognitiv gewonnenen moralphilosophischen Erkenntnisse und die intuitiv gesammelten medizinethischen intersubjektiven Erfahrungen in einen Diskurs eingebracht werden, um dann zu versuchen, einen belastbaren und von allen Diskursteilnehmern anerkannten Konsens herzustellen.

So erscheint der praktische Diskurs ein geeignetes Instrument zur Lösung von Handlungskonflikten zu sein, weil er bei Alltagssituationen ansetzt, in denen die moralische Richtigkeit von Handlungen von einem Diskursteilnehmer oder von mehreren Diskursteilnehmern in Frage gestellt werden kann. Damit ist unter den Voraussetzungen eines herrschaftsfreien Diskurses die Möglichkeit eröffnet, durch gesellschaftliche Entwicklungen, durch Erfahrungen oder durch neue Erkenntnisse in den Natur-, Sozial- und Kulturwissenschaften brüchig gewordene moralische Normen zu hinterfragen und einen neuen moralischen Konsens zu finden.

---

755 Höffe, Otfried: Medizin ohne Ethik? ... A.a.O., S. 19.

756 Höffe, Otfried: Medizin ohne Ethik? ... A.a.O., S. 20.

757 Demmer, Klaus: Hermeneutische Probleme der Fundamentalmoral ... A.a.O. S. 101

Der äußeren Erscheinung nach gibt es in Deutschland eine Vielzahl von „Gesprächsrunden" in Form von so genannten Ethikkommissionen, Ethikkomitees oder klinisch-ethischen Interaktionsmodellen[758]. Ob allerdings diese Einrichtungen die von Apel und Habermas vorgestellten Begründungsprogramme und Argumentationsregeln stets beachten, darf bezweifelt werden. Zudem erstaunt die Thematik der Ethikkommissionen, die sich flächendeckend nahezu ausschließlich individualethischen Themen widmet und von sozialethischen Implikationen kaum Kenntnis nimmt. So waren beispielsweise die thematischen Schwerpunkte auf der 27. Jahresversammlung des „Arbeitskreises Ethik-Kommissionen in der Bundesrepublik Deutschland" am 6. Und 7. November 2009 die klinische Medizinprodukte-Prüfung, die Arzneimittelforschung für Kinder und die Transplantationsmedizin, darunter suppressive Therapien, sowie die Problematik von Placebo-Kontrollstudien. Auch die Mustersatzung für Ethikkomitees für Krankenhäuser geht über Empfehlungen zur Einführung von Leitlinien, zur Beratung von Geschäftsführungen und zu entsprechenden Fortbildungsveranstaltungen für das leitende Personal nicht hinaus[759]. Gerade weil Individual- und Sozialethik zwei Seiten einer Medaille, nämlich der Allgemeinen Ethik sind[760], prägen die sozioökonomischen Strukturen und die finanziellen Grundlagen von Krankenhäusern das individuelle Verhalten von Ärzten und Pflegern ganz wesentlich. Hier wäre dringend eine Ergänzung der Thematik der Ethikkommissionen durch sozialethische Problemkreise anzumahnen.

Das ist sicher nicht einfach. Die Schwierigkeit ist aber weniger ein „fehlendes Gespür für brandneue Probleme", wie Höffe meint.[761] Vielmehr scheint oft auch der Mut zu fehlen, sich auf unbekanntes, deshalb auch unsicheres ethisches Neuland vorzuwagen und dabei zu riskieren, als idealistisch (medizinische Anthropologie), verantwortungslos (Allokation knapper Ressourcen) oder als fachunkundig (biomedizinische Forschung) etikettiert zu werden und dadurch den guten Ruf oder Karrierechancen zu verlieren.

In diesem Fall kommt die „alte" Kardinaltugend der Tapferkeit – modern gesprochen: der Zivilcourage – wieder zur Geltung. Aber auch die übrigen Kardinaltugenden der antiken philosophischen Tradition[762], nämlich Klugheit, Beson-

---

758 Zur Variante des klinisch-ethischen Interaktionsmodells vgl. Steinkamp, Norbert; Gordijn, Bert: Ethik in Klinik und Pflegeeinrichtung. Ein Arbeitsbuch. 2. Aufl., Neuwied, Köln, München 2005, S. 121 ff.

759 Vgl. dazu Steinkamp, Norbert; Gordijn, Bert: Ethik in Klinik und Pflegeeinrichtung … A.a.O., S. 154 ff.

760 Vgl. Abschnitt 5.1

761 Höffe, Otfried: Medizin ohne Ethik? … A.a.O., S. 21.

762 Allerdings entscheidet sich Aristoteles mit seinen elf Tugenden des affektiven Lebens offensichtlich bewusst gegen das wohl bis auf Plato und die Pythagoreer zurückgehende Schema der

nenheit und Gerechtigkeit, um die sich alle anderen Tugenden wie um eine Türangel (cardo) drehen, dienen dem Erfolg eines ethischen Diskurses, der ohne sie wohl fehl laufen würde. Das gilt für die Klugheit als „Fähigkeit, die Sinnhaftigkeit und Vernünftigkeit der Wirklichkeit zu erfassen“[763] ebenso wie für die Besonnenheit oder das Maßhalten, welche nach Thomas von Aquin dazu dienen soll, die Vernunft gegen das Streben der Leidenschaften zu sichern[764]. Der Begriff der Leidenschaft kann in Analogie auch durch den Begriff der ausufernden Begehrlichkeit, den Höffe verwendet, ersetzt werden. Diese Begehrlichkeit ist neben der positiv zu bewertenden wissenschaftlichen Neugier und dem fragwürdigen Dogma, alles tun zu dürfen, was man auch tun kann, die Antriebskraft der Pleonexie mit ihren diversen Folgen.

12.3.3.2 Das Prinzip Gerechtigkeit in der Allokationsproblematik

Vor allem die Gerechtigkeit hat in der Frage der Allokation eine besondere sozialethische Bedeutung und verdient, dem ärztlichen Ethos und der medizinischen Ethik hinzugefügt zu werden. Solange die Pleonexie in der Medizin nicht eingedämmt werden kann und der Summum-bonum-Effekt auf Seiten der potenziellen und aktuellen Nachfrager keine Grenzen kennt, werden die Ressourcenknappheit und die Ökonomisierungstendenzen weiter zunehmen und sich die Frage nach einer gerechten Verteilung immer dringender stellen. Was aber ist gerecht?

Höffe äußert Skepsis gegenüber einer Verteilungsgerechtigkeit, die sich zudem mit dem Adjektiv des Sozialen schmückt, weil die Verteilung „von oben her“ erfolge und dergestalt ein „maternalistisches Denken, eine Fürsorgementalität, zutage“ treten lasse, die auch die Gefahr des Missbrauchs der Solidargemeinschaft einschließe. Er schlägt deshalb eine „neuartige Krankenversicherung“[765] vor, welche die unheilige Verbindung von demokratischer Mitbestimmung und Selbstverantwortung einerseits mit einem in der Gestalt eines Fürsorgestaates auftretenden Obrigkeitsstaat andererseits aufzulösen versucht.

Höffe favorisiert ein vierstufiges System. Die erste Stufe, die er Stufe der öffentlichen Gesundheit nennt, ist eine vom Staat als Kooperationsgemeinschaft steuerfinanzierte Gesundheitsvorsorge (z.B. Impfpflicht, Seuchenbekämpfung, Schwangeren- und Mütterberatung), auf die Jeder ohne Ansehen von Einkommen und sozialem Status Anspruch hat. Die zweite Stufe deckt die Grundversor-

---

vier Grund- und Haupttugenden. Vgl. Schockenhoff, Eberhard: Grundlegung der Ethik … A.a.O., S. 104 f

763 Ernst, Stephan: Grundfragen theologischer Ethik … A.a.O., S. 320 ff.

764 Thomas von Aquin: Summa theologica, II. Teil des II. Buches.

765 Höffe, Otfried: Medizin ohne Ethik? … A.a.O., S. 233.

gung (z.B. professionelle Hilfe bei der Entbindung, Notarztversorgung, routinemäßige Vorsorgeuntersuchung) ab. Sie ist gleichfalls für Jeden über eine gesetzliche Pflichtversicherung bei den Krankenkassen im Rahmen der Solidargemeinschaft garantiert. Die dritte Stufe, die Höffe als Aufbaustufe deklariert (der Bürger entscheidet, gegen welche Krankheiten er sich zusätzlich versichern will), sieht die Mitglieder der Gesellschaft in ihrer Verpflichtung zur Eigenverantwortung. Der Bürger finanziert über eine private Krankenversicherung, zu der Jeder Zutritt hat, Aufwendungen, die über die Mindestversorgung hinausgehen. Auch die vierte Stufe, die Abrundungsstufe, wird über private Beiträge an eine private Krankenkasse finanziert. Damit werden Zusatzwünsche des Patienten (z.B. Einbettzimmer im Krankenhaus oder nicht-evidenzbasierte medizinische Versorgung) abgedeckt.

Das heißt konkret, dass Jeder für die Behandlung seiner Krankheit, soweit die Grenze der Mindestversorgung überschritten wird, selbst aufzukommen hat. Die Pleonexie seitens der Nachfrager (Patienten) würde eingeschränkt. Das Ordnungsprinzip der Solidarität würde durch das Ordnungsprinzip der Subsidiarität ergänzt und gleichzeitig das Gemeinwohl besser als durch ein singuläres Solidaritätsprinzip fundiert, weil zu erwarten ist, dass unter anderem der kostentreibende Effekt des moral-hazard[766] an Bedeutung verliert. Ethisch formuliert nimmt die ausgleichende Instanz[767] der Stufen eins und zwei bei der Allokation medizinischer Ressourcen ihre Verantwortung aus Gerechtigkeit und nicht etwa aus Mitleid wahr.[768] Ob ein solcher Vorschlag allerdings der deutschen Mentalität entspricht und ob er sich politisch durchsetzen ließe, erscheint gegenwärtig zweifelhaft.

Bei John Rawls stehen die Tugenden der Tapferkeit, der Klugheit und der Besonnenheit eher im Hintergrund. Sein Anliegen ist die Gerechtigkeit als „a fundamental natural duty“[769] Sein Schlüsselbegriff der Gerechtigkeit ist die Fairness, die durchaus vordergründig im Sinne eines Fairplay bei sportlichen Wettkämpfen verstanden werden kann[770]. Fairness erfordert die Anerkennung des Anderen als Person mit jeweils gleichen Rechten, d.h. im Falle des Krankenhauswesens, dass Klinikarzt und Patient ihre gegenseitige Anerkennung als Person zum Aus-

766 Zur Definition vgl. Abschnitt 1.1.

767 Das sind der Gesetzgeber oder die parafiskalischen Krankenkassen.

768 Höffe, Otfried: Medizin ohne Ethik? … A.a.O., S. 229. Höffe verschweigt nicht die außerordentlichen Schwierigkeiten, die bei der inhaltlichen Abgrenzung der zweiten von der dritten Stufe auftreten würden.

769 Rawls, John: A Theory of Justice. Oxford, New York 1999, S. 99.

770 So bei Stepanians, Markus: Gerechtigkeit als Fairness. Die Theorie der Gerechtigkeit von John Rawls. In: Nissing, Hanns-Gregor; Müller, Jörg (Hg.): Grundpositionen philosophischer Ethik … A.a.O., S. 149.

druck bringen. „Ohne diese Anerkennung würden sie einander nur als komplizierte Objekte in einem komplizierten Raum akzeptieren".[771] Das wiederum würde bedeuten, dass die Allokation medizinischer Ressourcen, soweit sie im Krankenhaus selbst stattfindet, ein rein technisches Verteilungsproblem darstellte ohne jegliche intersubjektive Beziehung zwischen Arzt und Patient.

Bei den Entscheidungen und Handlungen des Einzelnen sind auch die berechtigten Ansprüche und Interessen aller Anderen zu berücksichtigen. Dies soll nach Grundsätzen der Gerechtigkeit geschehen. Es sind dies Grundsätze, die „free and rational persons concerned to further their own interests would accept in an initial position of equality as defining the fundamental terms of their association. These principles are to regulate all further agreements"[772]. Übertragen auf das Problem der Allokation medizinischer Ressourcen hieße das: Überall dort, wo die medizinischen Ressourcen irgendwo zwischen lebensbedrohender Knappheit und Überfluss liegen, sind die Indizien für die Anwendung der Gerechtigkeit gegeben. Sie liegen vor, „whenever persons put forward conflicting claims to the division of social advantages under condition of moderate scarcity".[773]

Die Prinzipien der Gerechtigkeit werden hinter einem Schleier der Unwissenheit („veil of ingnorance"[774]) ausgewählt und nach entsprechender Diskussion von Allen akzeptiert. Der Schleier der Unwissenheit hat die Funktion, alle Wirkungen von Zufälligkeiten zu beseitigen, die die Teilnehmer an dem Diskurs in eine ungleiche Situation bringen und die zu dem Versuch verführen, gesellschaftliche und natürliche Umstände zu ihrem Vorteil auszunutzen. Er soll also alle Hindernisse der Ungleichheit beseitigen. In diesem Gedankenexperiment wird angenommen, dass die Teilnehmer oder Parteien (parties) keinerlei Kenntnisse von „certain kinds of particular facts" haben. „First of all, no one knows his place in society, his class position or social status, nor does he know his fortune in the distribution of natural assets and abilities, his intelligence and strength, and the like"[775]. Sie besitzen nunmehr keine Informationen mehr über das, was sie von anderen Personen oder Parteien unterscheidet. Damit ist es möglich, das von allen personen- oder parteispezifischen Ungleichheiten befreite Eigeninteresse mit dem Prinzip der Gerechtigkeit zu versöhnen.

Hinter dem Schleier der Unwissenheit befinden sich die Teilnehmer oder Parteien in einer (fiktiven) „original position", die sicher stellt, dass der Konsens, der erzielt wird, fair genannt werden kann und keiner das Gefühl haben muss,

771 Rawls, John: Justice as Fairness. In: Journal of Philosophy, 54, 1957, S. 653–662. Zitiert nach Stepanians, Markus: Gerechtigkeit als Fairness … A.a.O., S. 149.

772 Rawls, John: A Theory of Justice … A.a.O., S. 10.

773 Rawls, John: A Theory of Justice … A.a.O., S. 110.

774 Rawls, John: A Theory of Justice … A.a.O., S. 11.

775 Rawls, John: A Theory of Justice … A.a.O., S. 118.

übervorteilt zu werden oder Ansprüchen zustimmen zu müssen, die er nicht für legitim hält. Rawls nimmt nun an, dass sich die Teilnehmer bzw. Parteien unter den Bedingungen der original position auf zwei Gerechtigkeitsprinzipien („principles of justice") einigen werden, nämlich:

- „First: each person is to have an equal right to the most extensive scheme of equal basic liberties compatible with a similar scheme of liberties for others.
- Second: social and economic inequalities are to be arranged so, that they are both (a) reasonably expected to be to everyone's advantage, and (b) attached to positions and offices open to all."[776] Wie sich aus den Prinzipien ersehen lässt, ist ihr Hauptgegenstand „the basic structure of society, the arrangement of major social institutions into a scheme of cooperation".[777] Es sei deshalb der Versuch erlaubt, diese Prinzipien auf das System der Gesundheit und auf deren Subsysteme analog zu übertragen.

Das erste Prinzip lautete dann: Jeder Patient hat das Recht, auf alle, seiner Gesundung dienlichen, medizinischen Ressourcen zugreifen zu können. Das zweite Prinzip würde lauten: Soziale und ökonomische Ungleichheiten unter den Patienten und Institutionen sind so zu gestalten, dass (a) sie sich vernünftigerweise zum Vorteil jedes Patienten auswirken und (b) die im Gesundheitswesen agierenden Institutionen (Subsysteme)[778] faire Chancen für die Verwirklichung ihrer gesetzlichen und satzungsgemäßen Ziele erhalten.

Im Gegensatz zum klassischen Utilitarismus, der die Ungleichheit gegebenenfalls noch vertieft und zum Marxismus, der die absolute Gleichheit aller Menschen fordert, aber auch im Gegensatz zum extremen ökonomischen Liberalismus von Hayek, der dem Begriff der sozialen Gerechtigkeit nur Leere und Bedeutungslosigkeit zuerkennt[779], entscheidet sich Rawls für Prinzipien gerechtfertigter Ungleichheiten („principles of justified inequality") unter den Voraussetzungen – wieder übertragen auf das Gesundheitswesen – dass alle Patienten davon profitieren und alle Institutionen im Gesundheitswesen die gleiche reelle Chance haben, sich zu privilegieren.

776 Rawls, John: A Theory of Justice … A.a.O., S. 53.

777 Rawls, John: A Theory of Justice … A.a.O., S. 47.

778 Vgl. Abschnitt 4.1.2, Abb. 3.

779 Hayek, von, Friedrich August: Über die „soziale" Gerechtigkeit. In: Recht, Gesetzgebung und Freiheit (Law, Legislation and Liberty). Band 2, Landsberg 1981, S. 100.

Teil F: Ergebnisse in Thesenform

Ich bezeichne die Ergebnisse dieser Arbeit als Thesen, um deutlich zu machen, dass es sich dabei um Aussagen oder Urteile handelt, die zwar einen hohen Grad an Wahrscheinlichkeit haben, aber keinen universalisierbaren oder dogmatischen Charakter beanspruchen. Sie sind somit falsifizierbar, unterliegen den sich wandelnden Fakten ebenso wie der gesellschaftlichen Entwicklung und müssen sich kritischer Diskussion stellen.

THESE 1: Medizin, Ökonomie und Ethik stehen in einem Spannungsverhältnis zueinander, das eine zerstörerische Wirkung entfalten kann, wenn sich eine der drei Komponenten verselbständigt, das aber auch großen Nutzen für den Patienten bringt, wenn es gelingt, sie in einem Sinnzusammenhang einander zuzuordnen.

THESE 2: Ein Krankenhaus kann ohne die Anwendung betriebswirtschaftlicher Erkenntnisse und Methoden nicht verantwortbar betrieben und geführt werden. Wirtschaftlichkeit, optimale Kombination vorhandener und zu beschaffender Ressourcen sowie finanzielles Gleichgewicht sind auch für ein Krankenhaus unverzichtbar und von erheblicher ethischer Relevanz.

THESE 3: Ökonomisierung bedeutet eine der Patientenaufnahme, der medizinischen und pflegerischen Patientenbehandlung sowie der Patientenentlassung vorgeschaltete betriebswirtschaftliche Denk- und Handlungsweise, die sich in einem alle Krankenhausbereiche umfassenden systematischen und zielgerichteten Management konkretisiert.

THESE 4: Der Krankenhaussektor und das einzelne Krankenhaus sind innerhalb des Systems Gesundheit rational gestaltete, strukturierte Ensembles von Subsystemen, die sich einem wechselseitigen dynamischen Austausch von Leistungen und Informationen untereinander und mit dem Umsystem befinden. Eine isolierte Betrachtung des Krankenhauswesens führt deshalb zur Vernachlässigung von Emergenzen und externen Effekten sowie zu Fehlschlüssen in der sozialethischen Bewertung.

THESE 5: Bei der Bewertung der Ökonomisierung kommt die Komplementarität von Individual- und Sozialethik in besonderer Weise zum Tragen. Beide Ethiken sind nur zwei Seiten einer Medaille. Individualethisches Verhalten der

Akteure in den Kliniken kann in deren soziale Strukturen verändernd hineinwirken, diese wiederum können individuelle Verhaltensweisen nachhaltig beeinflussen.

THESE 6: Allgemein akzeptierte moralische Normen und Verhaltensweisen können nur auf der Basis ihrer Universalisierung gefunden werden. Der Weg zu einer Universalisierung kann über einen Prozess der Äquilibration kognitiver Strukturen, den Jean Piaget beschreibt, begangen werden. Insofern ist das Krankenhauswesen eine „lernende Organisation", die sich über längere Zeiträume hinweg über die von Stabilität und Instabilität begleitete Entwicklung in Richtung der Kohlberg'schen postkonventionellen Stufen bewegt.

THESE 7: Die Äquilibration findet im Rahmen eines so genannten sozialethischen Gleichgewichts statt, das, hervorgerufen durch eine Krise im Krankenhauswesen, von einem stabilen stationären Gleichgewicht zu einem instabilen evolutorischen Gleichgewicht wechselt. Der Wechsel wird durch einen Konsensprozess angestoßen, der die Geschichtsunterworfenheit der bisher gewordenen und gewohnten Lebens- und Ethosformen kritisch reflektiert, diese Formen vor dem Hintergrund neuer empirischer Erfahrungen sowie biomedizinischer und psychosomatischer Erkenntnisse durch ethische Adaptionen ergänzt und sie in ein neues stabiles Gleichgewicht zu überführen versucht.

THESE 8: In einem Konsensprozess, dessen Disputanten es sich zur Aufgabe gemacht haben, die Stabilität des Gleichgewichts zwischen Medizin, Ökonomie und Ethik wiederherzustellen, kann in der Pluralität westlicher Gesellschaften mit der dort verbreiteten Vielfalt der Kulturen und Weltanschauungen kein für Alle verbindliches Weltbild mehr als gültig in Anspruch genommen oder kognitiv überzeugend begründet werden.

THESE 9: Die epistemische Autorität religiöser Morallehren oder eines jüdisch-christlichen Weltverständnisses hat sich auch in den Kliniken auf die Erfahrungswissenschaften verlagert. Das christliche Proprium kann nicht in einer Sonderethik bestehen, sondern bewährt sich in seiner Kompatibilität mit einer universalisierbaren, für jeden vernünftigen Menschen einsehbaren Ethik, zu deren Anerkennung der christliche Glaube motiviert.

THESE 10: An die Stelle heteronomer Normen ist die Vernunft als Bezugspunkt der Ethik getreten. Sie konkretisiert sich in der praktischen Vernunft, welche die Ziele und Leistungsprozesse im Krankenhauswesen nach Maßgabe empirischer Erfahrungen und theoretischer Erkenntnisse gestaltet und offenlegt. Ihre Qualität äußert sich in ihrer pragmatischen und moralischen Anwendung.

THESE 11: Das Krankenhauswesen ist im Sinne Kants ein Reich der Zwecke. Jeder darin handelnde Akteur verfolgt bestimmte Zwecke, die in einen Ordnungsrahmen eingebettet sind. Diese Zwecke sind jeweils nur relativer Natur und werden nur auf Grund hypothetischer Imperative zu erfüllen sein. Die Basis für ein oberstes Prinzip kann ein solcher Zweck allerdings nicht sein. Vielmehr ist es der Patient, der über jeden beliebigen Zweck und über jeden Preis, seien es Fallpauschalen oder Sonderentgelte, Gewinne oder Effizienzen, erhaben ist und der kein Äquivalent hat, das seinen Wert ausgleichen könnte, sondern der vorrangig einen Zweck und einen Wert an sich besitzt. Dieses Prinzip kann als universales Leitprinzip bei der Bewertung der Ökonomisierung gelten, ohne jedoch eine ethische Handlungsanweisung im konkreten Einzelfall sein zu können.

THESE 12: Eine medizinische Anthropologie, die das Wesen des Menschen unter den Bedingungen seines Krankseins betrachtet, ist in deutschen Krankenhäusern hinter die cartesianischen Auffassung von der Gliedermaschine „Mensch" zurückgetreten. Diese Auffassung wirkte nachhaltig auf die naturwissenschaftliche und biomedizinische Forschung und brachte neben großen Wohltaten im medizinischen und pharmazeutischen Bereich auch Allmachtsphantasien und trügerische Heilserwartungen hervor.

THESE 13: Die Entwicklung der Kosten im Krankenhauswesen, die einen Wandel der Prioritäten der handelnden Akteure zur Folge hatte, wurde durch Pleonexien in der Medizin auf Seiten der Anbieter medizinscher Leistungen und auf Seiten der nachfragenden potenziellen und tatsächlichen Patienten verursacht. Die darauf einsetzende Pleonexie in der Gesetzgebung führte direkt in den Ökonomisierungsprozess, dem seinerseits ein bemerkenswerter Perspektivenwechsel in Teilen des ärztlichen Personals hin zu einer vorrangig betriebswirtschaftlich orientierten Denk- und Handlungsweise folgte.

THESE 14: Die Ökonomisierung verstärkt die in den Krankenhäusern bereits vorhandenen Tendenzen der Zentralisierung, Industrialisierung, Oligopolisierung und Privatisierung, die durch eine aufwändige High-Tech-Medizin hervorgerufen wurden. Die Methoden der Ökonomisierung haben ihren Ursprung in großen gewinnorientierten Organisationen, in denen fragmentierte Produktionsprozesse vorherrschen, die sich in den klinischen Behandlungsmethoden wiederfinden. Drei Probleme stehen mit dieser Entwicklung in Zusammenhang. Zum einen gerät der Patient in seiner leibseelischen Gesamtheit aus dem Blickfeld des Arztes. Er wird zu einem aus einzelnen (Körper-)Teilen zusammengesetzten Körperwesen. Zum anderen werfen die aufwändigen Investitionskosten für die High-Tech-Geräte keinen sich in angemessener Zeit amortisierenden Ertrag ab. Und schließlich ist der Grenznutzen dieser Investitionen für die Patienten entweder abnehmend, null oder gar negativ.

THESE 15: Damit geriet die klinische Medizin in eine Methoden- und in eine Sinn-Krise, die zwar durch die Ökonomisierung verstärkt, aber nicht durch sie hervorgerufen wurde und aus der sie sich nur selbst befreien kann. Dazu ist von Seiten der Klinikärzte und ihrer Verbände ein Umdenken in der Deutung und Ausübung der ärztlichen Tätigkeit erforderlich. Die Ökonomisierung muss im Rahmen einer interdisziplinären Zusammenarbeit mit Hilfe eines professionellen Managements auf die besonderen humanitären Aufgaben eines Krankenhauses ausgerichtet werden. Die „Abschaffung" der Ökonomisierung wäre eine falsche, wohl auch kaum zu realisierende Alternative. Sie ist nur ein Instrument, das gemeinsam mit den ihr vorgegebenen Zielen einer aufmerksamen, im Sinne der praktischen Vernunft fachlich fundierten, moralischen Bewertung unterzogen werden kann.

THESE 16: Die Untersuchung der Möglichkeiten einer sozialethischen Bewertung der Ökonomisierung hat kein eindeutiges Ergebnis gebracht. Das oberste „Leitprinzip", nämlich der „Wert des Patienten an sich", der „über alle Zwecke erhaben" ist, kann in hochkomplexen Einzelfällen nur sehr eingeschränkt eine Handlungshilfe bieten. Zudem reicht offensichtlich das hippokratische Ethos im Hinblick auf die Ergebnisse der biomedizinischen Forschung und ihre Anwendung auf die medizinische Behandlung nicht mehr aus, um universell akzeptierte Wege beschreiten zu können. Die medizinische Ethik ist dringend ergänzungsbedürftig. Die Geschichte der Ethik hält eine große Zahl an Handlungsorientierungen bereit, von der allerdings keine, nur für sich alleine genommen, eine moralisch belastbare Ergänzung darstellte. Jede einzelne enthält aber Elemente, die, sinnvoll integriert, für die medizinische Ethik im Krankenhauswesen des 21. Jhs. in Deutschland fruchtbar gemacht werden könnten.

Literaturverzeichnis

Abel, Peter: Burnout. In: Kasper, Walter u.a. (Hg.): Lexikon für Theologie und Kirche,). 3. Aufl., Band 2. Freiburg, Basel, Wien 2006

Achilles, Peter u.a. (Hg.): Viktor von Weizsäcker: Gesammelte Schriften. Band I. Natur und Geist. Begegnungen und Entscheidungen. Frankfurt am Main 1986

Ärzte Zeitung vom 06. August 1997

Albert, Hans: Traktat über kritische Vernunft. Stuttgart 1991

Analekte des Konfuzius 15,23

Anderson, Philip W.: The Greatest Inventions of The Past 200 Years. In: Brockman, John (Hg.): What is The Most Important Inventions of The Past Two Thousand Years? Boston 2000

Apel, Karl-Otto: Diskursethik als Verantwortungsethik – eine postmetaphysische Transformation der Ethik Kants. In: Schönrich, Gerhard; Kato Yosushi (Hg.): Kant in der Diskussion der Moderne. Frankfurt am Main, S. 326–359

Apel, Karl-Otto: Transformation der Philosophie. Band 2: Das Apriori der Kommunikationsgemeinschaft. 6. Aufl., Frankfurt am Main 1999

Aristoteles: Logik. In: Rainer Beer (Hg.): Elemente der aristotelischen Logik. Zusammengestellt von Trendelenburg, Adolf. München 1967

Aristoteles; Nikomachische Ethik. (Übersetzt und herausgegeben von Wolf, Ursula). Reinbek 2006

Aristoteles: Poetik. Übersetzt und herausgegeben von Fuhrmann, Manfred. Stuttgart 2008

Aristoteles: Politik. Übersetzt und herausgegeben von Franz F. Schwarz. Stuttgart 1989. Pol VII 13 1332 a 4

Austin, John, Langshaw: Zur Theorie der Sprechakte. (How to do Things with Words). Ditzingen 1986

Badura, Bernhard: Krankheitsbewältigung als psychosozialer Prozess. In: Badura, Bernhard u.a. (Hg.): Leben mit dem Herzinfarkt. Eine sozialepidemiologische Studie. Berlin, Heidelberg 1987

Bahrdt, Hans Paul: Schlüsselbegriffe der Soziologie. 9. Auflage, München 2003

Bartens, Werner; Vorsicht Vorsorge! Wenn Prävention nutzlos oder gefährlich wird. Frankfurt am Main 2008

Baumgartner, Alois: Entwicklungslinien des deutschen (Sozial-)Katholizismus. In: Heimbach-Steins (Hg.): Christliche Sozialethik Band 1 Grundlagen. Regensburg 2004

Berger, Klaus: Die Wahrheit ist Partei. Freiburg, Basel, Wien 1007

Berliner Forschungsverbund Public Health (Hg.): Forschungsbericht: Anpassungsprozesse der Krankenhäuser an die prospektive Finanzierung (Budgets, Fallpauschalen). Abschlussbericht. Bearbeitung: Kühne, Hagen; Simon, Michael. Berlin 2001

Berlinischen Monatsschrift von 2/1784. Nachdruck.

Blech, Jörg: Die heimliche Selektion. Wen sollen Ärzte behandeln, wenn das Geld nicht für alle reicht? Ein Blick hinter die Kulissen. In: DIE ZEIT vom 12. Februar 1998

Bochenski, Joseph Maria: Die zeitgenössischen Denkmethoden. 10. Aufl., Tübingen, Basel 1993

Böhle, Fritz; Weishaupt, Sabine: Unwägbarkeiten als Normalität – die Bewältigung nicht standardisierter Anforderungen in der Pflege durch subjektivierendes Handeln. In: Büssing, André; Glaser, Jürgen (Hg.): Dienstleistungsqualität und Qualität des Arbeitslebens im Krankenhaus. Göttingen, Bern, Toronto, Seattle 2003

Böhle, Fritz: Technik und Arbeit – Neue Antworten auf „alte Fragen“. In: Soziale Welt, Heft 3, 49 Jg. 1998, S. 233–252

Böhme, Gernot: Natürlich Natur. Frankfurt am Main 1992

Böckle, Franz: Fundamentalmoral. München 1977

Bohrmann, Thomas: Gesundheitssicherung und Solidarität. In: Heimbach-Steins, Marianne (Hg.): Christliche Sozialethik. Band 2. Konkretionen. Regensburg 2005

Bohrmann, Thomas: Organisierte Gesundheit. Sozialwissenschaftliche Abhandlungen der Görres Gesellschaft. Band 26. Berlin 2006

Borges, Peter: Die Balanced Scorecard als Steuerungsinstrument im Krankenhaus. In: Betriebswirtschaftliche Forschung und Praxis. Heft 2. 2002

Braun, Bernhard: Moderne Legenden: Kosten sparen und Qualität verbessern mit Computern im Krankenhaus!? In: www.forum-gesundheitspolitik.de in der Fassung vom 05. Mai 2010

Brinkmann, Ralf; Stapf, Kurt: Innere Kündigung. Wenn der Job zur Fassade wird. München 2005

Bruchhausen, Walter: Gesundheit / Krankheit. In: Bohlken, Eike; Thies, Christian (Hg.): Handbuch Anthropologie. Der Mensch zwischen Natur, Kultur und Technik. Stuttgart, Weimar 2009, S. 336

Brunner, Helmut: Ethik in Ökonomie und Medizin, Teil 1, Einführung. In: Lauterbach, Karl W.; Stock Stephanie; Brunner Helmut (Hg.): Gesundheitsökonomie. 1. Aufl., Bern, 2006

Büssing, André; Glaser, Jürgen: Dienstleistungsqualität und Qualität des Arbeitslebens im Krankenhaus. Einleitung und Überblick. In: Büssing, André; Glaser, Jürgen (Hg.): Dienstleistungsqualität und Qualität des Arbeitslebens im Krankenhaus. Göttingen, Bern, Toronto, Seattle 2003

Büssing, André; Glaser, Jürgen: Interaktionsarbeit in der personenbezogenen Dienstleistung. In: Büssing, André; Glaser, Jürgen (Hg.): Dienstleistungsqualität und Qualität des Arbeitslebens im Krankenhaus. Göttingen, Bern, Toronto, Seattle 2003

Bundesärztekammer: (Muster-) Berufsordnung für die Deutschen Ärztinnen und Ärzte. In: Wiesing, Urban (Hg.): Ethik in der Medizin. Stuttgart 2000

Bundesärztekammer (Hg.): Pressemitteilung vom 28. Mai 2002: Menschlichkeit statt Ökonomisierung

Bundesärztekammer (Hg.): Zunehmende Privatisierung von Krankenhäusern in Deutschland. Berlin 2007

Bundesministerium für Gesundheit (Hg.): Pressemitteilung vom 15. Dezember 2008: Was hat sich zum 1. Januar 2009 geändert? – Ein Überblick zu Neuregelungen Gesundheit.

Bundestags-Drucksachen 12/3608:67 und 15/5980

Bundesverfassungsgericht: Urteil Nr. 347/98. Mitteilung der Pressestelle des Bundesverfassungsgerichts vom 16. Dezember 2005

Busche, Hubertus: Komplexität. In: Kasper, Walter u.a. (Hg.): Lexikon für Theologie und Kirche. Band 6. Sonderausausgabe. 3. Aufl., Freiburg, Basel, Wien 2006

Callahan, David: Falsche Hoffnungen. In: Wiesing, Urban (Hg.): Ethik in der Medizin. Ein Reader. Stuttgart 2000

Capra, Fritjof: Krise und Wandel in Wissenschaft und Gesellschaft. In: Schaeffer, Michael; Bachmann, Anita (Hg.): Neues Bewusstsein – neues Leben. Bausteine für eine menschliche Welt. München 1988

Capra, Fritjof: Neues Bewusstsein – neues Leben. Bausteine für eine menschliche Welt. München 1988

Capra, Fritjof: Wendezeit. Aktualisierte Ausgabe. München 1991

Cassel, Dieter: Wettbewerb in der Gesundheitsversorgung, Funktionsbedingungen, Wirkungsweise und Gestaltungsbedarf. In: Arnold, Michael (Hg.): Krankenhaus-Report 2002. Schwerpunkt: Krankenhaus im Wettbewerb Zusammenfassung. Berlin 2002

Christaller, Walter: Die zentralen Orte in Süddeutschland. Darmstadt 1968. (Reprographischer Nachdruck der 1. Aufl., Jena 1933)

Clark, John Maurice: Competition as a Dynamic process. Washington D.C. 1961

Colgrove, James: The McKeown Thesis: A Historical Controversy and Its Enduring Influence. In: American Journal of Public Health. Vol. 92, Nr. 5/2002

Coseriu, Eugenio: Geschichte der Sprachphilosophie. Tübingen, Basel 2003

De Hales, Alexander: Glossa in I Sent., d25, 244,30

Demmer, Klaus: Christliche Existenz unter dem Anspruch des Rechts. Ethische Bausteine der Rechtstheologie. Freiburg im Uechtland, 1995

Demmer, Klaus: Die autonome Moral – eine Anfrage an die Denkform. In: Holdegger, Adrian: Fundamente der Theologischen Ethik. Bilanz und Neuansätze. Fribourg 1996

Demmer, Klaus: Hermeneutische Probleme der Fundamentalmoral. In: Mieth, Dietmar; Compagnon, Francesco (Hg.): Studien zur theologischen Ethik im Kontext des Glaubens. Freiburg (Schweiz) 1978

Deppe, Hans-Ulrich: Kulturwende in der Medizin. In: Ulshöfer, Gorlind; Bartmann, Peter; Segbers, Franz; Schmidt, Kurt W. (Hg.): Ökonomisierung der Diakonie. Arnoldhainer Texte, Band 123. Frankfurt am Main 2004

Derek, Parfit: Reasons and Persons. Oxford 1984

Der Hausarzt. Heft Nr. 4/2005

Descartes, Réne: Meditationes de Prima Philosophia. Meditationen über die Erste Philosophie. (Übersetzt und herausgegeben von Schmidt, Gerhart). Stuttgart 2008

Descartes, René: Discours de la Méthode / Bericht über die Methode. Französisch/Deutsch. Übersetzt und herausgegeben von Gerhard Schmidt. Stuttgart 2001

Deutsche Gesellschaft für Krankenhaushygiene (Hg.): Stellungnahme des Vorstands vom 20. August 2010. In: Management und Krankenhaus 8/2010

Deutsches Ärzteblatt, Nr. 103, 2006, S. A 2832 und Nr. 104, 2007, S. A 2750 ff.

Deutsches Krankenhausinstitut (Hg.): Gesundheitsforschung. Begleitforschung zur Bundespflegesatzverordnung 1995. Abschlussbericht. Düsseldorf 1999

Dietz, Armin: Qualitätsmanagement in Krankenhäusern: Die kontrollierte Ökonomisierung. Gekürzte Fassung eines Gesprächs des Winterworkshops der deutschen Krankenhauskardiologen Ende Januar 2004 in Lenzerheide/ Schweiz. Dokumentiert als PDF-Version in www.cardiovasc.de/hefte2004/ 02/10 htm. S. 2. Abgerufen am 12. Juli 2005

Die Welt vom 21. Juli 2006: Artikel: Krankenhäuser sehen Versorgung in Deutschland bedroht

Die Zeit vom 12. Februar 1998, S. 27

Dörner, Klaus: Helfende Berufe im Markt-Doping. Neumünster 2009

Droesser, Gerhard: Demokratische Verantwortung und politische Partizipation. In: Heimbach-Steins, Marianne (Hg.): Christliche Sozialethik. Band 2, Konkretionen. Regensburg 2006.

Droesser, Gerhard: Ethische Hermeneutik – Dialogische Praxis. In: Heimbach-Steins, Marianne (Hg.): Christliche Sozialethik. Band 1, Grundlagen. Regensburg 2004

Droesser, Gerhard: Strukturelle Freiheit. Zur wechselseitigen Begründung der politischen und bürgerlichen Ethikformation. In: Konrad Hilpert, Thomas Bormann (Hg.): Solidarische Gesellschaft. Festschrift für Alois Baumgartner. Regensburg 2006

Droesser, Gerhard: Texturen mit Akzent. Näherungen an die Idee ethisch selbstbewusster Praxis. In: Droesser, Gerhard; Lutz, Ralf; Sautermeister, Jochen (Hg.): Konkrete Identität. Vergewisserung des individuellen Selbst. Frankfurt am Main 2009

Duby, Georges: Gemeinschaftsleben. In: Philippe Ariès, Georges Duby (Hg.): Geschichte des privaten Lebens. 2. Band. Augsburg 1999

Düwell, Marcus; Hübenthal, Christoph; Werner, H. Micha: Einleitung In: Ders. (Hg.): Handbuch Ethik. Stuttgart, Weimar. 2. Aufl. 2006

Edelstein, Ludwig: Der Hippokratische Eid. Zürich, Stuttgart 1969

Engelhardt von, Dietrich: Zur historischen Entwicklung in der Medizin – Prinzipien, Theorien, Methoden. In: Frewer, Andreas; Winau, Rolf (Hg.): Geschichte und Theorie der Ethik in der Medizin. Erlangen, Jena, 1997

Engelhardt Jr., Tristram Hugo: Zielkonflikte in nationalen Gesundheitssystemen. In: Sass, Hans-Martin (Hg.): Ethik und öffentliches Gesundheitswesen. Berlin 1988., S. 41 f. Zitiert nach Kamm, Ruth: Rationierung im öffentlichen Gesundheitswesen – Eine Untersuchung möglicher Rechtfertigungsargumente. In: Bamberger Beiträge zur Politikwissenschaft. Forschungsschwerpunkt Theorie der Politik. Heft 6, Bamberg 2006

Ernst, Stephan; Engel, Ägidius: Christliche Ethik konkret. 2. Aufl., München 2007

Ernst, Stephan: Grundfragen theologischer Ethik. Eine Einführung. München 2009

Eucken, Walter: Grundsätze der Wirtschaftspolitik. 3. Aufl., Tübingen 1961

Fachvereinigung der Verwaltungsleiter (Hg.): Betriebswirtschaftliche Aspekte in der Krankenhausfinanzierung. Berlin 1988

Feierabend, Lutz: Rettungstourismus zwischen Leben und Tod. Ärzte klagen: Krankenhäuser nehmen uns immer häufiger Notfälle nicht ab. – In der Region fehlen Intensivpflegebetten. In: General Anzeiger vom 14.07.1997

Fellmann, Ferdinand: Lebenswelt. In: Kasper, Walter u.a. (Hg.): Lexikon für Theologie und Kirche. Band 6. Sonderausausgabe. 3. Aufl., Freiburg, Basel, Wien 2006, Sp. 731

Feuerstein, Günter: Systemintegration und Versorgungsqualität. In: Badura, Bernhard, Feuerstein, Günter, Schott, Thomas (Hg.): System Krankenhaus. Weinheim, München 1993

Fichter, Joseph, H.: Grundbegriffe der Soziologie. 3. Aufl., Wien, New York 1970

Fichtner, Gerhard: Verzeichnis der hippokratischen und pseudohippokratischen Schriften, Epidemiae 7,73 (Zusammenstellung), Tübingen 1988

Fiedler, Rudolf: Einführung in das Controlling. 2. Auflage. München, 2001

Fleischhauer, Kurt: Altersdiskriminierung bei der Allokation medizinischer Leistungen. Kritischer Bericht zu einer Diskussion. In: Jahrbuch für Wissenschaft und Ethik. Band 4, Berlin 1999

Fleßa, Steffen: Grundzüge der Krankenhausbetriebslehre. München, Wien 2007

Frewer, Andreas; Winau, Rolf (Hg.): Geschichte und Theorie der Ethik in der Medizin. Erlangen, Jena 1997

Fuchs, Christoph: Was heißt hier Rationierung? In: Nagel, Eckard; Fuchs, Christoph (Hg.): Rationalisierung und Rationierung im deutschen Gesundheitswesen. Symposium. Akademie der Wissenschaften und der Literatur. Mainz, Stuttgart, New York 1998

Fukuyama, Francis: Das Ende der Geschichte. In: Ó Tuathail, Gearóid; Dalby, Simon; Routledge, Paul (Hg.): The Geopolitics Reader. Second Edition. New York 2006). Aus dem Amerikanischen übertragen von Dierlamm, Helmut; Mihr, Ute; Dürr, Karlheinz. München 1992

Fukuyama, Francis: The world's most dangerous ideas: Transhumanism. New York 2004

Funk, Rainer: Der Mensch ist kein Ding. Kritische Anmerkungen zur Ökonomisierung des Sozialen. In: Fromm Forum (deutsche Ausgabe). Tübingen 1999

Geist und Leben. Zeitschrift für christliche Spiritualität vom 14.Oktober 2008: Lesch, Harald zu Naturwissenschaft und Gottesglauben

Gemeinsame Presseerklärung der Allianz von Deutscher Forschungsgemeinschaft, Fraunhofer Gesellschaft, Leibniz Gemeinschaft, Helmholtz Gemeinschaft Deutscher Forschungszentren, Hochschulrektorenkonferenz, Max Planck Gesellschaft und Wissenschaftsrat vom 18.Februar 2004, ohne Seitenangabe

Gesang, Bernward: Eine Verteidigung des Utilitarismus. Stuttgart 2003

Geschäftsstelle der Fachvereinigung der Verwaltungsleiter (Hg.): Betriebswirtschaftliche Aspekte in der Krankenhausfinanzierung. Berlin 1988

Geschichte des Krankenhauses. In: http://wikipedia.org/wiki

Goetz, Hans-Werner: Leben im Mittelalter. Vom 7. bis zum 13. Jahrhundert. München 1986

Gornas, Jürgen: Grundzüge einer Verwaltungskostenrechnung. 2. Aufl., Baden-Baden 1992

Greisch, Jean: Sinn. Philosophisch. In: Walter Kasper u.a. (Hg.): Lexikon für Theologie und Kirche,. 3. Aufl., 9. Band, Freiburg i.Br. 2006.

Grochla, Erwin: Grundlagen der organisatorischen Gestaltung. Stuttgart 1982

Gronemeyer, Matthias. Profitstreben als Tugend? Zur Politischen Ökonomie des Aristoteles. Marburg 2007

Grossmann, Ralph: Leitungsfunktion und Organisationsentwicklung im Krankenhaus. In: Badura, Bernhard; Feuerstein, Günter; Schott, Thomas (Hg.): System Krankenhaus. Weinheim, München 1993, S. 301–321

Grundgesetz für die Bundesrepublik Deutschland

Günzler, Claus: Anthropologische und ethische Dimensionen der Schule. Freiburg, München 1976

Gutenberg, Erich: Grundlagen der Betriebswirtschaftslehre. Drei Bände in verschiedenen Auflagen. Berlin, Heidelberg 1980, 1983 und 1984

Habermas, Jürgen: Die Einbeziehung des Anderen. Studien zur politischen Theorie. 1. Aufl., Frankfurt am Main 1996

Habermas, Jürgen: Diskursethik – Notizen zu einem Begründungsprogramm. In: Moralbewusstsein und kommunikatives Handeln. 4. Aufl., Frankfurt am Main 1991

Habermas, Jürgen: „Entgegnung". In: Honneth, Axel; Joas, Hans (Hg.): Kommunikatives Handeln. Beiträge zu Jürgen Habermas' Theorie des kommunikativen Handelns. Frankfurt am Main 1986, S. 331 f

Habermas, Jürgen: Erläuterung zur Diskursethik. Frankfurt am Main 1991

Habermas, Jürgen: Moralbewusstsein und kommunikatives Handeln. Frankfurt a.M., 1983

Habermas, Jürgen: Vom pragmatischen, ethischen und moralischen Gebrauch der praktischen Vernunft. In: Habermas, Jürgen: Erläuterungen zur Diskursethik. 4. Aufl., Frankfurt am Main 2006, S. 100–118

Habermas, Jürgen: Wahrheit und Rechtfertigung. Philosophische Aufsätze. Frankfurt am Main 1999

Haeffner, Gerd: Leib. In: Kasper, Walter u.a. (Hg.): Lexikon für Theologie und Kirche. Band 9. Sonderausausgabe. 3. Aufl., Freiburg, Basel, Wien 2006

Hagenauer, Selma: Das justum pretium bei Thomas von Aquin. Vierteljahrschrift für Sozial- und Wirtschaftsgeschichte (VSWG), Beiheft 24, Stuttgart 1931

Hahn, Susanne: Rationing – A Disturbing Concept. In: Breyer, Friedrich; Kliemt Hartmut, Thiele, Felix (Hg.): Rationing in Medicine. Ethical, Legal and Practical Aspects. Berlin 2001

Halfar, Bernd: Technische Ensembles in der Medizin. Wirkungen und Nebenwirkungen. In: In: Badura, Bernhard, Feuerstein, Günter, Schott, Thomas (Hg.): System Krankenhaus. Weinheim, München 1993

Handelsgesetzbuch (HGB)

Hannoversche Allgemeine Zeitung vom 16. Oktober 1996 und vom 18. Oktober 1997

Hansis, Martin: Fallpauschalen und Sonderentgelte aus unfallchirurgischer Sicht. In: Goergen, Holger; Riedel, Rolf-Rainer; Vetter, Hans (Hg.): Sonderentgelte und Fallpauschalen. Erläuterungen aus ärztlicher und betriebswirtschaftlicher Sicht. Köln 1997

Haubrock, Manfred: Struktur des Gesundheitswesens. In: Betriebswirtschaft und Management im Krankenhaus (Hrsg.: Haubrock, Manfred; Schär, Walter). 4. Aufl., Bern 2007

Haubrock, Manfred: Managementmethoden als Lösungsansatz. In: Haubrock, Manfred; Schär; Walter (Hg.): Betriebswirtschaft und Management im Krankenhaus. 4. Aufl., Bern 2007

Hauser, Christian: Selbstbewusstsein und personale Identität: Positionen und Aporien ihrer vorkantianischen Geschichte. Stuttgart, Bad Cannstatt 1994

Hausmanninger, Thomas: Ethik. Was ist das eigentlich? In: Heimbach-Steins, Marianne (Hg.): Christliche Sozialethik. Band 1. Regensburg 2004

Hayek von, Friedrich August: Über die „soziale“ Gerechtigkeit. In: Recht, Gesetzgebung und Freiheit (Law, Legislation and Liberty). Band 2, Landsberg 1981

Heduschka, Katrin: Ist die Integrierte Versorgung für Krankenhäuser und Rehabilitationskliniken das Modell der Zukunft? In: Wismarer Diskussionspapiere. Heft 24. Wismar 2005

Hegel, Georg Wilhelm Friedrich: Grundlinien der Philosophie des Rechts. Dritter Teil: Die Sittlichkeit. In: Baum, Manfred; Meist Kurt Rainer (Hg.): Werke. Band 7. Frankfurt am Main 1970.

Heimbach-Steins, Marianne: Biblische Hermeneutik und christliche Sozialethik.

In: Heimbach-Steins, Marianne (Hg.): Christliche Sozialethik. Band 1. Regensburg 2004

Hengsbach, Friedhelm; Jakobi, Tobias: Die christliche Identität eines Krankenhauses. In: Ulshöfer, Gotlind; Bartmann, Peter; Segbers, Franz; Schmidt, Kurt W. (Hg.): Ökonomisierung der Diakonie. Arnoldhainer Texte, Band 123. Frankfurt am Main 2004

Henke, Klaus Dirk; Hesse, Michael: Gesundheitswesen. In: Korff u.a. (Hg.): Handbuch der Wirtschaftsethik. Band 4: Ausgewählte Handlungsfelder. Gütersloh 1999

Henke, Klaus Dirk: Ökonomische Grundlagen der Krankenhausreform in der Bundesrepublik Deutschland. Schriftliche Fassung eines Referats der 3. Speyerer Gesundheitstage am 23./24. April 2001 an der Deutschen Hochschule für Verwaltungswissenschaften Speyer. Erschienen in der Blauen Reihe des Berliner Zentrums Public Health, August 2001, S. 15.

Herder Korrespondenz 12/2006

Herdzina, Klaus: Wettbewerbstheorie. Köln 1975

Hill, Wilhelm; Fehlbaum, Raymond; Ulrich, Peter: Organisationslehre. Band 2. 4. Aufl., Bern, Stuttgart 1992

Hobbes, Thomas: Short Tract of Principles. London 1637

Höffe, Otfried: Maximal oder optimal. Zur Ethik der Hochleistungsmedizin. Festvortrag auf dem Jubiläumssymposium: 20 Jahre Onkologischer Schwerpunkt Stuttgart. „Hochleistungsmedizin, Gesundheitsmarkt und Humanität". Stuttgart, 10. Mai 2006

Höffe, Otfried: Medizin ohne Ethik? Frankfurt am Main 2002

Höffner, Joseph: Christliche Gesellschaftslehre. 2. Aufl., Kevelaer 2000

Hölzer, Axel: Wir brauchen mehr Wettbewerb. In: Sonderveröffentlichung Merkur Plus. Nr. 21/2006

Hügli, Anton; Lübcke, Poul (Hg.): Philosophielexikon. 6.Aufl., Reinbeck 2005. Stichwort „Emergenz"

Hume, David: Ein Traktat über die menschliche Natur. III. Buch. 1. Abschnitt. (Hg.: Brandt, Reinhard). Hamburg 1973. (Original: A Treatise of Human Nature. Vol. III. Erstausgabe. London 1740)

Husserl, Edmund: Erfahrung und Urteil. Untersuchungen zur Genealogie der Logik. Hamburg 1946

Huxley, Aldous: Schöne neue Welt. Deutsche Übersetzung von Herlitschka, Herbert v., Frankfurt a.M., 2007

Illich, Ivan: Die Nemesis der Medizin. Von den Grenzen des Gesundheitswesen. Zit. nach Beinert, Wolfgang: Heilkunde und Heilskunde. In: Schockenhoff, Eberhard; Buch, Alois Johannes; Volkenandt, Matthias; Wetzstein, Verena (Hg.): Medizinische Ethik im Wandel. Ostfildern 2005

Imai, Masaaki: Kaizen. Der Schlüssel zum Erfolg der Japaner im Wettbewerb. (Ungekürzte Übersetzung aus dem Amerikanischen von Nitsch, Franz). 4. Aufl., Berlin, Frankfurt am Main 1994

Imhof, Michael: Operation Gesundheit. Über Risiken und Nebenwirkungen der modernen Medizin. München 2009

Jachertz, Norbert; Rieser, Sabine: Rationierung im Gesundheitswesen: Grenzen für den Fortschritt. In: Deutsches Ärzteblatt, Jg. 104. Heft 1, 2007

Joannes Paul II.: Veritatis splendor. Kapitel II, Abschntt IV. Die sittliche Handlung. Teleologie und Teleologismus.

Joas, Hans: Die Entwicklung der Werte. Kapitel 8: Die Identität und das Gute (Charles Taylor). Frankfurt am Main 1999

Jonas, Hans: Das Prinzip Verantwortung. Versuch einer Ethik für die technische Zivilisation. Frankfurt a.M. 2003

Jonas, Hans: Technik, Medizin und Ethik. Frankfurt am Main 1987

Kamm, Ruth: Rationierung im öffentlichen Gesundheitswesen – Eine Untersuchung möglicher Rechtfertigungsargumente. In: Bamberger Beiträge zur Politikwissenschaft. Forschungsschwerpunkt Theorie der Politik. Heft 6. Bamberg 2006

Kant, Immanuel: Beantwortung der Frage: Was ist Aufklärung? In: Königlich Preußische Akademie der Wissenschaften. (Hg.): Werke. Band VIII. Berlin 1903/11. Nachdruck Textausgabe. Bearbeitet von Maier, Heinrich. Berlin 1968.

Kant, Immanuel: Grundlegung zur Metaphysik der Sitten. (Hg.: Valentiner, Theodor). Stuttgart 2005

Kant, Immanuel: Kritik der reinen Vernunft. (Abdruck der 2. Aufl. 1787). Berlin 1968

Kant, Immanuel: Kritik der reinen Vernunft. (Hg.: Weischedel Wilhelm). 1. Aufl., Frankfurt a.M.1974

Kant, Immanuel: Prolegomena. In: Königlich Preußische Akademie der Wissenschaften. (Hg.): Werke. Band IV. Berlin 1903/11. Nachdruck Textausgabe. Bearbeitet von Maier, Heinrich. Berlin 1968

Kantzenbach, Erhard: Die Funktionsfähgkeit des Wettbewerbs. 2. Aufl., Göttingen 1967

Kaplan, Robert, S.; Norton, David, P: Balanced Scorecard. Stuttgart 1997, S. 33 ff in Verbindung mit Borges, Peter; Schmidt, Ralf: Die Balanced Scorecard als Steuerungsinstrument im Krankenhaus. In: Betriebswirtschaftliche Forschung und Praxis. Heft 2/2002

Kaufmann, Franz Walter: Wie überlebt das Christentum? Freiburg 2000

Kettner, Matthias: „Wunscherfüllende Medizin“. Zwischen Kommerz und Patientendienlichkeit. In: Genethischer Informationsdienst (GID), GID-Spezial Nr. 6, Witten/Herdecke 2010

Klapp, Burghard; Dahme, Bernd: Die koronare Herzkrankheit – ein ganzheitlicher Prozess und die notwendige ganzheitliche Betrachtung dieser Krankheit. In: Klapp, Burghard; Dahme, Bernd (Hg.): Psychosoziale Kardiologie. Berlin, Heidelberg 1988

Klatt, Sigurd: Zur Theorie der Industrialisierung. Köln, Opladen 1959

Klauber, Jürgen; Robra, Bernt-Peter; Schellschmidt, Henner (Hg.): Krankenhaus-Report 2008/2009. Schwerpunkt: Versorgungszentren. Stuttgart, New York 2009, S. 10 f.

Kleber, Karl-Heinz: Historia docet. Zur Geschichte der Moraltheologie. Münster 2005

Knorr, Andreas: Ökonomisierung der öffentlichen Verwaltung – einige grundsätzliche ordnungstheoretische Anmerkungen. In: Knorr, Andreas; Lemper, Alfons; Sell, Axel (Hg.): Materialien des Wissenschaftsschwerpunktes „Globalisierung der Weltwirtschaft. Band 36. Bremen 2006

Kobusch, Theo: Die Entdeckung der Person. Metaphysik der Freiheit und modernes Menschenbild. 2. Aufl., Darmstadt 1997

Körtner, Ulrich Heinz Jürgen: Ethik im Krankenhaus. Vortrag vor Krankenhausseelsorgerinnen und –seelsorgern der Evangelischen Kirchenkreise Gladbach-Bottrop-Dorsten und Recklinghausen am 16.03.2007 in Recklinghausen

Kohlberg, Lawrence: Die Psychologie der Moralentwicklung. Frankfurt a.M. 1996

Kohlberg, Lawrence: Justice as Reversibility. In: Essays on Moral Development. Vol. I. San Francisco 1984

Konersmann, Rolf: Verführt vom Zeitgeist. Interview in der Universitätszeitung „unizeit“ Nr. 27 vom 08.Januar 2005 Nr. 27 vom 08.01.05 der Kieler Christian-Albrechts-Universität. Kiel 2005

Koreimann, Dieter, S.: Management. 2. Aufl., München, Wien 1986

Korff, Wilhelm: Unternehmensethik und marktwirtschaftliche Ordnung. In: Zeitschrift Interne Revision (Hg.: Deutsches Institut für Interne Revision e.V.), 27. Jg. 1/1992

Korff, Wilhelm: Sozialethik. In: Kasper, Walter u.a. (Hg.): Lexikon für Theologie und Kirche. Band 9. Sonderausausgabe. 3. Aufl., Freiburg, Basel, Wien 2006

KPMG (Hg.): Der Krankenhausmarkt im Umbruch. In: www.kpmg.de/Themen/8334.htm, vom 12. März 2010

Krämer, Walter: Die Fortschrittsfalle in der modernen Medizin. In: Köbberling, Johannes: Die Wissenschaft in der Medizin. Stuttgart 1992

Krankenhausfinanzierungsgesetz (KHG)

Kromer, Jana: „Kliniken sind keine Fabriken“. In: Saarländisches Ärzteblatt 9/2007, S. 5–7

Kühn, Hagen: Demographischer Wandel und demographischer Schwindel. Zur Debatte um die gesetzliche Krankenversicherung. In: Blätter für deutsche und internationale Politik. Nr. 6, 2004

Kühn, Hagen: Der Ethikbetrieb in der Medizin. Korrektur oder Schmiermittel der Kommerzialisierung. In: Veröffentlichungsreihe der Forschungsgruppe Public Health. Wissenschaftszentrum Berlin für Sozialforschung (WZB). März 2006

Kühn, Hagen: Ethische Probleme der Ökonomisierung von Krankenhausarbeit. In: Büssing, André; Glaser, Jürgen (Hg.): Dienstleistungsqualität und Qualität des Arbeitslebens im Krankenhaus. Schriftenreihe Organisation und Medizin. Göttingen, Bern, Toronto, Seattle 2003

Kühn, Hagen: Wettbewerb im Gesundheitswesen? In: Westfälisches Ärzteblatt, Heft 6, 2004

Lederberg, Joshua zitiert nach Südwest Presse vom 18.Dezember 1999: Das Ersatzteillager ist noch Zukunftsmusik

Leibniz, Gottfried Wilhelm: Ein Entwurf der Monadologie. In: Heer, Friedrich: Leibnitz, Eine Auswahl. Berlin, Frankfurt am Main 1959

Leven, Karl-Heinz: Geschichte der Medizin. München 2008

Lévi-Strauss, Claude: Das wilde Denken. (Aus dem Französischen übersetzt von H. Naumann). Frankfurt am Main 1981

Ley, Friedrich: Rationalisierung und Rationierung. Zum aktuellen Problemhorizont Klinischer Ethik-Komitees. In: Zeitschrift G+G Wissenschaft (GGW), Heft 2. 4. Jg. 2004

Löwenthal, Leo: Individuum und Terror. In: Ders. (Hg.): Schriften. Band 3. Frankfurt am Main 1982

Locke, John: Über die Regierung (The Second Treatise of Government). Übersetzt von Tidow, Dorothee. München 1966

Lübbe, Hermann: Theorie und Entscheidung. Studien zum Primat der praktischen Vernunft. Freiburg 1971

Lütz, Manfred: Lebenslust. München 2005

Luhmann, Niklas: Die Gesellschaft der Gesellschaft. 2. Teilband, Frankfurt am Main 1997

MacIntyre, Alasdaire: After Virtue. London 1981

Mackie, John Leslie: Die Erfindung des moralisch Richtigen und Falschen. 2. Aufl, Stuttgart 1983 (Originaltitel: Ethics. Inventing Right and Wrong. Harmondsworth 1977)

Main Post vom 21.Juli 2009: Kapitalerhöhung aus der Position der Stärke

Mainzer, Klaus: Komplexität. Paderborn 2008

Mandry, Christof: Ethische Identität und christlicher Glaube. Theologische Ethik im Spannungsfeld von Theologie und Philosophie. Mainz 2002

Marckmann, Georg: Mittelverteilung im Gesundheitswesen. In: Wiesing, Urban u.a. (Hg.): Ethik in der Medizin. Ein Reader. Stuttgart 2000

Marckmann, Georg: Verteilungsgerechtigkeit in der Gesundheitsversorgung. In: Schulz, Stefan; Steigleder, Klaus; Fangerau, Heiner; Paul, Norbert (Hg.): Geschichte, Theorie und Ethik der Medizin. Frankfurt am Main 2006

Messing, Norbert: Das Vermächtnis der großen Ärzte, 2. Teil. In: Natur und Heilen 04/2008

Messner, Johannes: Die soziale Frage. 7. Aufl., Innsbruck 1964
Mill, John Stuart: Utilitarismus (englicher Originaltitel: Utilitarism. Übersetzt von Dieter Brinbacher). Stuttgart 1985
Mitscherlich, Alexander: Die psychosomatische und die konventionelle Medizin. In: Mitscherlich, Alexander; Brocher, Tobias; von Mering, Otto; Horn, Klaus (Hg.): Der Kranke in der modernen Gesellschaft. 2. Aufl., Köln, Berlin 1969
Moltmann, Jürgen: Mensch. Stuttgart 2009
Montgomery, Frank Ulrich: Die Bundespflegesatzverordnung – Folgen für die Krankenhäuser und die Struktur des ärztlichen Dienstes. In: Forschungsinstitut der Friedrich-Ebert-Stiftung (Hg.): Finanzielle Steuerung im Gesundheitswesen. Bonn 1996
Moore, George, Edward: Principia ethica. Stuttgart 1970
Müller, Jörn: Glück als Vollendung menschlicher Natur. Die eudaimonistische Tugendethik des Aristoteles. In: Nissing, Hanns-Gregor; Müller, Jörn (Hg.): Grundpositionen philosophischer Ethik. Darmstadt 2009
Müller-Zähringer, Erik: Was ist Auferstehung. In Christ in der Gegenwart. Nr. 14/2010
Münch, Eugen: Krankenhäuser auf dem Weg in die Gesundheitswirtschaft – Krankenhausarchitektur als gebaute Funktionalität. Vortrag auf der Veranstaltung „Health-Care der Zukunft“ am 1. April 2006 in Berlin, Manuskript
Münch, Eugen: Medizinische Ethik und Ökonomie – Widerspruch oder Bedingung? Vortrag gehalten am 08.Dezember 2005 auf dem Symposium „Das Gute – Das Mögliche – Das Machbare“ am Klinikum der Universität Regensburg
Nagel, Eckhard: „Nicht verantwortlich fürs Schicksal“. Interview in der Herder Korrespondenz 12/2006, S. 609–613
Neue Züricher Zeitung vom 18. Januar 2002, Nr. 14, Ressort Wirtschaft: „Moral muss sich auszahlen“
Nevin, Edward: Textbook of Economic Analysis. 1972.
Nietzsche, Friedrich: Götzendämmerung. In: Schlechta, Karl (Hg.): Werke. Band 2. München 1994
Nietzsche, Friedrich: Zur Genealogie der Moral. In: Schlechta, Karl (Hg.): Werke. Band 2. München 1994
Nissing, Hanns-Gregor: Der Mensch auf dem Heimweg zu Gott. Christlicher Eudaimonismus bei Thomas von Aquin. In: Nissing, Hanns-Gregor; Müller, Jörg (Hg.): Grundpositionen philosophischer Ethik. Darmstadt 2009
Noack, Thorsten; Fangerau, Heiner: Zur Geschichte des Verhältnisses von Arzt und Patient in Deutschland. In: Schulz, Stefan; Steigleder, Klaus; Fangerau, Heiner; Paul, Norbert W. (Hg.): Geschichte, Theorie und Ethik der Medizin. Frankfurt am Main 2006
Ott, Alfred E.: Grundzüge der Preistheorie. Göttingen 1968

Paul, Norbert W.: Diagnose und Prognose. In: Schulz, Stefan; Steigleder, Klaus; Fangera, Heiner; Paul, Norbert, W. (Hg.): Geschichte, Theorie und Ethik der Medizin. Frankfurt am Main 2006

Paul, Norbert W.: Medizintheorie. In: Schulz, Stefan; Steigleder, Klaus; Fangerau, Heiner; Paul, Norbert W. (Hg.): Geschichte, Theorie und Ethik der Medizin. Frankfurt am Main 2006

Peter, Hans: Welfare Economics – Ethik und doch Wissenschaft. In: Montaner, Antonio (Hg.): Geschichte der Volkswirtschaftslehre. Köln, Berlin 1967

Petersen, Jens: Die Kirchensteuer. PDF-Datei: www.kirchenfinanzen.de. ohne Datumsangabe

Pfister, Jonas: Philosophie. Stuttgart 2006

Piaget; Jean: Biologie et connaissance. Paris 1967. In deutscher Übersetzung: Frankfurt am Main 1974

Piaget, Jean: Die Äquilibration der kognitiven Strukturen. Stuttgart 1967. Französische Originalausgabe: „L'équilibration des structures cognitive. Paris 1975. Deutsche Übersetzung von Luc Bernard, Basel

Pieper, Annemarie: Einführung in die Ethik. 3. Aufl., Tübingen, Basel 1994

Platon: Die Gesetze (Nomoi). In: Wolf, Ursula (Hg.): Sämtliche Werke. Band 4. 23. Aufl., Reinbek 2009.

Platon: Der Staat. (Politeia). Übersetzt und herausgegeben von Vretska, Karl. Stuttgart 2000.

Pollock, John L.: How to Build a Person. Cambridge (Mass.), London 1989

Prinz, Wolfgang: Der Mensch ist nicht frei. Ein Gespräch. In: Geyer, Christian (Hg.): Hirnforschung und Willensfreiheit. Frankfurt am Main 2004

Quante, Michael: Einführung in die Allgemeine Ethik. Darmstadt 2003

Rattner, Josef; Danzer, Gerhard: Medizinische Anthropologie. In: Bohlken, Eike; Thies, Christian (Hg.): Handbuch Anthropologie. Der Mensch zwischen Natur, Kultur und Technik. Stuttgart, Weimar 2009

Rawls, John: Justice as Fairness. In: Journal of Philosophy, 54, 1957, S. 653–662

Rawls, John. A Theory of Justice. Revised Edition. Oxford, New York 1999.

Rendenbach, Ulrich: Werden wir Hausärzte zu Medizinrobotern degradiert? In: Münchener Medizinische Wochenschrift. 148. Jg. Nr. 33–34. 2006

Ricoeur, Paul: Das Selbst als ein anderes (übersetzt von Greisch, Jean). München 1996

Rieger, Wilhelm: Einführung in die Privatwirtschaftslehre. 3. Aufl., Erlangen 1984

Ries, Roland: Budgetdeckelung führt zu massiven Defiziten, Leistungseinschränkungen und Qualitätsminderung. In: Das Krankenhaus, 84. Jg., 1992, Heft 6

Rimpau, Wilhelm; Dörner, Klaus: Die Krise der heutigen Medizin. Vorwort und jeweilige Kapitel-Einleitungen zu: Weizsäcker von, Viktor: Warum wird man krank? Herausgegeben von Rimpau, Wilhelm. Frankfurt am Main 2008

Robert Koch Institut in Zusammenarbeit mit dem Statistischen Bundesamt (Hg.): Gesundheitsberichterstattung des Bundes. Gesundheit in Deutschland. Berlin 2007

Röd, Wolfgang: Thomas Hobbes. In: Höffe, Otfried (Hg.): Klassiker der Philosophie. 3. Aufl., München 1994

Röser, Johannes: Die Bühne Mensch, die Bühne Gott. In: Christ in der Gegenwart, Nr. 22/2009

Rohde, Johann Jürgen: Probleme des Arztberufs im Krankenhaus. In: Mitscherlich, Alexander; Brocher, Tobias; von Mering, Otto; Horn, Klaus (Hg.): Der Kranke in der modernen Gesellschaft. 2. Aufl., Köln, Berlin 1969

Ropohl, Günter: Die unvollkommene Technik. Frankfurt am Main 1995

Roth, Gerhard: Wir sind determiniert. Die Hirnforschung befreit von Illusionen. In: Geyer, Christian (Hg.): Hirnforschung und Willensfreiheit. Frankfurt am Main 2004

Rothgang, Heinz: Rationierung im Gesundheitswesen: Fakt oder Fiktion – notwendig oder ethisch verwerflich? In: Journal für Anästhesie und Intensivbehandlung. Lengerich, Berlin 1999, Ausgabe 6

Sachverständigenrat für die Konzertierte Aktion im Gesundheitswesen. Baden-Baden 1995

Schaefer, Hans: Soziale und ethische Probleme der ärztlichen Bildung. In: Schockenhoff, Eberhard u.a. (Hg.): Medizinische Ethik im Wandel. Grundlage, Konkretionen, Perspektiven. Ostfildern 2005

Schär, Walter; Reschke, Jörg: Das Krankenhaus als Betrieb. In: Haubbrock, Manfred; Schär, Walter (Hg.): Betriebswirtschaft und Management im Krankenhaus. 4. Aufl., Bern 2007

Scheler, Max: Der Formalismus in der Ethik und die materiale Wertethik. Gesammelte Werke. Band 2. Hg.: Frings, Manfred. Bonn 2005

Scheld, Hans, H.: Ausblick 2009. Vortrag an der Klinik und Poliklinik für Thorax-, Herz- und Gefäßchirurgie an der Universität Münster im Dezember 2008. Nachbearbeitung am 10.März 2009. In: www.tgh.uni-muenster.de vom 06.Februar 2010

Schirbel, Eugen: Geschichte der sozialen Krankenversorgung vom Altertum bis zur Gegenwart. Berlin 1929

Schischkoff, Georgi: Philosophisches Wörterbuch. 19. Aufl., Stuttgart 1974

Schmid, Bernhard; Schweikard, David, P.: Einleitung: Kollektive Intentionalität. Begriff, Geschichte, Probleme. In: Schmid, Bernhard; Schweikard, David, P. (Hg.): Kollektive Intentionalität. Frankfurt am Main 2009

Schneider, Erich: Wirtschaftstheorie. II. Teil, 10 Aufl., Tübingen 1965
Schobert, Wolfgang: Einführung in die theologische Anthropologie. Darmstadt 2006
Schockenhoff, Eberhard: Grundlegung der Ethik. Ein theologischer Entwurf. Freiburg i.Br. 2007
Schockenhoff, Eberhard: Zur Lüge verdammt. Politik, Medien, Medizin, Justiz, Wissenschaft und die Ethik der Wahrheit. Freiburg, Basel, Wien 2000
Schrader, Wolfgang: System. Frgm. 55a. In: Kasper, Walter u.a. (Hg.): Lexikon für Theologie und Kirche,). 3. Aufl., Band 2. Freiburg, Basel, Wien 2006, Sp. 1217
Schreier, Margrit; Diederich, Adele: Kriterien der Priorisierung: Praxis anderer Länder und erste Ergebnisse einer qualitativen Befragung in Deutschland. In: Priorisierung in der Medizin FOR 655, Nr. 14 / 2008. Jacobs University Bremen
Schroth, Jörg: Univeralisierbarkeit und Partikularismus. In: Beckermann, Ansgar; Nimtz, Christian (Hg.): Argument und Analyse. Ausgewählte Sektionsvorträge des 4. Internationalen Kongresses der Gesellschaft für Analytische Philosophie. Paderborn 2002
Schumpeter, Joseph: Der Prozess der schöpferischen Zerstörung. Zit. nach Herdzina, Klaus: Wettbewerbstheorie. Köln 1975
Schumpeter, Joseph: Theorie der wirtschaftlichen Entwicklung. 6. Aufl., Berlin 1964
Schwarting, Gunnar: Effizienz in der Kommunalverwaltung. Teil I: Dezentrale Verantwortung und Finanzsteuerung durch Budgetierung. Berlin 1997
Schweickardt, Christoph: Zur Geschichte des Gesundheitswesens im 19. Und 20. Jahrhundert. In: Schulz, Stefan; Steigleder, Klaus; Fangerau, Heiner; Paul, Norbert W. (Hg.): Geschichte, Theorie und Ethik der Medizin. Frankfurt am Main 2006
Schweppenhäuser, Gerhard: Grundbegriffe der Ethik. Hamburg 2003
Searle, John, R.: Kollektive Absichten und Handlungen. In: Schmid, Bernhard; Schweikard, David, P. (Hg.): Kollektive Intentionalität. Frankfurt am Main 2009
Senge, Peter M.: Die fünfte Disziplin. Kunst und Praxis der lernenden Organisation. Stuttgart 2003
Shay ast-na Schayast 13,29
Shealy, Norman, C.: Alternative Heilmethoden. (Originaltitel: The Directory of Complementary Therapies. Übersetzt aus dem Englischen von Spiegl, Walter). Köln 2000

Simon, Michael: Die Ökonomisierung des Krankenhauses. Veröffentlichungsreihe der Arbeitsgruppe Public Health. Wissenschaftszentrum für Sozialforschung. Berlin 2001

Singer, Wolf: Verschaltungen legen uns fest. Wir sollten aufhören, von Freiheit zu sprechen. In: Geyer, Christian (Hg.): Hirnforschung und Willensfreiheit. Frankfurt am Main 2004

Singer, Kurt: Zur Wirtschaftspolitik und Theorie der englischen Klassiker. In: Antonio Montaner (Hg.): Geschichte der Volkswirtschaftslehre. Berlin 1967

Smith, Adam: Wealth of Nations. Eine Untersuchung über Wesen und Ursachen des Volkswohlstandes. Band 1. 1. Aufl., Giessen 1973, S. 17. (Reproduktion der deutschen Übersetzung der 4. Aufl., London 1786)

Sollmann, Susanne: Das Krankenhaus als Schlagzeile – ein Überblick für 1993. Stuttgart, Jena 1994, S. 17. Vgl. dazu u.a.: Hannoversche Allgemeine Zeitung vom 16.101996 und vom 18.10.1997

Sommer, Jürg, H.: Allokation von Ressourcen im Gesundheitswesen: Plan- oder Marktwirtschaft? In: Bondolfi, Alberto, Müller, Hansjakob (Hg.): Medizinische Ethik im ärztlichen Alltag. Basel, Bern 1999

Sozialgesetzbücher V und XI

Specht, Rainer: Descartes. 10. Aufl., Hamburg 2006

Statistisches Amt der Europäischen Gemeinschaft (Eurostat), Abschnitt Gesundheit, hier: hospital beds. Luxemburg, 2007

Statistisches Bundesamt (Hg.): Fachserie 12, Reihe 6.2

Statistisches Bundesamt (Hg.): Krankenhäuser. In: www.destatis.de vom 12. März 2010

Stein, v.d., Alois: Der Systembegriff und seine geschichtliche Entwicklung. In: Diemer, Alwin (Hg.): System und Klassifikation in Wissenschaft und Dokumentation. Meisenheim a.d. Glan 1968, S. 1–13 (Hinweis auf stoicorum veterum fragmenta III, 327)

Steinkamp, Norbert; Gordijn, Bert. Ethik in Klinik und Pflegeeinrichtung. 2. Aufl., Neuwied, Köln, München 2005

Steinmann, Kurt (Übersetzer und Herausgeber): Hippokrates. Der Eid des Arztes. Frankfurt am Main, Leipzig 1996

Steinvorth, Ulrich: Was ist Vernunft? München 2002

Stepanians, Markus: Gerechtigkeit als Fairness. Die Theorie der Gerechtigkeit von John Rawls. In: Nissing, Hanns-Gregor; Müller, Jörg (Hg.): Grundpositionen philosophischer Ethik. Darmstadt 2009

Stobbe, Alfred: Volkswirtschaftliches Rechnungswesen. 8. Aufl., Berlin 1994

Strack, Christoph: Kirchliche Krankenhäuser weisen keinen ab. In: Würzburger katholisches Sonntagsblatt vom 06. April 2008

Straub, Christoph: Qualitätssicherung im Krankenhaus. Die Rolle des Patienten. In: Badura, Bernhard, Feuerstein, Günter, Schott, Thomas (Hg.): System Krankenhaus. Weinheim, München 1993

Strawson, Peter, Frederick: Freedom and Resentment. London 1974

Süddeutsche Zeitung vom 24. September 2008

Südwest Presse vom 18. Dezember 1999: Das Ersatzteillager ist noch Zukunftsmusik.

Thies, Christian: Einführung in die philosophische Anthropologie. Darmstadt 2004

Thomas von Aquin: Super Ad I Corinthios

Thomas von Aquin: Expositio super secundum epistulam Corinthios

Thomas von Aquin: Super Evangelium S. Matthaei lectura. Caput V, Lectio 2

Thomas von Aquin: Summa theologica I

Thomas von Aquin: Summa theologica II

Thurnherr, Urs: Angewandte Ethik. Hamburg 2000

Tiebel, Christoph: Strategisches Controlling in Non Profit Organisationen. München 1998

Tuschen, Karl Heinz; Quaas, Michael: Bundespflegesatzverordnung. Kommentar. 4. Aufl., Stuttgart 1998

Tuschen, Karl Heinz; Trefz, Ulrich: Krankenhausentgeltgesetz. Kommentar. 2. Aufl., Stuttgart 2010

Toynbee, Arnold: Der Gang der Weltgeschichte. Zürich 1979 (Originaltitel: A Study of History. New York 1972

Trapp, Rainer: Nicht-klassischer Utilitarismus. Frankfurt am Main 1988

Udana Varga 5,18

Ubel, Peter; Goold, Susan D.: Rationing Health Care. Not All Definitions Are Created Equal. In: Archives of Internal Medicine. Heft 159. 1998

Ulrich, Peter: Führungsethik. In: Korff, Wilhelm u.a. (Hg.): Handbuch der Wirtschaftsethik. Band 4. Gütersloh 1999

Ulrich, Peter: Integrative Wirtschaftsethik. Grundlagen einer lebensdienlichen Ökonomie. Bern, 2. Aufl. 2004

Vat. II, Dogmatische Konstitution über die göttliche Offenbarung. „Dei verbum", Nr. 2

Verweyen, Hansjürgen: Sinn. Fundamentaltheologisch. In: Kasper, Walter u.a. (Hg.): Lexikon für Theologie und Kirche. Band 9. Sonderausausgabe. 3. Aufl., Freiburg, Basel, Wien 2006.

Weber, Max: Gesammelte Aufsätze zur Wissenschaftslehre. 7. Auflage, Tübingen 1988

Weber, Max: Gesinnungs- und Verantwortungsethik. In: Gesammelte politische Schriften. Tübingen 1958

Weber, Max: Schriften zur Soziologie. Herausgegeben und eingeleitet von Michael Sukale. Stuttgart 1995

Weber, Max: Wirtschaft und Gesellschaft. Grundriß der verstehenden Soziologie. 5. Aufl. Tübingen 1972

Weder, Hans: Die „Rede der Reden". Eine Auslegung der Bergpredigt heute. 5. Aufl., Zürich 2003

Weidner, Walter u.a.: Organisation in der Unternehmung. 2. Aufl., München, Wien 1987

Weippert, Georg: Dilthey, Wilhelm. In: Beckerath von, Erwin u.a. (Hg.): Handwörterbuch der Sozialwissenschaften. 2. Band. Stuttgart, Tübingen, Göttingen 1995

Weizsäcker von, Viktor: Warum wird man krank? Herausgegeben von Rimpau, Wilhelm. Frankfurt am Main 2008

Wiesing, Urban: Die Berufsordnung. Einführung. In Wiesing, Urban (Hg.): Ethik in der Medizin. Stuttgart, 2. Aufl., 2004

Winau, Rolf: Der hippokratische Eid und die Probleme der Ethik in der modernen Medizin. In: Frewer, Andreas; Winau, Rolf (Hg.): Geschichte und Theorie der Ethik in der Medizin. Erlangen, Jena 1997

Wöhe, Günter: Einführung in die allgemeine Betriebswirtschaftslehre. 16. Aufl., München 1986

Würzburger Tageszeitung „Main-Post" vom 21. Juli 2009

Würzburger Tageszeitung „Volksblatt" vom 24.September 2008, vom 10.Juni 2010 und vom 11.August 2010

www.Gesundheitspolitik.net vom 08. Dezember 2005: Artikel „Fallpauschalen"

www.zentrale-ethikkommission.de/page.asp?his=0.1.53 vom 06.02.2010

Zapp, Winfried: Krankenhausmanagement. In: Haubrock, Manfred; Schär, Walter (Hg.): Betriebswirtschaft und Management im Krankenhaus. 4. Aufl., Bern 2007

Zentrale Kommission zur Wahrung ethischer Grundsätze in der Medizin und ihren Grenzgebieten bei der Bundesärztekammer (Zentrale Ethikkommission, ZEKO, Hg.): Stellungnahme. Priorisierung medizinischer Leistungen im System der GKV. Deutsches Ärzteblatt, Jg. 104, Heft 40

Ziegler, Markus; Hirner, Andreas: Auswirkungen des GSG auf Kliniken der Maximalvesorgung. In: Arnold, Michael; Paffrath, Dieter (Hg.): Krankenhausreport 1994, Stuttgart, Jena 1995

Abkürzungsverzeichnis

A.a.O.	Am angegebenen Ort
Aufl.	Auflage
BHO	Bundeshaushaltsordnung
BPflV	Bundespflegesatzverordnung
bzw.	beziehungsweise
Ders.	Derselbe
Dies.	Dieselbe(n)
dgl.	dergleichen
d.h.	das heißt
DRG	Diagnosis Related Groups, Fallpauschalen
EFQM	European Foundation for Quality Management
Frgm.	Fragment
GG	Grundgesetz für die Bundesrepublik Deutschland
ggf.	gegebenenfalls
GmbH	Gesellschaft mit beschränkter Haftung
gGmbH	gemeinnützige Gesellschaft mit beschränkter Haftung
GKV	Gesetzliche Krankenversicherung
GSG	Gesundheitsstrukturgesetz
GmbH	Gesellschaft mit beschränkter Haftung
GO	Gemeindeordnung
Hg.	Herausgeber
HGB	Handelsgesetzbuch
i.d.F.	in der Fassung vom
i.S.e.	im Sinne eines/r
Jg.	Jahrgang
Jh.	Jahrhundert
Jhts.	Jahrtausend
JR	Joachim Riedmayer
KHG	Krankenhausfinanzierungsgesetz
KPMG	Wirtschaftsprüfungs-Gesellschaft. Firmengründer **K**lynfeld, **P**eat, **M**arwick und **G**oerdeler
KTQ	Kooperation für Transparenz und Qualität
LHO	Landeshaushaltsordnung

LThK	Lexikon für Theologie und Kirche. Hg.: Kasper, Walter. 3. Aufl., 11 Bände. Sonderausausgabe. Freiburg i.Br. 2006
MDK	Medizinischer Dienst der Kassen
Mio.	Millionen
Mrd.	Milliarden
Mt	Matthäus
NE	Nikomachische Ethik (des Aristoteles)
n. Chr.	nach Christus
o.g.	oben genannt
PKV	Private Krankenversicherung
S.	Seite
SGB	Sozialgesetzbuch
Sp.	Spalte
StGB	Strafgesetzbuch
u.a.	unter anderem
u.U.	unter Umständen
v. Chr.	vor Christus
Zit.	Zitiert

Verzeichnis der Abbildungen und Übersichten

Abbildungen

Übersichten

Moderne – Kulturen – Relationen

Herausgegeben von Gerhard Droesser und Michael Hartlieb

Band 1 Gerhard Droesser / Stephan Schirm (Hrsg.): Ethisch moderieren. Bestimmungen demokratischer Lebensformen. 2002.

Band 2 Andreas Heeg: Ethische Verantwortung in der globalisierten Ökonomie. Kritische Rekonstruktion der Unternehmensethikansätze von Horst Steinmann, Peter Ulrich, Karl Homann und Josef Wieland. 2002.

Band 3 Esther Hornung: Bibelpolitik. Das Verhältnis des protestantischen Fundamentalismus zur nationalen Innenpolitik der USA von 1980 bis 1996. Ein Fallbeispiel. 2002.

Band 4 Roy Lazar Anthonisamy: Youth Violence and Pastoral Care. Pastoral Response of the Christian Community towards the Youth who take up Violence for Justice in Post-Colonial India. 2003.

Band 5 Michael Bauer: Entwicklungszusammenarbeit und Breitensport. Theoretische Überlegungen zum Breitensport in der Entwicklungszusammenarbeit und Evaluierung von Breitensportveranstaltungen in Entwicklungs-, Schwellen- und Transformationsländern innerhalb der Förderstrategie des Internationlaen Olympischen Komitees. 2004.

Band 6 Gerhard Droesser / Stephan Schirm (Hrsg.): Kreuzungen. Ethische Probleme der modernen Stadt. 2005.

Band 7 Germán Vargas Callejas: Educación y desarrollo en los Andes. Estudio etnográfico de la comunidad Quechua de Aramasí en Bolivia. 2005.

Band 8 Yves Soudan: Rapport aux choses, rapport aux autres. Propriété privée et lien social. 2007.

Band 9 Stephan Wirz: Erfolg und Moral in der Unternehmensführung. Eine ethische Orientierungshilfe im Umgang mit Managementtrends. 2007.

Band 10 Gerhard Droesser / Ralf Lutz / Jochen Sautermeister (Hrsg.): Konkrete Identität. Vergewisserungen des individuellen Selbst. 2009.

Band 11 Raoul Kiyangi Meya: Délinquance et violence juvenile. Pour une éthique de responsabilité en République Démocratique du Congo. 2011.

Band 12 Joachim Riedmayer: Sozialethische Gesichtspunkte der Ökonomisierung des Krankenhauswesens in Deutschland. 2011.

www.peterlang.de

Printed by
CPI books GmbH, Leck

FSC
www.fsc.org
MIX
Papier | Fördert gute Waldnutzung
FSC® C083411

Zeitfracht Medien GmbH
Ferdinand-Jühlke-Straße 7
99095 Erfurt, Deutschland
produktsicherheit@kolibri360.de